神经外科治疗精要与微创技术应用

主 编 姬云翔 叶小帆 钟伟健 等

河南大学出版社
·郑州·

图书在版编目（CIP）数据

神经外科治疗精要与微创技术应用/姬云翔等主编. -- 郑州：河南大学出版社，2020.6
ISBN 978-7-5649-4305-9

Ⅰ.①神… Ⅱ.①姬… Ⅲ.①神经外科学-显微外科学 Ⅳ.① R651

中国版本图书馆 CIP 数据核字 (2020) 第 081293 号

责任编辑： 阮林要
责任校对： 林方丽
封面设计： 卓弘文化

出版发行： 河南大学出版社
　　　　　　地址：郑州市郑东新区商务外环中华大厦 2401 号
　　　　　　邮编：450046
　　　　　　电话：0371-86059750（高等教育与职业教育出版分社）
　　　　　　　　　0371-86059701（营销部）
　　　　　　网址：hupress.henu.edu.cn
印　　刷： 北京虎彩文化传播有限公司
版　　次： 2020 年 6 月第 1 版
印　　次： 2020 年 6 月第 1 次印刷
开　　本： 880 mm × 1230 mm　1/16
印　　张： 14.25
字　　数： 462 千字
定　　价： 86.00 元

（本书如有质量问题，请与河南大学出版社营销部联系调换）

编委会

主　编　姬云翔　叶小帆　钟伟健
　　　　　苏海波　杨玄勇　卢乐年

副主编　金雪刚　李绍山　刘政委
　　　　　李　军　王迎宾　井山泉

编　委（按姓氏笔画排序）
　　　　　王迎宾　郑州大学第三附属医院
　　　　　井山泉　河北医科大学第一医院
　　　　　卢乐年　南方医科大学顺德医院
　　　　　叶小帆　香港大学深圳医院
　　　　　刘政委　深圳市龙岗中心医院（深圳市第九人民医院）
　　　　　苏海波　北京大学深圳医院
　　　　　李　军　佳木斯大学附属第二医院
　　　　　李绍山　新疆医科大学第一附属医院
　　　　　杨玄勇　南昌大学第一附属医院
　　　　　金雪刚　昆山市中医医院
　　　　　钟伟健　佛山市第一人民医院
　　　　　姬云翔　广州医科大学附属第二医院

前 言

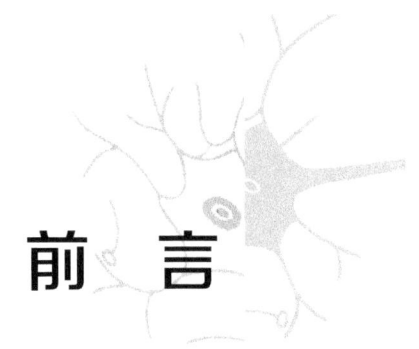

随着医学的快速发展及各项微创检查技术的广泛应用，神经外科无论是在基础理论、临床科学还是手术技术等方面都取得了长足进步。神经外科医护人员需要不断补充新的理论知识，积累丰富的临床经验，才能提高神经外科疾病的治愈率，降低死亡和致残率。为适应神经外科事业的发展及神经外科医生的需求，我们组织一批具有丰富临床经验的医师、专家们编写了此书。

本书前面的章节主要介绍了神经系统解剖生理基础、神经外科疾病常见临床表现、神经外科常用诊疗技术、神经外科疾病的定位诊断、常规开颅术及方法等基础知识，后面的章节详细讲述了闭合性颅脑损伤、开放性颅脑损伤、脑血管疾病、缺血性脑血管病急性期的介入治疗以及颅脑肿瘤的介入治疗等相关内容。本书内容丰富，资料新颖，条理清晰，紧扣临床，可供神经外科及相关科室的医护人员，尤其是主治医师、研究生和医学生参考使用。

在编写的过程中，我们虽力求做到写作方式和文笔风格一致，但由于编者众多，文笔风格不一，加之编者们对文献资料学习的局限性，书中难免存在不足和疏漏之处。衷心地希望读者们多提宝贵意见及建议，使我们得以改进和提高。

编　者
2020 年 6 月

目录

第一章 神经系统解剖生理基础 ·· 1
- 第一节 头皮 ·· 1
- 第二节 颅骨 ·· 2
- 第三节 大脑 ·· 3
- 第四节 小脑 ·· 19
- 第五节 脑干 ·· 23
- 第六节 脑神经 ·· 33

第二章 神经外科疾病常见临床表现 ·· 46
- 第一节 不自主运动 ·· 46
- 第二节 眩晕 ·· 50
- 第三节 头痛 ·· 53
- 第四节 昏迷 ·· 58
- 第五节 感觉障碍 ·· 63
- 第六节 意识障碍 ·· 66
- 第七节 共济失调 ·· 68
- 第八节 脑水肿 ·· 70

第三章 神经外科常用诊疗技术 ·· 73
- 第一节 神经系统体格检查 ··· 73
- 第二节 脑脊液检查 ·· 90
- 第三节 周围神经活检术 ·· 95
- 第四节 肌肉组织活检术 ·· 95
- 第五节 脑血管造影术 ··· 96

第四章 神经外科疾病的定位诊断 ··· 98
- 第一节 大脑皮层病变的定位诊断 ·· 98
- 第二节 间脑病变的定位诊断 ·· 99
- 第三节 脑干病变的定位诊断 ··· 104
- 第四节 小脑病变的定位诊断 ··· 114
- 第五节 脊髓病变的定位诊断 ··· 116

第五章 常规开颅术及方法 ·· 122
- 第一节 常规开颅手术步骤 ·· 122

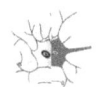

- 第二节 幕上开颅术 ····· 129
- 第三节 颅后窝开颅术 ····· 130

第六章 闭合性颅脑损伤 ····· 132
- 第一节 头皮损伤 ····· 132
- 第二节 颅骨骨折 ····· 134
- 第三节 原发性脑损伤 ····· 135
- 第四节 继发性脑损伤 ····· 141
- 第五节 脑水肿 ····· 148
- 第六节 脑干损伤 ····· 149
- 第七节 弥漫性轴索损伤 ····· 152

第七章 开放性颅脑损伤 ····· 155
- 第一节 非火器性开放性颅脑损伤 ····· 155
- 第二节 火器性开放性颅脑外伤 ····· 158

第八章 脑血管疾病 ····· 165
- 第一节 脑梗死 ····· 165
- 第二节 蛛网膜下隙出血 ····· 184
- 第三节 静脉窦及脑静脉血栓形成 ····· 186

第九章 缺血性脑血管病急性期的介入治疗 ····· 188
- 第一节 理论基础和常用方法 ····· 188
- 第二节 急性脑梗死动脉内接触溶栓 ····· 189
- 第三节 急性脑梗死动脉内溶栓联合支架置入术 ····· 199
- 第四节 器械溶栓和超声辅助溶栓 ····· 201

第十章 颅脑肿瘤的介入治疗 ····· 204
- 第一节 脑膜瘤的诊断 ····· 204
- 第二节 脑膜瘤介入治疗 ····· 208
- 第三节 颅内动脉瘤介入治疗 ····· 211

参考文献 ····· 222

第一章 神经系统解剖生理基础

第一节 头皮

一、头皮的解剖

头皮是被覆在头颅穹隆部的软组织,自外向内分为表皮层、皮下组织、帽状腱膜、帽状腱膜下层、颅骨骨膜五层。头皮前三层连接紧密,不易分离(图1-1)。

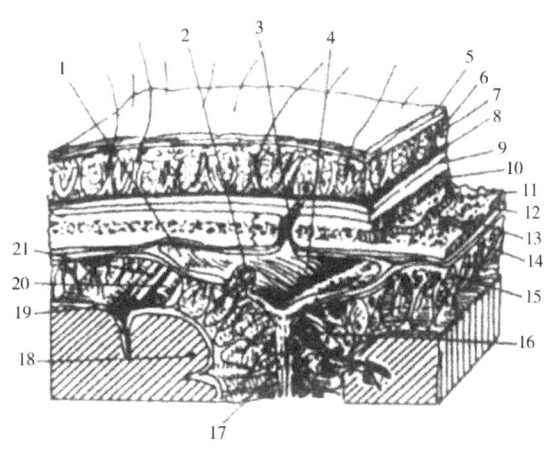

图1-1 头皮解剖

1.窦外侧隐窝;2.蛛网膜粒;3.导静脉;4.矢状窦;5.皮肤;6.皮下;7.皮下网状组织;8.帽状腱膜;9.骨膜;10.外板;11.板障静脉;12.板障;13.硬膜;14.蛛网膜;15.蛛网膜纤维;16.蛛网膜下隙;17.大脑镰;18.脑皮层;19.软脑膜;20.脑动脉;21.脑静脉

(一)表皮层

表皮层厚而致密,生有头发,有大量毛囊、皮脂腺和汗腺,血管和淋巴丰富,伤后和手术后愈合能力强。

(二)皮下组织

皮下组织含有许多纵行的纤维结缔组织束,有丰富的血管和神经,因血管被致密纤维束所间隔,故头皮损伤时血管断裂不能自行收缩而出血量极多。当皮下感染或血肿时,不易扩散,故疼痛较剧。

(三)帽状腱膜

帽状腱膜连接额肌、枕肌的坚韧组织,在颧弓上方与颞筋膜融合。与前两层连接紧密,不易分离。头皮裂伤如未伤及此层,伤口不裂开,缝合时,必须将此层缝合,以减轻张力。

(四)帽状腱膜下层

帽状腱膜下层为疏松结缔组织,头皮易从此层撕脱,出血或感染时,易扩散;内有许多直接与颅内静脉窦相通的导血管，颅外感染可经此层扩展到颅内。

（五）颅骨骨膜

颅骨骨膜与颅骨紧贴，在骨缝处附着紧密，其余较松，当骨膜下出血时，常局限在一块颅骨范围内。

位于颞部的头皮分表皮层、皮下组织、颞浅筋膜、颞深筋膜、颞肌和骨膜六层。颞筋膜坚韧，上附于颞上线，下附于颧弓。颞肌发达，减压性手术多在颞肌下进行。

二、头皮的血管、神经、淋巴

头皮下组织富于神经供给，多与血管伴行。常将其分为前、侧、后三组（图1-2）。

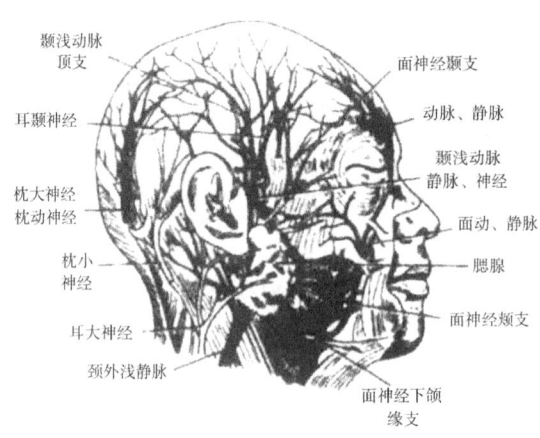

图1-2 头皮血管与神经

（一）前组

前额部头皮的血液由眼动脉发出的滑车上动脉和眶动脉供应，有同名的静脉伴行。前额头皮的感觉由三叉神经第一支的滑车上神经和眶上神经支配。

（二）侧组

额顶颞部头皮的血液由颈外动脉终支颞浅动脉供应。在颧弓根部是颞浅动脉的主干，外伤出血时可以压迫止血。有同名静脉伴行，并回流到颈外静脉。颞部头皮的感觉由三叉神经下颌支的耳颞神经支配。

（三）后组

枕部头皮的血液由颈外动脉的耳后动脉和枕动脉供应。同名静脉与之伴行。枕大神经、枕小神经和耳大神经支配顶后部和枕部的头皮感觉。

颅顶没有淋巴结，因此头部浅淋巴管均注入头颈交界处的淋巴结。额、颞及顶前部的淋巴汇入耳前和颈下淋巴结，顶后部汇入耳后淋巴结；枕部汇入枕淋巴结。这些淋巴结最后汇入颈浅淋巴结和颈深淋巴结。

第二节 颅骨

通常将组成颅腔的骨骼称为颅骨。颅骨由额骨、枕骨、蝶骨、筛骨各一块和顶骨、颞骨各一对相互联结而成。颅骨借枕外隆凸－上项线－乳突根部－颞下线－眶上缘和眉弓的连线分为颅盖和颅底（图1-3、图1-4）。

一、颅盖部

颅盖由额骨鳞部、双侧的顶骨，蝶骨大翼、颞骨鳞部和枕骨鳞部的上半借各骨之间的颅缝连接而成。主要颅缝有冠状缝、矢状缝、鳞状缝以及人字缝等。额、顶、蝶三骨的会合点称为翼点，此点恰在脑膜中动脉主干的行经部位。

颅盖骨一般分三层，即外板、板障和内板。内板和外板为密质骨，板障为松质骨。板障内有板障静脉，在一定部位借导血管与颅内静脉窦或颅外静脉相交通。颅骨骨折时板障出血可为颅内血肿的一个来源。脑膜中动脉走行于脑膜中动脉沟内或骨管中，当骨折经过此动脉沟或骨管时，容易撕裂脑膜中动脉而发生硬膜外血肿。

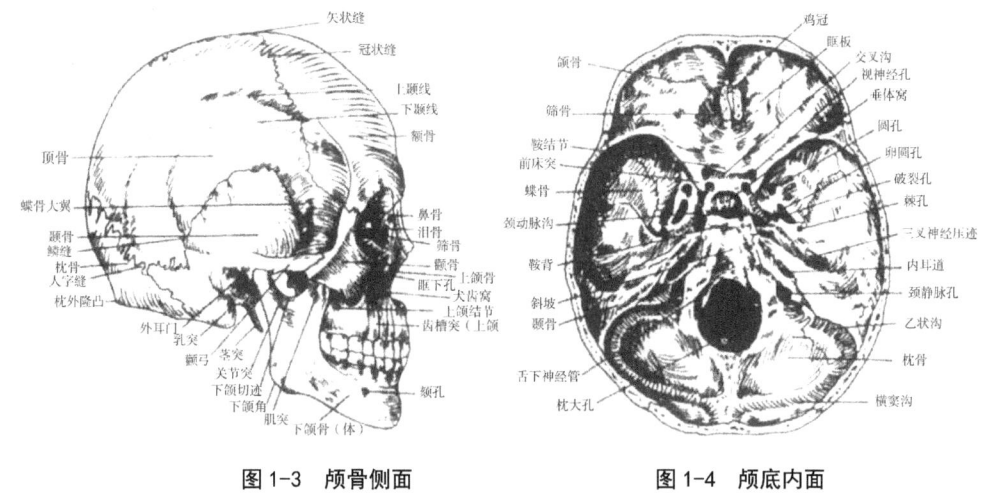

图 1-3　颅骨侧面　　　　图 1-4　颅底内面

二、颅底部

颅底内面借蝶骨嵴和岩骨嵴分为颅前、中和后窝，三者呈阶梯状。

（一）颅前窝

颅前窝由额骨眶板、筛板、蝶骨小翼和蝶骨体前部构成。前部中线处有一骨嵴叫鸡冠，为大脑镰前部附着处。其两侧为筛板，可见数个筛孔，嗅神经由此通过。颅前窝骨折可引起嗅觉丧失和脑脊液鼻漏。额骨眶板上面有凹凸不平的许多小骨嵴，颅脑损伤时尤其是枕部着力时，额叶底部在此处的骨嵴上滑动时可引起脑挫裂伤并可形成血肿。

（二）颅中窝

颅中窝由蝶骨体、蝶骨大翼及颞骨岩部前面组成。蝶鞍位于颅中窝的中央，其前部有蝶骨小翼根部构成的前床突，蝶鞍后部有一直立骨板叫鞍背，鞍背外上角扩展处为后床突。鞍背外侧浅沟为海绵窦所在，颈内动脉经破裂孔入颅腔先穿过此窦才进入硬脑膜内。

蝶骨大翼和小翼之间为眶上裂，有眼动脉、滑车神经、展神经和三叉神经第一支（眼神经）通过，眼静脉经此注入海绵窦内。眶上裂的后方由前向后为圆孔、卵圆孔和棘孔，分别有三叉神经第二支（上颌神经）、第三支（下颌神经）和脑膜中动脉通过。颅底骨折最多见于颅中窝，颅中窝骨折时可能有上述脑神经的症状。

（三）颅后窝

颅后窝由颞骨岩部后面及枕骨组成。小脑位于窝内，脑干贴近在枕骨大孔前的斜坡上。颞骨岩部后面有内耳门，面神经、前庭蜗神经和内听动脉由此通过。舌咽神经、迷走神经、副神经及颈内静脉由颈静脉孔出颅，舌下神经由舌下神经管出颅。颅后窝骨折可有舌咽和迷走神经等脑神经损伤甚至脑干损伤的症状。

第三节　大脑

一、脑膜

脑表面有三层被膜，由外向内依次是硬脑膜、蛛网膜和软脑膜。

(一)硬脑膜

硬脑膜由两层坚韧致密的胶原纤维构成,缺乏弹性,在两层之间有薄层网状组织,有血管和神经从其中通过。其外层附于颅骨内表面,称为骨膜层,内层则称脑膜层。

在成年人,硬脑膜与颅顶骨附着疏松,易于分离,故形成一潜在的腔隙(硬膜外腔),在颅底部硬脑膜与颅骨外膜相连续,不易分离。当颅底骨折时硬脑膜随之撕裂,在颅骨的骨缝和骨嵴处,硬脑膜与颅骨贴附牢固(图1-5、图1-6)。

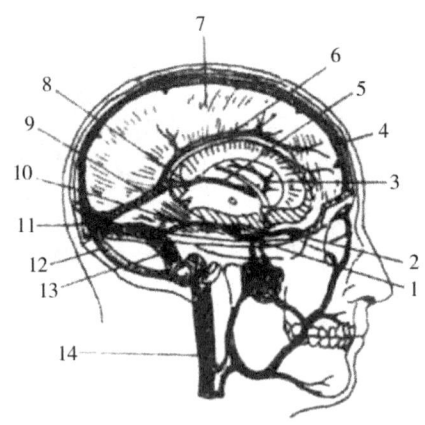

图1-5 硬脑膜与静脉窦

1. 海绵窦;2. 蝶顶窦;3. 终静脉;4. 上矢状窦;5. 大脑内静脉;6. 下矢状窦;7. 大脑镰;8. 大脑大静脉;9. 直窦;10. 岩上窦;11. 窦汇;12. 枕窦;13. 乙状窦;14. 颈内静脉

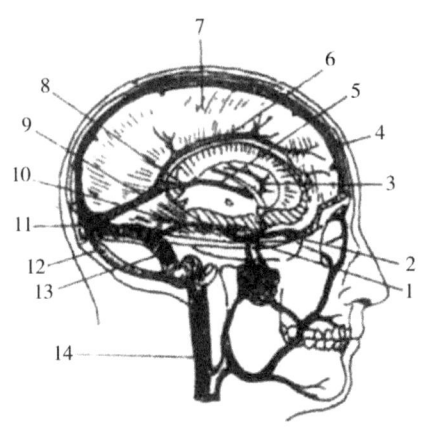

图1-6 硬脑膜突起与静脉窦

1. 海绵窦;2. 垂体漏斗;3. 嗅球;4. 上矢状窦;5. 大脑镰;6. 前颅凹;7. 视神经;8. 颈内动脉;9. 蝶顶窦;10. 基底静脉丛;11. 岩上窦;12. 小脑幕切迹;13. 岩下窦;14. 乙状窦

1. 硬脑膜突起

硬脑膜内层伸入颅腔至脑裂中形成突起,它们是大脑镰、小脑幕、小脑镰及鞍隔等。

(1)大脑镰:呈镰刀状,在矢状位由颅顶向下伸至两大脑半球之间。其前端窄,连于筛骨的鸡冠;后端宽,连于小脑幕顶。上缘附着在颅顶内面的矢状沟,内隐上矢状窦,下缘游离与胼胝体相邻,游离缘内隐有下矢状窦。

(2)小脑幕:呈半月状,横位于小脑与大脑枕叶和部分颞叶之间。其后缘附着于枕骨的横沟,外侧缘附着在蝶骨的后床突和颞骨岩部(内隐岩上窦),内侧缘游离构成小脑幕切迹,并与鞍背围成小脑幕孔,有中脑和动眼神经通过,是脑疝好发部位之一。幕孔的游离缘上方,是颞叶内侧的海马沟和海马回,游离缘下方是小脑上蚓部和小脑前叶。幕孔与脑干之间为脑池,前方是脚间池,后方是四叠体池,两侧是环池。上述脑池是小脑幕下脑脊液流向幕上的必经之路,基底动脉在幕孔处分出大脑后动脉和小脑上动脉，分别走行于小脑幕上下。由于小脑幕切迹附近结构较多，倘若出现小脑幕切迹疝，邻近结构受压迫，可呈现相应的症状和体征。大脑镰的后端附在小脑幕上形成幕顶，内隐有直窦。

（3）小脑镰：后部附着于枕内嵴（内隐枕窦），前缘游离，呈镰刀状，部分地分割小脑两半球。向上连于小脑幕，下接枕骨大孔边缘。

（4）鞍隔：为环状皱襞，中央有一孔，漏斗从此通过。其前方附着于鞍结节和前床突，后方附着在鞍背和后床突，两侧附着在小脑幕游离缘，构成垂体窝的顶。

2. 硬膜窦（静脉窦）

硬膜窦是由硬脑膜的骨膜层和脑膜层在特定部位相互分离而形成的腔隙，在腔隙内面衬有内皮细胞。硬膜窦中充以静脉血并与静脉相续，故又称静脉窦。其壁厚不易塌陷，损伤时则出血凶猛。

（1）上矢状窦：位于颅顶中线偏右，居大脑镰的上缘。前起盲孔，后至窦汇，内腔自前向后逐渐增宽，主要接受大脑背外侧面上部和部分内侧面的静脉血。上矢状窦两侧壁上有许多静脉陷窝，蛛网膜绒毛（或蛛网膜颗粒）伸入其中。脑脊液通过上述绒毛的再吸收作用而进入静脉窦。因此，上矢状窦是脑皮层静脉和脑脊液回流的必经之路。

（2）下矢状窦：位于大脑镰下部的游离缘，在小脑幕的前缘处与大脑大静脉会合，共同延为直窦。

（3）直窦：位于大脑镰和小脑幕的会合处，直行向后，在枕内隆凸附近与上矢状窦会合成为窦汇，并向两侧延伸为横窦。

（4）横窦和乙状窦：横窦位于枕骨横沟处，即小脑幕的后外侧缘，向前行至岩枕裂处转向下成为乙状窦。乙状窦位于颞骨的乙状沟内。

（5）窦汇：为上矢状窦、下矢状窦、直窦和左、右横窦的会合处。实际上以上各窦完全会合在窦汇者少见（仅占22%），如上矢状窦大多注入右侧横窦（占30%），直窦偏左而入左横窦（占18%）等。若上矢状窦分支时，则右支常比左支宽大，右横窦也比左横窦宽大。在临床处理窦损伤时，要注意窦间的关系和引流方向。

（6）枕窦：位于小脑镰内，自枕内隆凸沿枕内嵴向下，至枕骨大孔边缘时分为左、右支，在枕骨大孔后缘形成环窦。

（7）海绵窦：位于蝶骨体两侧，是不规则状的静脉窦。海绵窦左右由垂体前、后、下方的海绵间前窦、海绵间后窦和海绵间下窦相连通。海绵窦前部接受眼静脉和沿蝶骨小翼后缘走行的蝶顶窦的静脉血。海绵窦的后缘借岩上窦和岩下窦与横窦、乙状窦相连。海绵窦借卵圆孔处的导血管与翼静脉丛相交通，借眼静脉与内眦静脉相交通。海绵窦内又有颈内动脉、动眼神经、外展神经、滑车神经和眼神经通过。

3. 硬脑膜的血管

硬脑膜的血管主要来自上颌动脉发出的脑膜中动脉，是营养硬脑膜的重要血管。它从颅底的棘孔入颅中窝，沿颞骨内面的脑膜中动脉沟走行。该动脉在颞骨和蝶骨大翼相接处（翼点）分成前、后支。较大的前支沿蝶骨大翼向上，行至蝶骨嵴的外端穿入骨深部，在形成的骨管中走行 1~3 cm，在脑膜上走行的路径恰相当于大脑中央前回的位置。后支则向后上走行，路径相当于颞叶和顶叶。在颅骨骨折时，脑膜中动脉前支的损伤机会较多，可迅速形成硬脑膜外血肿。

硬脑膜的血管中，尚有来自筛前动脉的脑膜前动脉，咽升动脉的脑膜后动脉和椎动脉及枕动脉的脑膜支。

（二）蛛网膜

蛛网膜薄而透明，缺乏血管和神经。蛛网膜与硬脑膜之间是硬脑膜下腔，与软脑膜之间是蛛网膜下隙。在蛛网膜下隙内有蛛网膜小梁，腔内充满脑脊液。在脑表面的凹陷处，蛛网膜下隙扩大，称为脑池。按脑池所在部位分为小脑延髓池（也称枕大池）、脑桥池、环池、四叠体池、脚间池、终板池、视交叉池、大脑大静脉池和外侧裂池等。蛛网膜不反叠进入脑沟。

(三)软脑膜

软脑膜薄且透明,紧贴在脑的表面,并且伸入到脑的沟裂中。脑血管在软脑膜内分支呈网,并进入脑实质浅层,软脑膜也随血管进至脑实质一段。由软脑膜形成的皱襞突入脑室内,形成脉络丛,分泌脑脊液。

二、大脑皮质

由端脑发展而来的两侧大脑半球,各包括球壁和深在的基底神经节,球壁的内部是髓质,表面覆盖的即为大脑皮质。间隔两侧大脑半球的裂隙称大脑纵裂,间隔大脑半球与小脑的裂隙称大脑横裂。每侧大脑半球借中央沟、大脑外侧裂和其延长线、顶枕裂和枕前切迹(枕极前4cm)的连线分为额叶、顶叶、枕叶及颞叶。在大脑外侧裂深部还有岛叶。半球中的腔洞为脑室。

(一)形态特征

大脑皮质即大脑半球表面的一层灰质,每个半球的大脑皮质分为三面:背外侧面、内侧面及底面。

1. 背外侧面(图1-7)

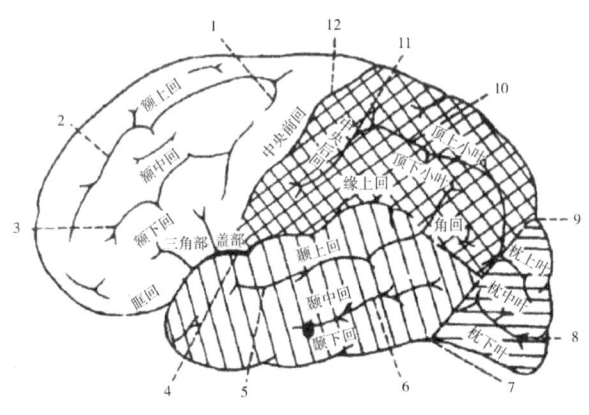

图1-7 大脑半球背外侧面

1. 中央前沟;2. 额上沟;3. 额下沟;4. 外侧裂;5. 颞上沟;6. 颞中沟;7. 枕前切迹;8. 枕外侧沟;9. 顶枕裂;10. 顶间沟;11. 中央后沟;12. 中央沟

(1)额叶:占大脑半球表面的前1/3。中央沟以前有中央前沟与之并行,两沟间为中央前回,即大脑皮质运动区。中央前回前面从上向下有额上沟和额下沟。将额叶的其余部分分为三个水平的脑回:额上回、额中回与额下回。额下回又由外侧裂的升支和水平支分为眶部、三角部和盖部。主侧大脑半球的三角部和盖部即运动语言中枢或称布卡(Broca)回。

(2)顶叶:在中央沟之后有中央后沟与之并行,两沟间为中央后回,即皮质感觉区。中央后回后面,有横行的顶间沟将其余顶叶分为顶上小叶和顶下小叶。顶上小叶是分辨性触觉或实体感觉皮质的所在区;顶下小叶包括缘上回及角回两部分,绕外侧裂末端者为缘上回,在优势半球者为运用中枢;绕颞上回末端者为角回,优势半球者为视觉语言中枢。

(3)颞叶:借横行的颞上沟和颞中沟将颞叶分为颞上回和颞中回,隐藏于外侧裂内者还有颞横回,其中部为听中枢,优势半球者在听中枢稍后为听觉语言中枢。

(4)枕叶:后端为枕极,外侧面的脑沟和脑回很不恒定。

(5)岛叶:隐藏在外侧裂内,形似一个三角形的大隆凸,四周有环形沟,表面有斜行的中央沟,其前有岛短回,后有长回,在功能上可能与内脏活动有关。

2. 内侧面（图1-8）

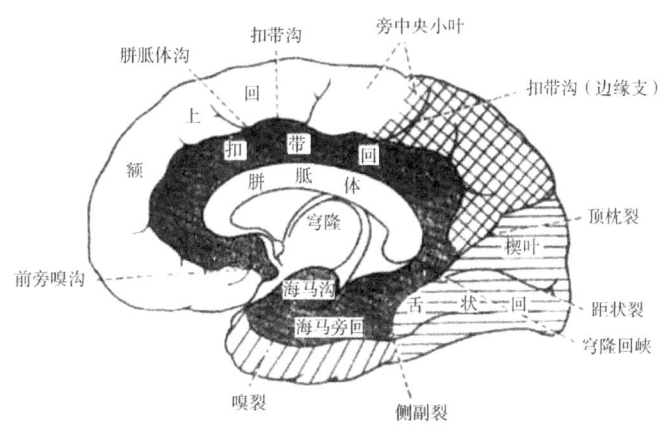

图1-8 大脑半球内侧面

许多沟回围绕耳形的胼胝体，胼胝体背侧有胼胝体沟，其上方有扣带沟，两沟为扣带回，该回绕过胼胝体压部借穹隆回峡与海马回相连接。扣带回、海马回和钩回三者又合称为穹隆回。中央沟由大脑半球外侧面延伸到内侧面。在中央沟前，扣带沟分出上行的旁中央沟，在中央沟后它又分出上行的边缘沟，扣带沟的后部弯向下成为顶下沟。

（1）额叶：上部的前份接额上回，后份为中央前回，延伸到内侧面者为小腿和足的皮质运动区。

（2）顶叶：前部为中央后回向内侧面延伸的部分，为小腿和足的皮质感觉区。在旁中央沟和边缘沟的部分称为旁中央小叶（内茨氏叶）。旁中央小叶在内侧面联结额叶和顶叶，又与中央前、后回相连，膀胱的皮质中枢即位于此。

（3）枕叶：有顶枕裂斜向下前行，抵达横行的距状裂，它将距状裂分隔成前后两部分。顶枕裂与距状裂后部为楔叶，距状裂和侧副裂为舌回。距状裂和其两唇为视觉皮质中枢，接受视网膜经视觉传导路的投射纤维。

（4）边缘叶：边缘系统由胼胝体周围的扣带回、峡、海马回、海马、钩回、胼胝体上、下回以及额叶眶回、岛叶前部、杏仁核、丘脑和下丘脑的一部分结构所组成。因许多结构恰位于脑干进入大脑的周围，故称为边缘系统。又由于它们在功能上主要是管理内脏活动，故又称为内脏脑。边缘系统的功能比较复杂，其中主要有以下几种。①内脏活动：位于额叶眶回、扣带回前部的岛叶前部，受刺激时可引起心血管系统、呼吸、胃肠和瞳孔等方面的变化；②情绪和行为：主要位于杏仁核和扣带回，此区受损可引起惧怕、愤怒、欢乐、悲伤以及攻击、逃避、防御等情绪和行为的表现。此外，边缘系统还通过各种循回路（反馈通路）与下丘脑和网状结构有密切联系，故三者共同调节内脏、内分泌和情绪行为等活动。

3. 底面（图1-9）

大脑半球底面由额叶、颞叶和枕叶下面所组成，其中以颞叶结构比较重要。

（1）额叶：靠内侧有与中线平行的嗅沟，嗅束位于沟内。其内侧为直回，外侧有许多短小的眶沟将该区分成若干眶回。嗅束向后分叉的三角区为嗅三角，嗅三角后有不规则的菱形区称为嗅区，其后方以视束为界。嗅区有大量蜂窝状小孔即前穿质，为供应脑深部结构的穿动脉通过。

（2）颞叶：外侧有颞下沟和颞下回，颞下沟与侧副裂为梭状回，侧副裂内侧为海马回，海马回深部有海马或称亚蒙角。海马回前端有折向后的钩形区称为钩回。这个区的功能十分复杂，它是嗅觉的受纳区，也与记忆和内脏活动有密切关系。味觉受纳区可能亦在此区。

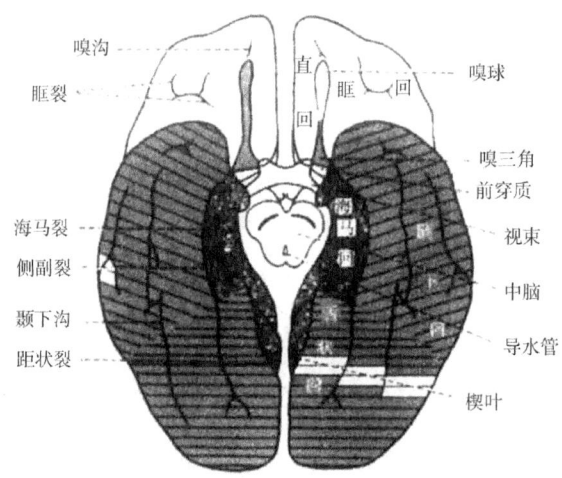

图 1-9 大脑半球底面

（3）枕叶：为距状裂的下唇及舌回，为视皮质的一部分。

（二）结构特征

大脑皮质的面积约为 2 200 cm²，其中仅有 1/3 显露在脑表面，其余 2/3 在脑沟和脑裂内隐藏。大脑皮质平均厚度为 2.5 mm，但各不同区域有所不同，如运动区（中央前回）的厚度为 4.5 mm，枕叶皮质厚度仅为 1.5 mm。皮质细胞主要有三种类型，即锥体细胞、星形细胞及梭形细胞。

根据皮质细胞和纤维排列，皮质共分为六个基本层次，由外向内依次为：①分子层；②外粒层；③锥体细胞层；④内粒层；⑤节细胞层；⑥多形层。这六层结构在大脑半球的各区内并不完全相同，在某区可能某一层特别发达，而其他层则不发达甚或缺如。在特别发达的某一层中，又可分为 2～3 亚层。一般认为内粒层具有接受和联络的功能，大部分的传入纤维末梢终于此层。运动区的节细胞层比较发达，其中巨型锥体细胞（拜兹细胞）的轴突构成皮质脊髓束和皮质脑干束（合称锥体束）。

（三）功能定位

目前沿用的仍为解剖学上根据脑沟回所确定的和一般常用的布罗得曼提出的 47 个脑功能区的两种定位方法。这些功能定位所划分的区域都是相对的，各区可互相移行，界限不是截然分开的。此外，在脑的功能区中，有的是出生时即存在的，如运动、感觉、视觉和听觉皮质区等即属于此类；有的是出生后，在劳动、生活及与社会和自然的广泛联系中于优势半球内逐渐形成的，如语言中枢和运用中枢属于此类。

1. 皮质运动区

皮质运动区主要位于中央前回（4 区）。此区的巨型锥体细胞轴突组成锥体束，身体各部在此区排列系由上向下呈倒转的人形。管理对侧半身的随意运动，但也有同侧性管理部分，表现为一侧半球损害时对侧半身仍能活动，这种同侧性支配纤维在肢体的近侧端较远侧端为多，下肢较上肢多。

2. 运动前区

运动前区位于运动前区（6 区），为锥体外系的皮质区。发出的纤维到丘脑、基底神经节和红核等，与联合运动和姿势调节有关。额-桥-小脑束亦起于此，该束与共济运动有关。此区也是内脏或自主神经的皮质中枢的一部分。运动前区还包括一窄条抑制区，有使肌肉弛缓抑制运动的作用。

3. 皮质眼球运动区

皮质眼球运动区即额叶的 8 区和枕叶的 19 区为眼球同向侧视中枢（凝视中枢），受刺激时产生两眼向对侧同向性偏斜。

4. 额叶联合区

额叶联合区位于额叶前部（9 区、10 区、11 区），与智力和精神活动有密切关系，损害时可引起智力、性格和精神等方面的改变。

5. 皮质感觉区

皮质感觉区主要位于中央后回和顶上小叶。中央后回（1区、2区、3区）为浅感觉和深感觉的皮质区，身体各部在感觉区的排列与运动区的排列大致相对应。顶上小叶（5区、7区）为以触摸识别物体的实体感觉（形体觉）的皮质区。一般浅感觉主要投射于对侧大脑皮质感觉区，但也有一部分纤维投射于同侧皮质感觉区；而深部感觉和实体感觉则仅终于对侧皮质感觉区，故一侧皮质感觉区损害时，浅感觉障碍轻而深部感觉和实体感觉障碍重。

6. 视觉皮质区

视觉皮质区位于距状裂的两唇与楔叶舌回的相邻部分（17区）。视网膜的鼻下半投射到对侧枕叶距状裂的下唇（舌回），颞下半至同侧距状裂下唇，视网膜的鼻上半投射到对侧枕叶距状裂的上唇（楔叶），颞上半至同侧距状裂上唇；黄斑部纤维投射到此区的后部，也各有一部分纤维交叉。

7. 听觉皮质区

听觉皮质区位于外侧裂内的颞横回中部（41区）。每侧听觉皮质都接收两侧耳蜗神经的传入兴奋，故一侧听觉皮质损害，不引起听力障碍。

8. 嗅觉皮质区

嗅觉皮质区或称嗅觉中枢，包括嗅区、钩回和海马回的前部。一侧损害不产生嗅觉障碍。

9. 内脏皮质区

内脏皮质区主要位于边缘系及其邻近区，包括扣带回前部、颞叶前部、眶回后部、岛叶、钩回、海马回等，这些部位受刺激或病变损害时引起胃肠、血管运动、血压、心率和呼吸等紊乱。实际上管理内脏活动的不限于边缘系和其邻近区，额叶6区和8区等也与血管运动、汗腺和胃肠活动等有关。额叶内侧面的旁中央小叶与膀胱功能有关。

10. 优势半球的语言和运用中枢

（1）运动语言中枢：位于优势半球的额下回后部（44区），又称布卡回，为管理语言运动的中枢。

（2）书写中枢：位于额中回后部，恰在中央前回手区的前方。

（3）听觉语言中枢：位于颞横回听觉皮质区的后方（42区），又称威尔尼回。其功能为理解听到的声音和语言。

（4）视觉语言中枢：位于角回（19区）。其功能为理解看到的文字或符号的皮质区。

（5）运用中枢：位于优势半球的缘上回（40区）。其功能与复杂动作或劳动技巧有关。

三、大脑白质

大脑白质也称髓质，占大脑半球体积的大部分，为髓鞘纤维所组成。在皮质下，有纵横神经纤维构成较厚的半卵圆中心。一般白质纤维分为投射纤维、联络纤维及连合纤维三类。

（一）投射纤维

投射纤维为大脑皮质与其下部结构如间脑、基底核、脑干、脊髓等连接的纤维。其中主要通过位于丘脑和豆状核、尾状核的部分称内囊，而穹隆和外囊等亦属于此类纤维。

内囊前内侧为尾状核，后内侧为丘脑，外侧为豆状核。一般将内囊分为前肢、膝部和后肢三部分。

1. 前肢

有额叶到小脑的额桥束通过，为额叶联络小脑的通路。还有额叶到丘脑的下行纤维束与丘脑到额叶的上行纤维束通过。

2. 膝部

有皮质脑干束通过，为皮质运动区到脑干运动核的纤维。

3. 后肢

由前向后有皮质脊髓束、丘脑皮质束、枕桥束与颞桥束、听放射和视放射纤维通过。身体各部在内囊的皮质脊髓束的排列由前向后为颈、上肢、躯干和下肢。而到脑干上述各部则转变为由内向外的排列顺序。内囊部病变，以及丘脑和基底核病变侵犯内囊时，可出现对侧偏瘫、对侧偏侧感觉障碍和同向性偏盲的"三偏"症状。

（二）联络纤维

联络纤维系连接同侧半球各皮质区的纤维，其中有短联络纤维，又称弓状纤维，为联络相邻脑回的纤维。长联络纤维，连接距离较远的脑回的纤维，最显著的有：①钩束：将额叶眶回与颞叶前部连在一起；②扣带束：起自胼胝体嘴前方的扣带回，绕过胼胝体的背侧再向腹侧弯曲，止于颞叶前部和海马回；③上纵束：由额极起至颞极和枕极止；④下纵束：由颞极到枕极；⑤垂直束：在枕叶前，连接顶下小叶与梭状回。

（三）连合纤维

连合纤维系连接两侧半球的纤维，其中有胼胝体、前连合及海马连合。

1. 胼胝体

胼胝体为大脑半球纵裂底的一条宽的白质带，连接两侧大脑半球的新皮质。胼胝体可划分为嘴部、膝部、体部和压部的四个部分。嘴部为前下方的窄小部分，下与终板相连；膝部为前端弯曲的部分；体部为背侧弓形弯曲部分，其腹侧面与穹隆和透明隔相连；压部为后端厚而钝圆的部分。胼胝体损伤时可产生失用。

2. 前连合

其前部纤维连接来自左右嗅球的纤维，其后部连接两侧海马回和杏仁核，有的纤维连接两侧丘脑。

3. 海马连合

海马连合为穹隆的交叉纤维，连接两侧海马。

四、基底核

基底核全称为基底神经节，又称基底核，为大脑半球白质内的灰质核团，由于其位置靠近脑底，故称基底核，包括纹状体（含尾状核和豆状核）、杏仁核簇和屏状核。豆状核又分为壳和苍白球两部分。在种系发生上，尾状核及壳出现较晚且起源于端脑，称之为新基底节纹状体，苍白球出现较早，且起源于间脑，叫作旧纹状体。纹状体是锥体外中枢之一，与躯体运动功能有关。杏仁核簇是基底核中发生最古老的部分，又叫古纹状体，是边缘系统的一个重要结构（图1-10）。

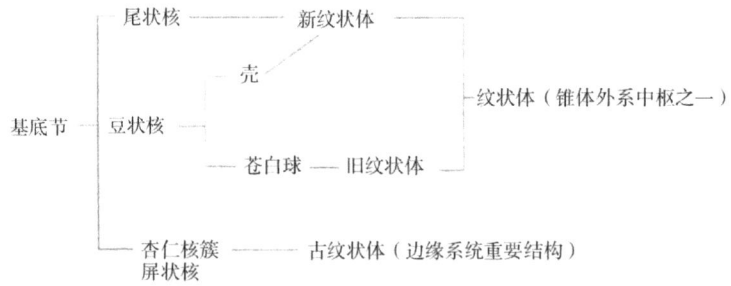

图1-10 基底核的组成

（一）基底核位置与形态

1. 尾状核

尾状核分头、体、尾三部分。头膨大，突入侧脑室前角，形成其下外侧壁，其后方与壳相连。尾状核体部细长，呈方形沿丘脑的背外侧延伸，以终纹和终静脉与丘脑分界。尾状核尾部深入颞叶，组成侧脑室下角的顶，向前终于杏仁核簇的后方（图1-11）。

2. 豆状核

豆状核在水平切面上呈底向外侧、尖向内侧的双凸晶体形，在冠状切面上呈三角形。豆状核的外侧，借薄层的外囊与屏状核相隔，内侧与丘脑、尾状核为内囊。豆状核被薄层的神经纤维（外髓根）分为外侧部的壳和内侧部的苍白球。

（1）壳：前部与尾状核头融合，内囊前肢的纤维不通过此处。在背侧，壳与尾状核以内囊相隔（图

1-12）。

尾状核和壳又合称"尾壳核"，两者结构相似，都含有丰富的血管以及薄髓或无髓纤维，在新鲜标本的切面上呈粉红色。

（2）苍白球：体积较小，被薄层的内髓板分为内侧苍白球和外侧苍白球。内侧苍白球又被不甚明显的副髓板分为内、外两部（图1-12）。苍白球内有许多粗有髓纤维穿行。在新鲜标本上，其色苍白而得名。

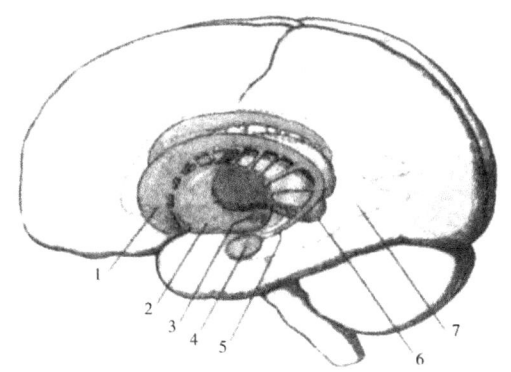

图1-11 基底神经节的位置与结构

1.尾状核头；2.壳核；3.丘脑底核；4.杏仁核簇；5.尾状核尾；6.丘脑；7.侧脑室

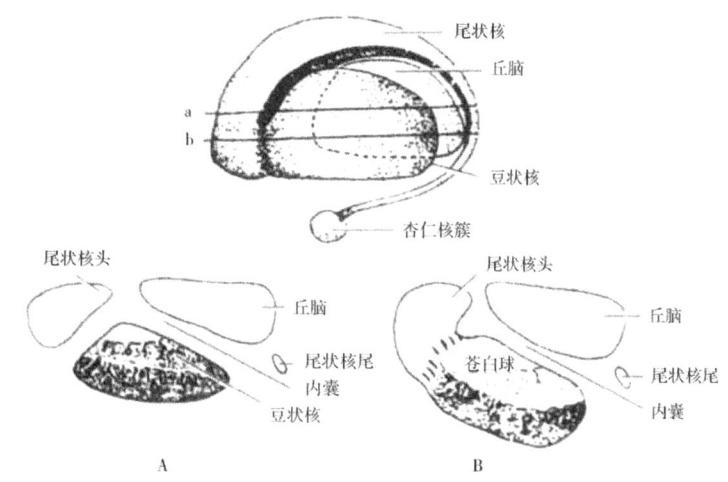

图1-12 纹状体侧面及水平切面像

A、B为按a、b线所做的切面

（3）杏仁核簇：为位于海马旁回深面的核群。大部分靠近侧脑室下角尖端的前方，小部分位于侧脑室下角顶部上方。背邻无名质、前连合和屏状核，腹侧邻接前穿质和梨状叶皮质，尾侧与尾状核尾相连。

从细胞构筑学上，杏仁核簇可分为两个核群，即皮质内侧核群和基底外侧核群。在两者有一团细胞叫中央核。皮质内侧核群又包括杏仁核和内侧杏仁核，而基底外侧核群在人类最大、分化最好，它包括外侧杏仁核和基底杏仁核。

（4）屏状核：为薄板状核，位于岛叶皮质与豆状核的髓质内（图1-12），内侧与豆状核以外囊相隔，外侧与岛叶皮质相隔的髓质叫最外囊。屏状核虽被视为基底核核团之一，但其与大脑皮质的关系更密切。

（二）基底核纤维联系

1. 纹状体的纤维联系

调控脊髓运动的有锥体系和锥体外系。锥体系是直接由大脑皮质发出的皮质脊髓束纤维，锥体外系是由一些中枢发出的多突触下行路，它的直接起源是纹状体，还有丘脑底核、黑质、红核等，甚至小脑及前庭核也可包括于其中。目前，许多学者认为将所谓锥体系和锥体外系视为各自独立的系统是不恰当的，因为纹状体与大脑皮质，以及其他部位存在着若干互相往返联系的环路（图1-13）。

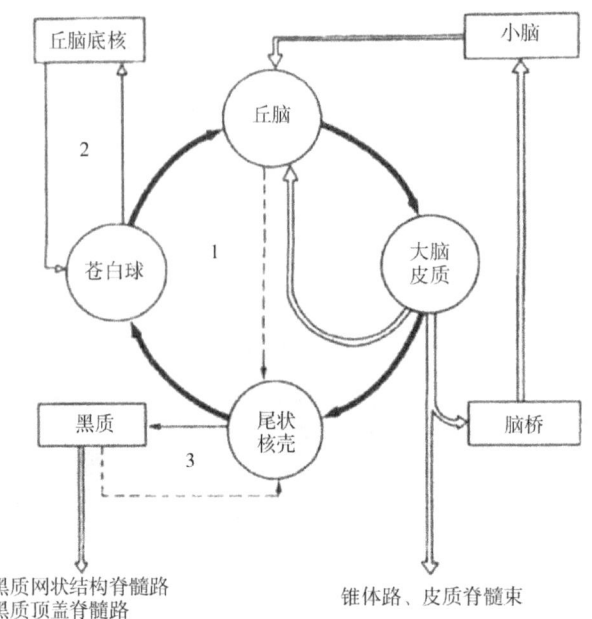

图1-13 纹状体部分纤维环路

1．纹状体-苍白球-丘脑-纹状体环路；2．苍白球-丘脑底核-苍白球环路；3．纹状体-黑质-纹状体环路

（1）皮质-尾壳核-苍白球-丘脑-皮质环路：这是纹状体的主要纤维环路，来自全部大脑新皮质的信息，依次在苍白球及丘脑内整合，最后又反馈至大脑皮质运动区及运动前区，包括以下主要纤维束。①皮质纹状体纤维：几乎起自全部新皮质，主要投射至同侧尾壳核，也有的纤维通过胼胝体至对侧尾壳核。这些纤维发自皮质Va层的小锥体细胞，它们虽然与发出皮质脊核尾髓束、皮质脑桥束和皮质丘脑束纤维的细胞在相同区域，但实验证明皮质纹状体束的纤维不是这些束的纤维的侧支。②尾壳核-苍白球纤维：这些纤维集成小束，呈放射状汇集于苍白球。来自尾状核的纤维向腹侧穿经内囊至苍白球，来自壳核的纤维经外髓板、内髓板至苍白球。③苍白球-丘脑纤维：这些纤维经豆核襻和豆核束两条径路进入丘脑。a．豆核襻：发自内、外侧苍白球的腹侧部，沿苍白球的腹缘行走，绕过内囊后肢的腹内侧缘，经穿隆的外侧，抵达丘脑底部的Forel H区，与豆核束合并为丘脑束，止于丘脑腹前核、腹外侧核及中央中核。b．豆核束：发自内侧苍白球背侧部，以若干小束穿行内囊，绕丘脑底核和未定带，称之为Forel H区，再向内侧行于Forel H区，与豆核襻合并为丘脑束。c．丘脑-皮质纤维：属于丘脑-皮质的非特异性投射的一部分，经内囊至皮质各区。

（2）纹状体-苍白球-丘脑-纹状体环路：来自纹状体的信息经纹状体-苍白球纤维至苍白球，苍白球至丘脑的纤维形成丘脑束，其中一部分纤维离开该束进入丘脑内髓板止于中央中核，中央中核-束旁核发出的纤维，穿经内囊后，终止于尾壳核。

（3）苍白球-丘脑底核-苍白球环路：苍白球-丘脑底核纤维仅发自外侧苍白球，穿经内囊后进入丘脑底核。这类纤维按定位排列，即外侧苍白球前部投至丘脑底核前2/3的内侧半，中部投射至前2/3的外侧半，后部投至丘脑底核的后部及背侧部。丘脑底核-苍白球纤维主要发自丘脑底核尾侧2/3的区域，行向腹外侧，穿经内囊至同侧内、外侧苍白球。

（4）纹状体-黑质-纹状体环路：纹状体-黑质纤维主要发自尾壳核，向内侧穿经内囊、大脑脚，主要终止于黑质网状部。

黑质-纹状体纤维主要发自黑质致密部，少数也发自黑质网状部及腹侧、腹外侧被盖中某些细胞。此投射是同侧的，黑质神经元内含有大量的多巴胺，因此黑质-纹状体纤维主要为多巴胺能，正常时纹状体和黑质内所含的多巴胺占脑内总量的80%以上，黑质内的多巴胺经黑质纹状体束运送至纹状体，对尾壳核内神经元起抑制作用。帕金森病患者的黑质神经元减少，合成多巴胺能力减退，导致尾壳核内多巴胺含量明显降低，于是尾壳核神经元的兴奋性成为相对的优势或过度，一般认为这就是发生帕金森病的基础。

此外，纹状体其他的传入、传出纤维还有脑干中缝核 - 纹状体纤维、苍白球 - 被盖纤维、苍白球 - 缰核纤维等。

上述纤维环路除直接或间接发出下行纤维、影响脊髓前角运动细胞的功能外，主要仍是对大脑皮质运动神经元产生某些作用，而这些神经元发出的纤维最主要的是形成锥体系的纤维，因此锥体系与锥体外系的联系是非常密切的（图1-14）。

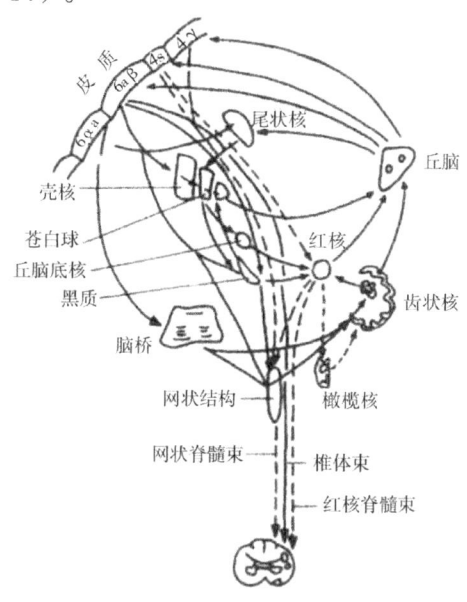

图1-14 锥体外系与大脑皮质、丘脑及脊髓的联系

2. 杏仁核簇的纤维联系

杏仁核簇的纤维联系广泛，它接受脑干（中脑中央灰质、中缝背核和Tsai腹侧被盖区、臂旁核、蓝斑核、孤束核及延髓腹外侧区等）、间脑（丘脑背内侧核、下丘脑）及大脑皮质（额叶眶回、顶、颞、枕叶等区域）发出的纤维。其传出纤维主要通过终纹和杏仁核腹侧传出纤维束止于中隔区、终纹床核、下丘脑及大脑皮质等。

五、锥体外系

锥体系以外、与躯体运动有关的传导通路称为锥体外系。在种系发生上，锥体外系是比较古老的部分，在鱼类已存在并管理躯体运动，到了哺乳类动物，由于大脑皮质的高度发展和锥体系的出现并主管骨骼肌的随意运动（特别是精细的运动），锥体外系退居于辅助地位。

锥体外系在解剖学或生理学上都不是一个独立的系统，主要是功能上的一个单位。目前对于这一系统的认识主要是根据临床病理观察获得的，因此对其解剖生理尚不完全明了。锥体外系涉及脑内许多结构，包括大脑皮质、纹状体、丘脑、丘脑底核、中脑顶盖、红核、黑质、桥核、前庭核、小脑和脑干网状结构等。锥体外系的功能主要是调节肌张力、协调各肌群的运动、维持和调整体态姿势、保持身体平衡、进行习惯性动作以及执行一些粗大的随意运动。锥体外系各个灰质核团的特殊功能尚不完全清楚，损伤一些灰质核团出现特定的功能障碍时，也不能肯定这个灰质核团是唯一与该功能丧失有关的特定中枢。某一灰质结构或其纤维联系的病变很可能会破坏锥体外系各个部分的协调一致，而这种不协调的特性就决定了临床体征的性质。

（一）锥体外系纤维联系

纹状体是锥体外系中较高级的中枢，它与锥体外系其他结构间的纤维联系尚不完全清楚。研究表明，纹状体接受大脑皮质许多区域的冲动，特别是额叶运动区（包括4区、6aα区和6aβ区）。这些纤维在同侧行走，有特定的躯体定位顺序，其活动可能是抑制性的。另外，纹状体还接受丘脑中央中核的投射纤维，其活动可能是易化性的。尾状核和壳核的主要传出纤维投射到苍白球外侧部和内侧部。皮质和苍白球无直接联系，而同侧皮质有纤维到达黑质、红核、丘脑底核以及网状结构（图1-15）。

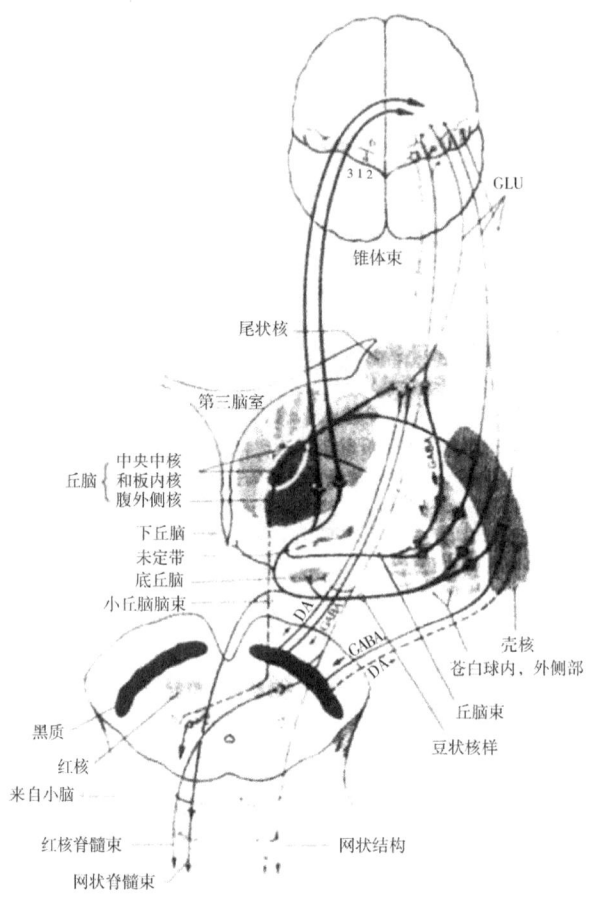

图1-15 锥体外系的纤维联系

GABA = γ-氨基丁酸；DA = 多巴胺；GLU = 谷氨酸

尾状核和壳核除了接受皮质传入纤维外，还与黑质有双向联系。传入的黑质纹状体纤维是多巴胺能的，能减弱纹状体的抑制作用。另外，纹状体-黑质束是γ-氨基丁酸（GABA）能的纤维，对多巴胺能的黑质纹状体神经元有抑制作用，形成一个闭合的反馈环路。发出纹状体—黑质纤维的GABA能神经元可能抑制下行的黑质多巴胺能神经元，这些黑质神经元通过γ神经元控制肌张力。纹状体的所有其他传出纤维都穿过苍白球内侧部，形成终止于多个核团的粗大纤维束。其中一束称为豆核襻，其纤维起源于苍白球内侧部的腹侧，在腹侧绕内囊后肢到达丘脑和下丘脑，并与丘脑底核有往返联系，交叉后再与中脑网状结构相连。从这里由一组神经元链形成网状脊髓束（下行网状系统），内终于脊髓灰质前角细胞。

（二）苍白球纤维联系

苍白球的主要传出纤维到达丘脑，参与几个反馈调节环路。苍白球-丘脑束也称丘脑束或Forel H_1 束，该束纤维大多终止于丘脑腹前核（VA）和丘脑腹嘴前核（V.o.a）（图1-16）。腹前核投射到皮质6aβ区，腹嘴前核投射到皮质6aα区。起源于小脑齿状核的纤维终止于丘脑腹嘴后核（V.o.p），再投射到皮质4区。所有的丘脑皮质联系都是双向性的，丘脑皮质束在皮质内与皮质纹状体神经元形成突触，并组成各种反射环路。

锥体外系各结构到脊髓前角细胞需要多次换神经元，在其传导路中常形成一些反馈环路，以影响大脑皮质运动区域的活动；也有些皮质下结构借往返纤维互相联系，形成局部环路。锥体外系通路是指皮质纹状体通路、皮质红核通路、皮质黑质通路和皮质网状通路，它们到达脑神经运动核并经下行神经元抵达脊髓运动细胞。这些运动皮质投射的纤维大多数经过内囊，因此内囊病变不仅阻断锥体束纤维，也阻断锥体外系纤维，这种阻断是引起肌痉挛的病理基础。锥体外系的小部分纤维可能经外囊下行，这也许能解释为什么内囊血肿发生痉挛性偏瘫时，瘫痪的肢体仍能进行一定的运动。

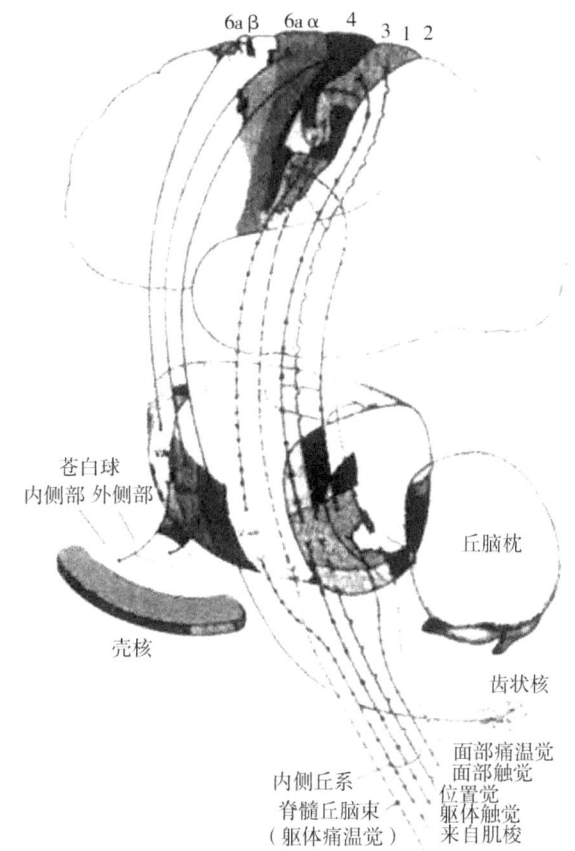

图 1-16　苍白球的纤维联系

VA 丘脑腹前核；V.o.a 丘脑腹嘴前核；V.o.p 丘脑腹嘴后核；V.i.m 丘脑腹中间核

下降到脊髓的基底核纤维与下降到脊髓的苍白球－丘脑纤维束相比，其数量相对较少，而且只是以神经元链的形式到达脊髓。这种联系形式提示基底核的主要功能是经各种反射环路调节和控制皮质运动区和运动前区的活动，以使随意运动圆满进行而不中断。

（三）锥体外系主要通路

1. 皮质－新纹状体

苍白球系统本系统有大、小多条环路，其中主要是皮质－新纹状体－苍白球－丘脑－皮质环路。此环路由大脑皮质的广泛区域（主要是额、顶叶）发出纤维依次经新纹状体、苍白球、丘脑（腹外侧核和腹前核）换神经元，丘脑发出纤维投射到额叶皮质躯体运动区，这是一条影响大脑皮质躯体运动区活动的重要反馈环路（图 1-17）。

2. 皮质－脑桥－小脑系统

小脑是调节运动的一个重要中枢，它接受大脑皮质广泛区域包括躯体运动区传来的信息，也接受来自全身本体觉感受器以及前庭器官传来的冲动，小脑皮质对这些信息进行整合后，通过小脑核和大量传出纤维影响大脑皮质、脑干和脊髓的运动功能。本系统存在一条重要的环路，即皮质－脑桥－脑－脑－皮质环路。在计划、发动、执行和终止运动等方面，大脑皮质的广泛区域可分别作用于纹状体和小脑，而纹状体和小脑又能通过丘脑的腹外侧核和腹前核影响发出运动冲动的躯体运动皮质，使随意运动协调、精细和准确（图 1-18）。

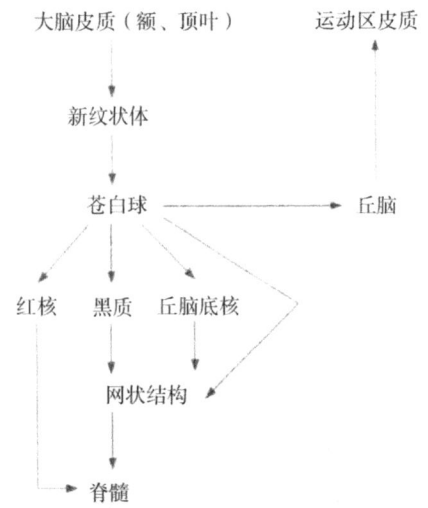

图 1-17 皮质－新纹状体－苍白球系统的组成

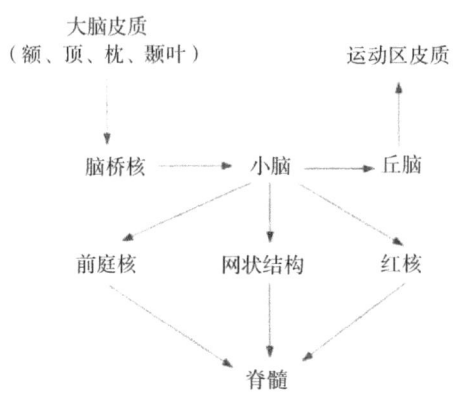

图 1-18 皮质－脑桥－小脑系统的组成

3. 其他环路

（1）壳核－苍白球－丘脑（V.o.a 核）－6aα 区－壳核。

（2）尾状核－苍白球－丘脑（VA 核）－6aβ 区－尾状核。

（3）壳核－苍白球外侧部－网状激活系统－丘脑中央中核－纹状体。

（4）苍白球外侧部－网状激活系统－丘脑板内核－苍白球外侧部。

（5）小脑齿状核－丘脑（V.o.p 核）－皮质 4 区－脑桥核（或红核－中央被盖束－下橄榄）－小脑齿状核（图 1-19）。

综上所述，可以看出锥体系与锥体外系在结构上互相联系、互相伴随，两者在皮质的起始范围有重叠，它们的下行纤维紧密伴行，最后共同终止于脊髓前角运动神经元。锥体束纤维有侧支到锥体外系的皮质下结构（如新纹状体），可调节这些结构的活动，而锥体外系通过反馈环路与锥体系起始皮质联系，可影响和调节锥体系活动。在功能上，锥体系与锥体外系是相辅、相成、协同一致的。大脑皮质的运动功能是通过锥体系和锥体外系协同活动来完成的，如大脑皮质要支配肌肉完成写字动作，固然必须通过锥体系支配手部各肌群进行精细的随意运动，同时又必须发挥锥体外系的作用，使身体保持适当的姿势，上肢各大关节保持适当的位置，肌肉保持适当的肌张力以及肌肉协调运动，才能顺利完成书写活动。所以，不论在结构上还是功能上，锥体系与锥体外系均有密切联系。

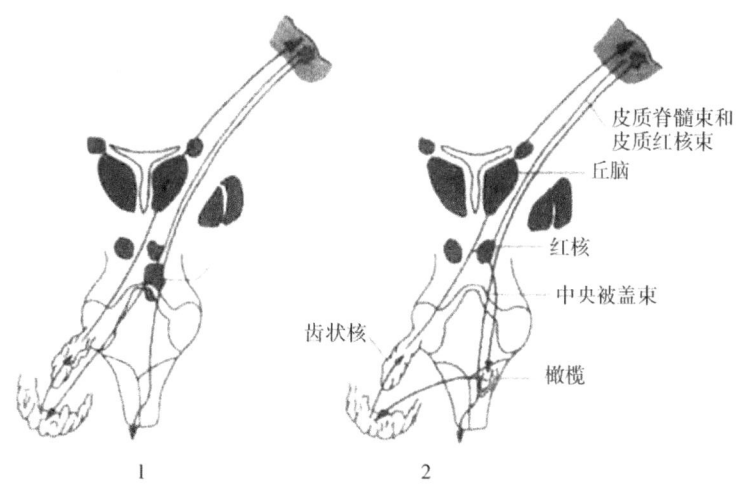

图 1-19 小脑齿状核系统
1. 小脑齿状核-丘脑-皮质4区-脑桥核-小脑齿状和环路；
2. 小脑齿状核-丘脑-皮质4区-红核-中央被盖束-下橄榄-小脑齿状核环路

六、丘脑

(一) 丘脑位置和形态

丘脑是间脑中最大的部分，对称性分布于第三脑室两侧，为前后较长的一对大卵圆形灰质团块，矢径约 3 cm，横径和纵径各约 1.5 cm。丘脑前端狭窄、隆起，并向背侧突入侧脑室，称为丘脑前结节；后端膨大称丘脑枕；其下方为内侧膝状体和外侧膝状体。丘脑内侧面游离，构成第三脑室外侧壁的后部，在此面中央常有连接两侧丘脑的圆柱形结构称丘脑间黏合（中间块）。在中间块前下方有一从室间孔斜向后下达中脑导水管上口的浅沟，称丘脑下沟，是丘脑与下丘脑的分界线。外侧面为尾状核和内囊后肢，背侧面游离，稍隆起，构成侧脑室的底（图 1-20）。

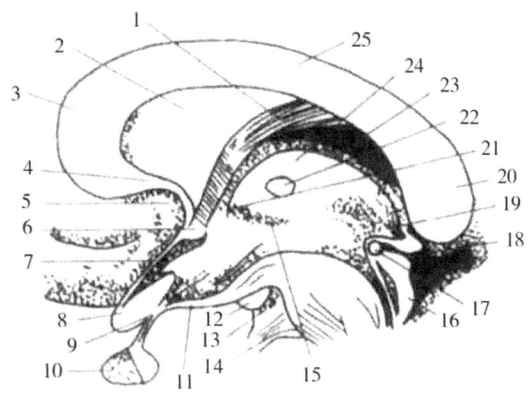

图 1-20 间脑正中矢状切面

1. 穹窿体；2. 透明隔；3. 胼胝体膝；4. 胼胝体嘴；5. 胼胝体下区；6. 前联合；7. 终板；8. 视交叉；9. 漏斗隐窝；10. 垂体；11. 灰结节；12. 乳头体；13. 后芽质；14. 动眼神经；15. 下丘脑沟；16. 下丘；17. 后联合；18. 松果体；19. 缰三角；20. 胼胝体压部；21. 室间孔；22. 丘脑间黏合；23. 第3脑室脉络丛；24. 背侧丘脑；25. 胼胝体干

(二) 丘脑内部结构及纤维联系

丘脑是许多功能性质不同的神经核团组成的灰质团块。其背面覆盖有一薄层纤维，称为带状层；丘脑内部有与带状层相续连的Y形白质板，称为内髓板，将丘脑分为前核、内侧核和外侧核三大部分（图 1-21）。内髓板内有板内核群，第三脑室侧壁的薄层灰质和丘脑间黏合，共同构成正中核或中线核。外侧核群的外侧附有薄层灰质，称丘脑网状核。两者隔有薄层白质核，称丘脑外髓板。

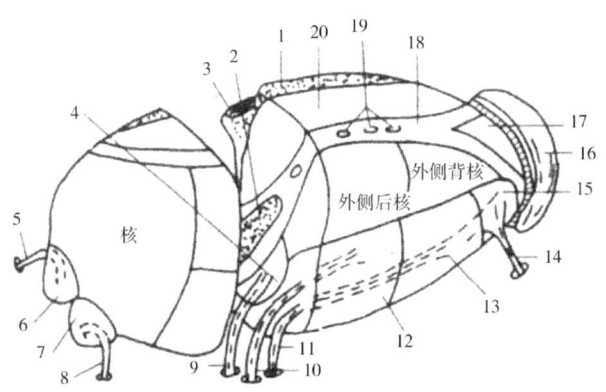

图1-21　丘脑及其内部核团的立体观

1. 正中核；2. 中央正中核；3. 丘脑间黏合；4. 腹后内侧核；5. 下丘臂；6. 内侧膝状体；7. 外侧膝状体；8. 视束；9. 三叉丘系；10. 内侧丘系和脊髓丘脑束；11. 小脑上脚纤维；12. 腹后外侧核；13. 腹中间核；14. 苍白球丘脑纤维；15. 腹前核；16. 丘脑网状核；17. 丘脑前核；18. 内髓板；19. 板内核；20. 内侧背核

1. 丘脑前核群

丘脑前核群位于内髓板分叉处丘脑前方的前结节深部，包括前腹核、前内侧核和前背核，主要由中等或小圆形，或多角形细胞组成，接受来自乳头体的乳头丘脑束；发出的纤维主要是至大脑半球的内侧面，纤维经内囊前肢至扣带回，也接受扣带回的返回纤维（图1-22）。

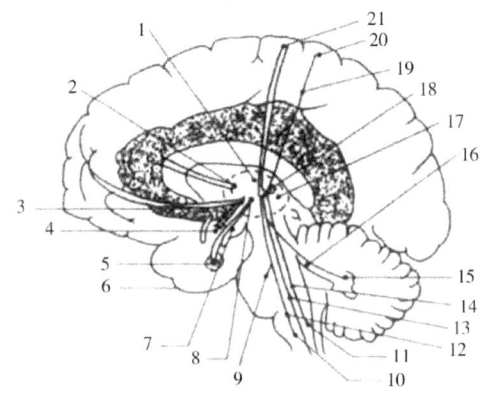

图1-22　丘脑的纤维联系

1. 腹中间核；2. 丘脑前核；3. 乳头丘脑束；4. 下丘脑；5. 杏仁体；6. 颞叶；7. 乳头体核；8. 丘脑内侧核；9. 三叉神经脑桥核；10. 三叉神经脊束核；11. 薄、楔束核；12. 三叉丘系；13. 脊髓丘脑束；14. 内侧丘系；15. 齿状核；16. 齿状丘脑束；17. 丘脑枕核；18. 腹后核；19. 丘脑中央辐射；20. 中央后回；21. 中央前回

此外，还经穹隆接受海马结构的纤维传入。前核是下丘脑和扣带回的中继站，在功能上与嗅觉及内脏活动的调节有关。

2. 丘脑内侧核群

丘脑内侧核群位于内髓板的内侧与中线核，以背内侧核为最大，向前达前腹侧核，后接中央中核和束旁核。此核包括范围较小的、位于前份和背内侧部的大细胞部，以及区域较大的、位于背外侧和尾侧份的小细胞部。背内侧核与丘脑其他核团有广泛联系，其通过脑室周围系统纤维与下丘脑各个区域存在着双向联系；与额前皮质、颞叶新皮质也有大量纤维相互连接；与额叶眶皮质、杏仁、海马、纹状体等均有联系。背内侧核与记忆功能、人的情感以及伴随情感变化发生的内脏反应有关。腹内侧核与海马和海马旁回有联系，其功能尚不明了。丘脑内侧核群功能复杂，目前认为是内脏感觉和躯体感觉冲动的整合中枢。

3. 丘脑外侧核群

丘脑外侧核群位于内、外髓板之间，分为较小的背侧和较大的腹侧两部分。背侧部也称为外侧核群，从前向后分为背外侧核、后外侧核和枕核；腹侧部也称为腹核群，由前而后分为腹前核、腹外侧核及腹后核。

（1）背外侧核：位于丘脑表面，沿内髓板背缘延伸，为边缘系统的组成部分。接受海马和下丘脑的传入，与扣带回存在双向联系。

（2）后外侧核：位于背外侧核的尾侧，腹后核的背方。接受上丘、海马和苍白球的传入，与顶叶躯体感觉联络皮质有相互联系。

（3）枕核：为丘脑内最大的核群，位于后外侧核的后方，向后扩展形成丘脑后端。接受内侧膝状体、外侧膝状体、上丘、顶前区、脑干网状结构、杏仁核的纤维传入，与颞、顶、枕叶皮质存在广泛联系，可能参与躯体感觉、视觉和听觉的整合过程。

（4）腹前核：位于腹核群的最前部，接受小脑齿状核、苍白球、黑质、网状结构的纤维传入。发出的纤维又返回到纹状体和边缘叶，与额叶运动皮质和眶额皮质发生广泛联系。

（5）腹外侧核：位于腹前核和腹后外侧核，接受来自小脑齿状核、红核、苍白球、黑质的纤维传入。与大脑皮质运动区、运动前区和第1体感区存在相互的双向连接，与运动协调和锥体外系功能有关。

（6）腹后核：为丘脑外侧核群腹侧部中最大者，在横切面上它隔着内髓板位于背内侧核的腹外侧、外髓板的内侧。此核又分为：①腹后外侧核：接受内侧丘系和脊髓丘脑束的纤维，即接受颈以下的深、浅感觉冲动；②腹后内侧核：接受三叉神经的二级纤维，即三叉丘系和孤束丘脑味觉纤维的传入。腹后核是躯体感觉（全身深、浅感觉）神经通路上的第三级神经元胞体所在处，一侧腹后核接受对侧半身的感觉冲动。腹后核发出的纤维组成丘脑中央辐射，经内囊的后肢上传至中央后回和旁中央小叶的后部，即投射到大脑皮质的躯体感觉区。

4. 丘脑板内核群

丘脑板内核群位于内髓板中散在的细胞群，是丘脑非特异性投射系统的组成部分，主要接受脑干网状结构的上行纤维，发出纤维至新纹状体和丘脑网状核，再通过丘脑核团将神经冲动传递至大脑皮质。中央中核是板内核群的重要部分，它代表网状结构上行激活系统的丘脑部成分。

5. 丘脑网状核

丘脑网状核位于外髓板和内囊的薄层细胞带，覆盖丘脑的外侧面和前面。接受板内核群、脑干网状结构的纤维、皮质丘脑纤维和丘脑皮质纤维的侧支；发出的纤维与板内核群发出的纤维共同投射至大脑皮质的广泛区域，以保持大脑皮质的觉醒状态，参与丘脑和大脑皮质间的信息整合。

6. 丘脑中线核群

丘脑中线核群位于丘脑下沟背侧，第3脑室室管膜覆盖之下，由一些边界不清的细胞团组成，与上丘脑、下丘脑、中脑顶盖、网状结构、脊髓、小脑、纹状体等有纤维连接。另有一些纤维投射至大脑皮质的广泛区域，其功能可能与痛觉和内脏活动有关。

第四节　小脑

一、小脑外部结构

小脑位于颅后窝，在脑桥和延髓的后方。小脑有上、下两面，上面较平坦，下面有很明显的隆凸。上面借小脑幕与枕叶底面相邻，下面隔硬脑膜而填充枕骨的小脑窝。从下面观，小脑形如飞蛾，中央部分为小脑蚓部，两侧为小脑半球。小脑的前、后缘均向内凹陷形成切迹，称为小脑前切迹和小脑后切迹，前切迹较浅，后切迹深而狭窄。习惯上将小脑分为三部分，即蚓部与两个小脑半球。在小脑的上面，蚓部与半球间无明显分界，而在下面有两个深沟将蚓部与小脑半球分开。小脑表面脑回狭窄而平行排列，形似波纹。邻近的多个脑回可组成亚区，亚区由较深的脑裂分开。最明显的脑裂有原裂和水平裂，其中原裂为小脑前叶和后叶的分界。

(一)小脑的分叶

小脑的分叶如图1-23、图1-24所示。

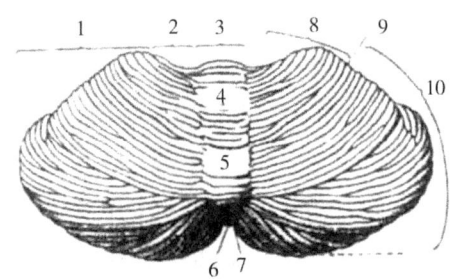

图1-23 小脑(背面观)

1．外侧部；2．中间部(蚓旁区)；3．上蚓部；4．山顶；
5．山坡；6．蚓结节；7．蚓小叶；8．前叶；9．原裂；10．后叶

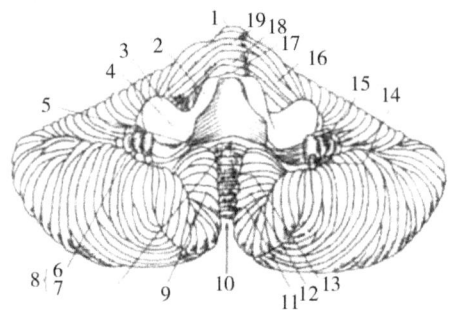

图1-24 小脑(腹面观)

1．山顶；2．小脑上脚；3．小脑中脚；4．小脑下脚；5．第四脑室侧孔；6．绒球；7．小结；8．绒球小结叶；9．小脑扁桃体；10．下蚓部；11．蚓结节；12．锥体；13．蚓垂；14．后外侧裂；15．旁绒球；16．前叶；17．前髓帆；18．小舌；19．中央小叶

1. 根据小脑表面的沟和裂分类

(1)绒球小结叶：在小脑的下面，包括半球上的绒球和蚓部的小结。绒球和小结以绒球脚相连接。绒球小结叶借其后方的后外侧裂与小脑的其他部分相隔。

(2)前叶。在小脑上面的前部，包括原裂以前的部分。

(3)后叶：位于原裂和后外侧裂。早期的解剖学家将小脑叶进一步划分，并给予命名，现在看并无功能意义。但其中个别名称仍在使用，如位于蚓垂两旁的半球部分比较膨出，称为小脑扁桃体，其生理位置靠近枕骨大孔，当颅内压严重增高时，它可嵌入枕骨大孔形成小脑扁桃体疝。

2. 根据小脑的进化和纤维联系分类

(1)古小脑：绒球小结叶，是小脑进化登上最古老的部分，其功能与前庭系统有关。

(2)旧小脑：包括前叶和下蚓部的蚓锥、蚓垂和小脑扁桃体。旧小脑主要接受来自脊髓小脑通路的传入。

(3)新小脑：包括原裂之后的小脑半球、蚓部的山坡、蚓小叶、蚓结节。这是小脑最大的部分和种系发生最新的部分，仅见于哺乳类。它接受大脑皮质广泛区域的传入，特别是第4、第6运动区的冲动，与运动的协调有关。

(二)小脑脚

小脑白质与脑干白质相连续，连接部分形成小脑的3个脚。小脑脚是小脑的传入和传出纤维的通路。

1. 小脑上脚

小脑上脚或叫结合臂，位于中脑水平。传入纤维有脊髓小脑前束，经此脚分布到原裂以前的旧小脑皮质。传出纤维从齿状核或栓状核与球状核发出，经此脚到达对侧红核。

2. 小脑中脚

小脑中脚或叫桥臂，位于脑桥水平，为皮质–脑桥–小脑束的通路，纤维终于小脑后叶的新皮质部分。

3. 小脑下脚

小脑下脚或叫绳状体，位于延髓水平。下脚有几种传入纤维组成并进入小脑的不同区域，其中，脊髓小脑后束到达前叶和后叶中的旧小脑，前庭小脑束到达绒球小结叶，橄榄小脑束到达小脑皮质各部分，也有系顶核发出的到达前庭核的纤维。

二、小脑内部结构

（一）小脑皮质

小脑皮质由分子层、浦肯野（Purkinje）细胞层和颗粒层三层组成。分子层有两类小神经元（星状细胞和篮状细胞）、浦肯野细胞的分支末梢，以及大量来自颗粒层的小颗粒细胞的细轴突。浦肯野细胞层为单层排列的大细胞的胞体。颗粒层的颗粒细胞只有淋巴细胞大小，紧密堆积在一起。颗粒细胞的轴突向上到分子层，在分子层内轴突分支横向走行，与脑回表面平行。浦肯野细胞和篮状细胞的树突为纵向走行，与脑回表面垂直。小脑皮质接受大脑皮质的支配，但反过来它又影响大脑皮质的功能，来自脊髓小脑束、前庭小脑束和皮质脑桥小脑束的传入冲动到达小脑皮质内，通过颗粒细胞、篮状细胞直接或间接传给浦肯野细胞。浦肯野细胞的树突接受来自中枢系统各部分的综合信息，其轴突自细胞基部发出后向深部走行，穿过颗粒层和白质到达小脑核团，特别是齿状核，再从此核发出大的传出纤维束（图1-25）。

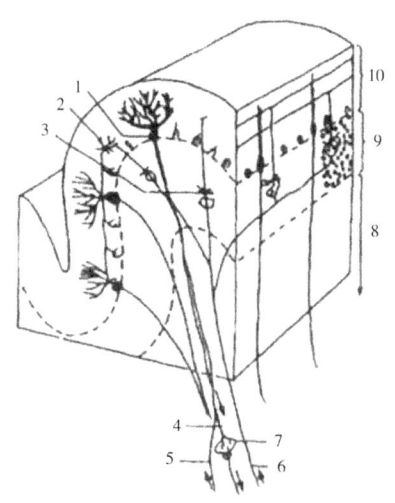

图1-25 小脑皮质的传入和传出联系

1．浦肯野细胞；2．篮状细胞；3．颗粒细胞；4．浦肯野细胞轴突；
5．爬行纤维；6．苔藓纤维；7．齿状核；8．白质；9．颗粒层；10．分子层

（二）小脑核

在两侧小脑半球的内部有四个核团，即顶核、球状核、栓状核和齿状核。顶核最靠内侧，位于第四脑室顶的中线附近，在发生学上是最古老的。齿状核是四个核团中最大的一个，在小脑白质中靠近蚓部，为一卷曲的灰质带，形似多皱褶的囊，横切面上与橄榄下核相类似，呈锯齿状。齿状核只有哺乳动物才存在，在人类则特别膨大。此核发出纤维形成小脑上脚。栓状核为一楔形的灰质团块，位置靠近齿状核门，与齿状核不易区分。球状核位于顶核和栓核之间。顶核、球状核、栓状核以及齿状核的后内侧部属于古小脑，联系小脑传导束（图1-26）。

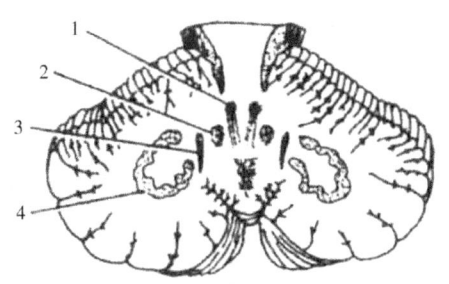

图 1-26 小脑内部核团

1. 顶核；2. 球状核；3. 栓核；4. 齿状核

(三) 小脑的纤维联系

小脑白质由纤维所组成，其中有投射到小脑皮质的传入纤维：自小脑皮质发出的传出纤维，以及少量的连接小脑不同部分的联络纤维（图1-27）。

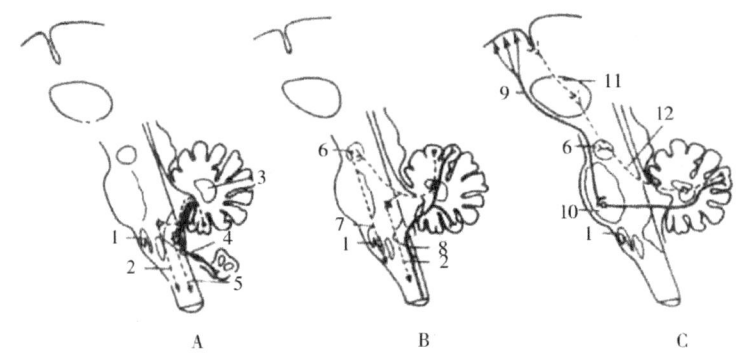

图 1-27 小脑的主要纤维联系

A．古小脑的纤维联系；B．旧小脑的纤维联系；C．新小脑的纤维联系

1．下橄榄核；2．网状脊髓束；3．小脑核；4．前庭根；5．前庭脊髓束；6．红核；
7．红核脊髓束；8．脊髓小脑束；9．皮质脑桥束；10．脑桥基；11．背侧丘脑腹外侧核；12．小脑上脚

1. 传入纤维

小脑的传入纤维几乎超过传出纤维的3倍以上，传入信息来自大脑皮质、脑干（前庭核、网状结构、下橄榄核、副楔束核）和脊髓。这些纤维经过小脑的3个脚而进入小脑，大多数纤维经下脚和中脚进入，只有少量的纤维经上脚进入小脑。除一些前庭小脑和橄榄小脑纤维经侧支进入小脑的深部核团以外，所有传入纤维都终止于小脑皮质。传入纤维主要接受来自前庭器官的特殊冲动，和来自肌肉、肌腱、关节的一般性冲动。但根据动物电生理学研究证明，外感受系如触、听、视的冲动也到达小脑，其传导路径尚不确知。从临床观点看，小脑的传入冲动主要有脊髓小脑束、前庭小脑束、橄榄小脑束与脑桥小脑束。

（1）脊髓小脑束：分为脊髓小脑前束和脊髓小脑后束。脊髓小脑前、后束传导的冲动起自脊柱和肢体的肌肉与关节，特别是下肢。绝大部分的脊髓小脑纤维起自腰髓和胸髓细胞，这是因为人类在站立或行走时，下肢和躯干的调节对维持平衡起重要作用。脊髓小脑前束的传导束较迂曲。在脑干中，它先向上行至脑桥上端，再向后走行，通过小脑上脚进入小脑，纤维分布于小脑前叶的中间部分。脊髓小脑后束经绳状体进入上蚓和下蚓部。楔核小脑纤维（后外弓状纤维），起自楔外侧核，经绳状体到达上蚓和下蚓部。楔外侧核是延髓中与Clarke氏细胞柱相当的核团，它的纤维协同脊髓小脑后束向小脑传导同侧上肢和颈部肌肉的冲动。

（2）前庭小脑束：起自前庭器官的神经冲动，经前庭神经向内传入，多数经绳状体进入小脑。纤维包括两部分：直接的前庭神经根纤维，到达蚓小结、绒球和顶核；前庭小脑纤维，此部分为前庭小脑束，起自前庭外侧核和上核，到达小脑中接受直接纤维的区域，另有少数纤维止于栓状核和齿状核。

（3）顶盖小脑束：位于顶盖中部，经结合臂到达小脑。向上可追溯至中脑水平，向下可至橄榄下核的后外侧方。

（4）橄榄小脑束：是组成绳状体的主要成分。此纤维起自对侧的下橄榄核，然后在绳状体中上行，弥散地终止于小脑皮质中。小脑半球的上部接受来自下橄榄核背层的纤维，下部接受来自腹层的纤维。蚓部的上部接受来自橄榄背侧副核的纤维。绒球小结叶所接受的纤维，少数来自橄榄内侧副核的前部诸纤维，大部分来自前庭外侧核或直接来自迷路的纤维。

（5）脑桥小脑束：桥核接受来自同侧大脑额叶和颞叶的皮质纤维及小部分来自同侧顶叶和枕叶的纤维。发自额叶的纤维终止于桥核头端，发自颞叶的纤维终于桥核尾端。由脑桥至小脑的纤维几乎全部交叉至对侧除绒球小结叶外的小脑所有各部分的皮质，少数的二级纤维可以不交叉而到同侧小脑。

2. 传出纤维

（1）小脑的传出冲动，经过某些中间神经元而达脑干的脑神经核和脊髓的前角细胞，调节肌肉的收缩。中间神经元包括前庭外侧核、红核、脑干的网状质和丘脑的核团。传出纤维主要发自小脑深部核团，经小脑上脚离开小脑。由顶核（和球状核）发出顶核延髓纤维，进入各前庭核，特别是前庭外侧核，也到达延髓的网状结构。这些传出纤维把小脑的冲动传经各前庭核和网状结构以至肌肉，特别是眼肌、颈肌和体壁肌肉。

（2）起自齿状核、栓状核，似乎也有的起自球状核的纤维，是小脑最重要的传出纤维体系。纤维穿出齿状核以后，成为第四脑室上部的后外侧壁，进入脑桥被盖部，在下丘水平基本全部交叉到对侧。其中，多数纤维终于对侧的红核，构成齿状红核束；一部分纤维从齿状核的前外侧部发出，至丘脑的下外侧核，称为齿状丘脑纤维，中继后纤维上行投射到大脑皮质，主要是第4区和第6区；还有一部分纤维发自齿状核的后内侧部，在结合臂交叉以前和以上自结合臂分出，下行进入网状结构，称作齿状核网状纤维，兼有交叉和不交叉的纤维。起于球状核的少数纤维直接进入动眼神经核、滑车神经核、后连合核，或加入内侧纵束。

小脑通过与红核和网状结构的联系，经过红核脊髓束和网状脊髓束，间接地调节脊髓的运动活动。在这一调节系统中纤维经过两次交叉，第1次交叉是从齿状到对侧红核的交叉，第2次交叉是红核脊髓束离开红核不久在Forel区的交叉。这些交叉使小脑对躯体的活动发挥同侧协调作用。

第五节 脑干

一、脑干外部结构

脑干由延髓、脑桥、中脑三部分构成。脑干的下界为锥体交叉（C1神经根起源处），上界为视束平面（环绕中脑大脑脚，从视交叉行至外侧膝状体）。脑干最腹侧部分由贯通脑干、行向脊髓的长下行纤维束组成，称为底部。底部的背侧为被盖，有一些脑干固有的核团及一些上、下行的纤维束存在并通过此区。向背侧为第四脑室底的灰质层，各脑神经核存在于此层的深部。再向背侧为脑室，中脑部分的脑室呈管状，叫中脑导水管，脑桥及延髓背侧和小脑围成的脑室为第四脑室。脑室的背侧为脑室的盖部，中脑导水管的盖为顶盖，第四脑室的盖为前髓帆和后髓帆。脑桥及延髓上部的背面共同组成第四脑室底，称菱形窝（图1-28、图1-29）。

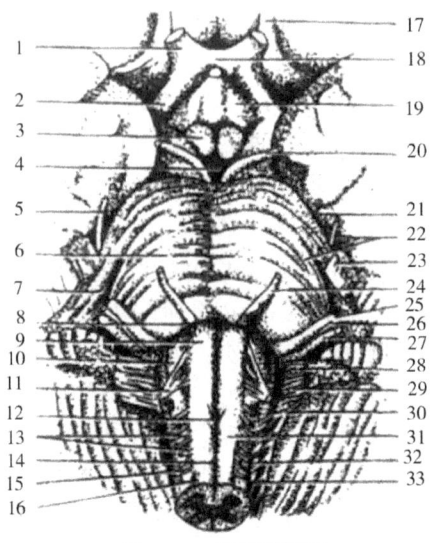

图1-28 脑干腹侧面

1.视神经；2.视索；3.乳头体；4.脚间窝；5.滑车神经；6.脑底动脉沟；7.桥臂；8.盲孔；9.锥体；10.橄榄体；11.舌下神经；12.锥体交叉；13.颈神经；14.前正中沟；15.后外侧沟；16.前外侧沟；17.嗅沟；18.视交叉；19.灰结节；20.动眼神经；21.脑桥；22.桥横纤维束；23.三叉神经；24.展神经；25.面神经；26.中间神经；27.前庭蜗神经；28.舌咽神经；29.迷走神经；30.副神经；31.延髓前索；32.侧索；33.后索

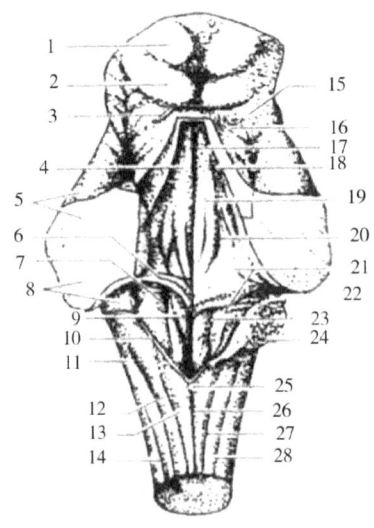

图1-29 脑干背侧面

1.上丘；2.下丘；3.滑车神经；4.内侧隆起；5.桥臂；6.髓纹；7.下窝；8.绳状体；9.舌下神经三角；10.第四脑室带；11.灰结节；12.楔束；13.薄束棒状体；14.侧束；15.丘系三角；16.结合臂；17.正中沟；18.蓝斑；19.面丘；20.界沟，上窝；21.前庭区；22.外侧隐窝；23.下窝；24.脉络丛；25.闩；26.后正中裂；27.后中间裂；28.后外侧沟

（一）延髓

延髓为脑和脊髓的过渡部分，由脑桥和延髓结合处至颈，神经根，长2.5～3.0 cm。

1. 腹面观

腹面正中线上有前正中裂，裂的下部有锥体交叉的纤维束深埋于裂内。前正中裂的两侧纵向隆起的棒状结构为锥体，由皮质脊髓束（锥体束）构成。锥体的外界是前外侧沟，沟的外侧在延髓上部生有椭圆形的隆起称为橄榄，内藏有下橄榄核。

2. 背面观

延髓背侧的中部、后正中沟的上端被称为闩的横纤维束所封闭。由闩向两侧的斜行线上有第四脑室脉络丛组织附着。中央管在闩处开放，闩以上部分延髓背面形成第四脑室底（菱形窝）的下半部。后正中沟和后外侧沟的后索被后正中间沟分隔为内、外两部：内侧为薄束，其上端隆起称薄束结节（棒状体）；外侧为楔束，其上端隆起称楔状结节。薄束结节和楔束结节内部分别藏有薄束核和楔束核。楔状结节外侧的隆起，称为灰小结节，内藏三叉神经脊束核的尾侧亚核。薄束、楔束尖端的纤维以及侧索背侧部的纤维联合形成一个粗的纤维束，称绳状体，沿菱形窝的外缘斜向外上方，进入小脑（小脑下脚）。

第Ⅸ～Ⅻ脑神经根由延髓发出。舌咽神经（Ⅸ）和迷走神经（Ⅹ）根由后外侧沟发出，副神经（Ⅺ）延髓根在Ⅸ、Ⅹ下方由橄榄下方发出，舌下神经（Ⅻ）根由前外侧沟处发出。

（二）脑桥

1. 腹面观

脑桥腹侧部隆起，有大量的横行纤维束，向两侧集中形成叫桥臂的粗大纤维柱，向背侧进入小脑（小脑脚部）。

2. 背面观

脑桥的背面平坦而稍凹陷，构成菱形窝的上半部。第Ⅴ脑神经（三叉神经）根由脑桥和桥臂分界处出脑，第Ⅵ脑神经（展神经）根由脑桥和延髓的沟内侧部出脑，第Ⅶ对（面神经）和第Ⅷ对（前庭蜗神经）脑神经由此沟的外端出脑。

（三）中脑

1. 腹面观

中脑的腹外侧面、两侧各为一个大的神经纤维柱，叫大脑脚，由皮质脑干束和皮质脊髓束构成。正中沟较深，称为脚间窝，第Ⅲ脑神经（动眼神经）根由此窝下部的中线两旁穿出中脑。脚间窝的底部有很多细小血管穿通，使脑实质形成多数小孔，称为后穿质。

2. 背面观

中脑背侧也称顶盖，其颅侧半部有上丘和下丘各一对，合称四叠体。上、下丘向外侧发出分别称为上丘臂和下丘臂的纤维束，上丘臂与外侧膝状体相续，下丘臂则与内侧膝状体相续。顶盖的尾侧半部，两侧各形成一条纤维柱（结合臂），行向外下方，进入小脑（小脑上脚）。两侧结合臂的脑质薄板称为前髓帆。在前髓帆外缘处，下丘的下方有滑车神经（第Ⅳ脑神经）根出脑。

（四）第四脑室

第四脑室呈尖顶帐篷形，底为菱形窝，两侧为融合成一体的小脑上、中、下脚所封闭。第四脑室盖的顶点为覆以室管膜上皮的小脑髓质。盖的头侧及尾侧部分分别为前髓帆和后髓帆。第四脑室向上经中脑导水管通向第三脑室，向下通脊髓中央管，并经三个开口（正中孔和左右侧孔）通于蛛网膜下隙。

第四脑室（菱形窝）由脑桥和延髓上半部的背面组成。在菱形窝头侧半部（脑桥部）的正中沟两侧形成纵行的隆起，称内侧隆起，其尾侧部有一隆凸叫面神经丘，丘的内部脑质中藏有面神经膝，绕着展神经核走行。内侧隆起的外方为界沟，界沟外方有三角形的前庭区，内藏前庭神经核簇。前庭区的颅侧部有一蓝色的蓝斑，内藏蓝斑核。菱形窝的尾侧半部（延髓部）和头侧半部的分界处有横跨中线的几条小纤维束，称髓纹，其外端汇入绳状体。尾侧半部的正中沟两侧有舌下神经三角，内藏舌下神经核，其外侧为迷走神经三角，内藏迷走神经背核。在接近闩的水平处，迷走神经三角的尾侧部外方的小区域为最后区。

二、脑干内部结构

（一）脑干的典型切面

由于脑干内部结构比较复杂，一般先选取几个典型切面加以研究辨认，通过分析、比较、归纳，找出它们的联系，以便更好地掌握。通常选取的典型切面有7个：①延髓3个（锥体交叉平面、丘系交叉平面、下橄榄核中部平面）；②脑桥2个（面丘平面、三叉神经根平面）；③中脑2个（下丘平面、上丘平面）。下面分别加以简介。

1. 锥体交叉平面（图1-30）

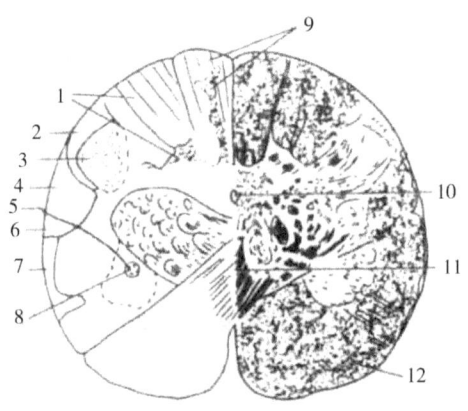

图1-30　延髓锥体交叉切面

1. 楔束及楔束核；2. 叉神经脊束；3. 脊束核；4. 脊髓小脑后束；5. 副神经延髓根；6. 脊髓小脑前束；7. 脊髓丘系；8. 疑核；9. 薄束（核）；10. 中央管；11. 锥体交叉；12. 锥体

锥体交叉平面位于延髓下段，切面中心为中央管，灰质与脊髓相似，大体上仍为飞蝶形，前角被交叉的灰质脊髓束打乱，后角扩大，移行于三叉神经脊束核尾侧亚核，其外侧为三叉神经脊束。后索薄束和楔束可见到组成薄束、楔束核的神经细胞群。前索锥体中的皮质脊髓束大部分交叉至对侧的侧索，形成皮质脊髓侧束，一小部分不交叉，在本侧前索中下降形成皮质脊髓前束。在侧索中脊髓丘脑侧束、脊髓小脑前、后束，均保持在脊髓中的位置继续上升。

2. 丘系交叉平面（图1-31）

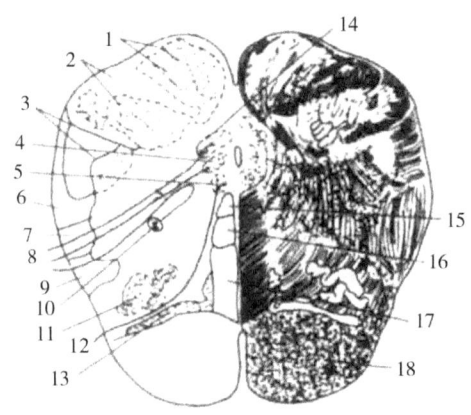

图1-31　延髓丘系交叉切面

1. 薄束及薄束核；2. 楔束及楔束核；3. 三叉神经脊束及脊束核；4. 迷走神经背核；5. 舌下神经核；6. 脊髓小脑后束；7. 脊髓小脑前束；8. 迷走神经；9. 脊髓丘束；10. 疑核；11. 下橄榄核；12. 舌下神经；13. 内侧副橄榄核；14. 孤束核；15. 内侧纵束；16. 顶盖脊髓束；17. 内侧丘系；18. 锥体

切面中可见明显的薄、楔束核，从此二核的神经元发出内弓状纤维行向腹侧，绕中央管两侧至其腹侧左右交叉，形成丘系交叉。交叉后的纤维经正中线上升，形成内侧丘系，投射于丘脑。中央管周围灰质内出现一些脑神经核，由背侧向腹侧是迷走神经背核，舌下神经核。在内弓状纤维经过的部位及其周围一带，称为网状结构，其中可见疑核及舌下神经根纤维等。锥体内的皮质脊髓束位于前正中裂两侧。三叉神经脊束及脊束核、脊髓丘脑束及脊髓小脑前、后束仍如上述。

3. 下橄榄核中部平面（图1-32）

下橄榄核中部平面位于延髓上部。中央管移向背侧扩大形成第四脑室，延髓背面成为第四脑室底。中央灰质中的脑神经核向两侧展开，在内、外方向上排列着舌下神经核、迷走神经背核、孤束及孤束核，再向外侧可见前庭核群。小脑下脚在三叉神经脊束和脊束核的背外侧开始出现，脊髓小脑后束并入该结构并进入小脑，脊髓小脑前束仍在延髓外侧上行。其内侧仍有脊髓丘脑侧束和前束。下橄榄核较大，细胞集中形成一个多皱褶的囊状结构，开口向内侧，囊内的纤维出囊口交叉后，集中至对侧小脑下脚进入小脑。锥体位于正中线两侧的最腹侧，其背侧依次为内侧丘系、顶盖脊髓束和内侧纵束。内侧丘系的外侧、下橄榄的背侧为网状结构，仍可见疑核在其中。

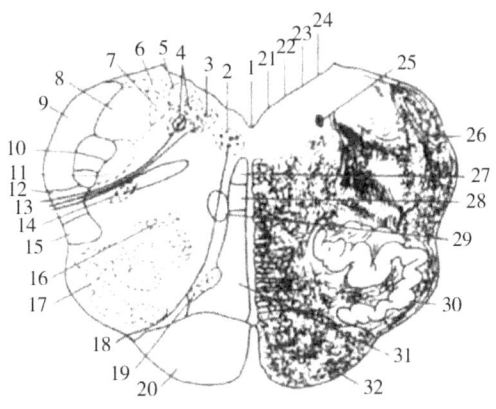

图 1-32　下橄榄核中部平面

1. 正中沟；2. 舌下神经核；3. 迷走神经背核；4. 孤束核；5. 前庭内侧核；6. 薄束核；7. 前庭降核；8. 楔束核；9. 绳状体；10. 三叉神经脊束；11. 脊束核；12. 脊髓小脑前束；13. 迷走神经；14. 疑核；15. 脊髓丘系；16. 背侧副橄榄核；17. 下橄榄核；18. 舌下神经；19. 内侧副橄榄核；20. 椎体；21. 舌下三角；22. 灰翼；23. 界沟；24. 前庭区；25. 孤束核；26. 绳状体；27. 内侧纵束；28. 顶盖脊髓束；29. 三叉丘系；30. 橄榄体；31. 内侧丘系；32. 锥体

4. 面丘平面（图 1-33）

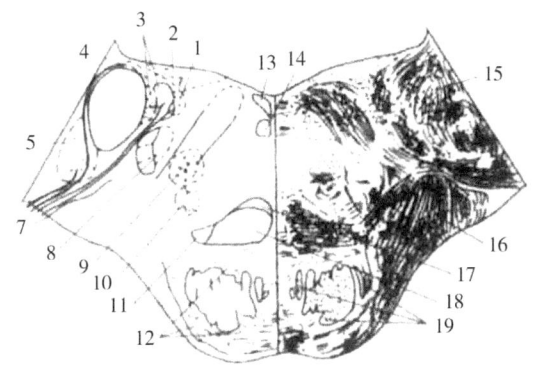

图 1-33　脑桥面丘切面

1. 前庭外侧核；2. 前庭内侧核；3. 前庭降束及前庭下核；4. 耳蜗后核；5. 耳蜗前核；6. 耳蜗神经；7. 前庭神经；8. 三叉神经脊束及脊束核；9. 面神经核；10. 上橄榄核；11. 脊髓丘系；12. 脑桥核；13. 内侧纵束；14. 顶盖脊髓束；15. 绳状体；16. 脑桥臂；17. 三叉丘系；18. 内侧丘系；19. 锥体束

平面背侧表面为第四脑室底，腹侧为桥底，两侧部形成桥臂（小脑中脚），向背侧伸入小脑。切面以中间的斜方体划分为背侧的被盖和腹侧的桥底。桥底含有散在的桥核及其发出的桥横纤维，并在中线交叉走向对侧桥臂。皮质脊髓束和皮质延髓束的横断面分散在正中线两旁。被盖的背侧为第四脑室底，面丘深面有面神经膝和展神经核。其外侧有前庭神经核群和绳状体。绳状体的腹侧是三叉神经脊束和脊束核，其内侧是面神经核，面神经的腹内侧有上橄榄核。斜方体为听觉系的交叉纤维，集中至上橄榄核两侧形成外侧丘系上升。内侧丘系在此平面中与斜方体在同一位置，此外还有脊髓丘脑侧束和脊髓丘脑前束合并的"脊丘系"及三叉神经二级纤维形成的三叉丘系。四个丘系所在位置合称丘系带。丘系带的背侧有中央被盖束及网状结构。正中线两侧的背侧仍有内侧纵束和顶盖脊髓束。展神经根由展神经核发出行向腹侧出脑，面神经根自面神经核行向背内侧形成面神经膝，并从背侧绕过展神经核再折向腹外侧出脑。

5. 三叉神经根平面（图1-34）

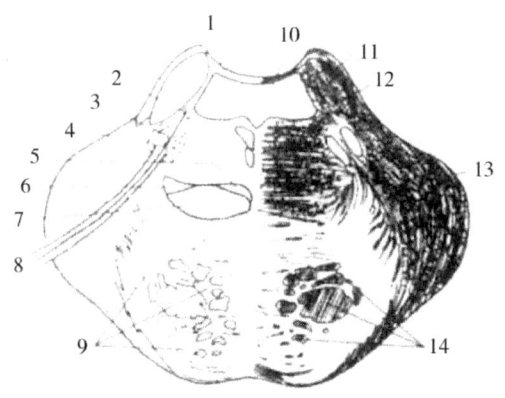

图1-34 脑桥平三叉神经切面

1. 前髓帆；2. 三叉神经中脑核；3. 三叉神经主核；4. 三叉神经运动核；5. 三叉丘系；6. 脊髓丘系；7. 内侧丘系；8. 三叉神经；9. 脑桥核；10. 第四脑室；11. 脊髓小脑前束；12. 结合臂；13. 脑桥臂；14. 锥体束

此切面背侧的第四脑室已渐变小，两侧有结合臂形成的脑室边界，脑室的背面为小脑。在被盖的外侧部有三叉神经感觉主核，其内侧有三叉神经运动核，二者有三叉神经根通向腹外侧出脑。一些纤维还向背内侧延伸至结合臂内侧的三叉神经中脑核。三叉神经根纤维的下行分支形成三叉神经脊束，止于三叉神经脊束核。在被盖与桥底有内侧纵束和顶盖背髓束，其两侧有网状结构和中央被盖束，桥底结构同前一平面。

6. 下丘平面（图1-35）

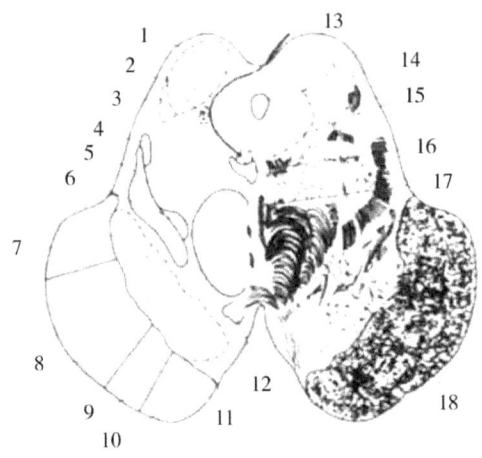

图1-35 中脑下丘切面

1. 下丘核；2. 三叉神经中脑核；3. 外侧丘系；4. 脊髓丘系；5. 内侧丘系；6. 三叉丘系；7. 颞桥及枕桥束；8. 皮质脊髓束；9. 皮质脑干束；10. 颞桥束；11. 黑质；12. 红核脊髓束；13. 滑车神经；14. 中脑导水管；15. 滑车神经核；16. 内侧纵束；17. 结合臂交叉；18. 结合臂（交叉后）

至该平面第四脑室已消失，代之以大脑导水管。大脑导水管背侧为属于顶盖的下丘，腹侧为大脑脚被盖和脚底。大脑导水管周围是中央灰质，灰质外侧可见少量三叉神经中脑核的大细胞，腹侧中线两旁有滑车神经核，其腹侧为内侧纵束，两侧有中央被盖束。被盖部的中央系结合臂交叉，大量小脑传出纤维在此交叉后上行。内侧丘系、脊髓丘系、三叉丘系移至被盖两侧呈腹背方向排列，外侧丘系在最背侧，逐渐靠近并止于下丘。被盖与大脑脚底之间为黑质，大脑脚底由皮质脑桥束、皮质脊髓束和皮质脑干束组成。

7. 上丘平面（图1-36）

中央灰质较厚，腹侧部分有动眼神经核，被盖两侧中央为红核，在它的内侧有由其发出的纤维形成被盖腹交叉，顶盖发出的纤维形成被盖背交叉。动眼神经根穿过红核内侧，至大脑脚底内面脚间窝处出脑。

脚底和黑质的状态同下丘平面。

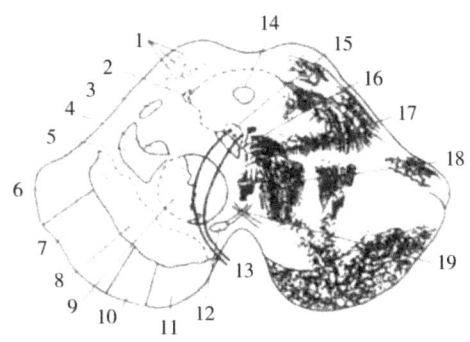

图1-36 中脑上丘切面

1. 上丘核；2. 三叉神经中脑核；3. 脊髓丘系；4. 三叉丘系；5. 内侧丘系；6. 颞桥及枕桥束；7. 皮质脊髓束；8. 黑质；9. 红核；10. 皮质脑干束；11. 颞桥束；12. 红核脊髓束；13. 动眼神经；14. 中脑导水管；15. 动眼神经核；16. 内侧纵束；17. 被盖背交叉；18. 结合臂（交叉后）；19. 被盖腹交叉

（二）脑干的主要纤维束

1. 下行束路

（1）皮质脊髓束：两侧皮质脊髓束在中脑构成大脑脚底中间的2/3成分，向下进入脑桥底部，被桥横纤维分隔为若干小束，抵达延髓后又集中于前正中裂两侧，形成锥体。于延髓下段与脊髓过渡部接近，此束大部分纤维交叉至对侧，构成皮质脊髓束，并形成明显的锥体交叉。剩下的小部分纤维不交叉，于同侧形成皮质脊髓前束和皮质脊髓侧束。

（2）皮质脑干束：与皮质脊髓束一同下行，在大脑脚底和桥底走行于皮质脊髓束的腹侧。在其下行途中，分出小束进入脑干的被盖部，止于同侧或对侧支配横纹肌的脑神经运动核和感觉中继核。皮质脑干束向脑神经运动核的投射多为双侧性，如支配眼肌、咀嚼肌、面上部表情肌、咽、喉肌与软腭的运动核，均接受双侧的纤维。但支配面下部表情肌的面神经核的外侧群，以及支配颏舌肌的运动核，仅接受来自对侧的纤维。支配斜方肌和胸锁乳突肌的副神经核，接受同侧皮质脑干的控制。另有一些发自中央运动皮质的细纤维，多止于薄束核和楔束核。发自额叶、顶叶皮质的纤维，可止于三叉神经感觉核和孤束核。

（3）内侧纵束：起源于中脑后联合核、Cajal中介核、脑桥的前庭核和展神经副核。此束在脑干占据中央灰质（或室周灰质）腹侧中部两侧的位置，向下延伸至脊髓。纤维主要投射至动眼神经核、滑车神经核、展神经核及脊髓颈段的前角细胞。主要功能包括：①双眼的协调运动，即两眼的同向运动及辐辏运动；②双眼与头颈的协调，当双眼注视物体而转动头部时，双眼做与头部转动方向相反的动作；③头部不动而外界物体移动时，双眼追踪物体的动作。

（4）顶盖脊髓束：主要起源于上丘，在红核形成被盖交叉后，在内侧纵束的腹侧下方抵达脊髓颈段。

（5）红核脊髓束：此束起源于中脑红核的大、中型细胞，于腹内侧离开红核，下行并形成被盖腹侧交叉后，在被盖外侧部，走行于三叉神经脊束核的腹侧，至脊髓侧索中依次止于灰质。

2. 上行束路

（1）内侧丘系：由延髓的薄束核和楔束核发出的二级纤维组成。内侧丘系在延髓位于中线两旁，其背侧有内侧纵束，腹侧有皮质脊髓束，两侧为延髓网状结构。内侧丘系中的纤维排列具有躯体定位特点，背侧部分为颈部与上肢，腹侧部分为躯干和下肢。至脑桥中内侧丘系转为横向排列，位于被盖腹侧，感觉纤维传导上半身的居内侧，传导下半身的居外侧。至中脑内侧丘系移向外侧，靠近被盖表面，感觉纤维传导上半身的位于腹侧，传导下半身的在背侧。该类纤维由中脑再向上行，进入丘脑外侧核的腹后部，中继后传向大脑皮质。

（2）脊髓丘系：脊髓丘脑侧束及脊髓丘脑前束在第四脑室出现后，逐渐集中不再分开，合称脊髓丘系，走在网状结构外侧。至脑桥与内侧丘系靠拢，行走于被盖的腹侧，在中脑随同内侧丘系行向外后方，并上行至丘脑腹后外侧核。

（3）三叉丘系：三叉神经感觉根进入脑桥后立即分成短的升支和长的降支，降支组成三叉神经脊束，在延髓向下与脊髓背外侧束相接。三叉神经脊束的纤维终止于其内侧的三叉神经脊束核，由此核发出的二级纤维交叉至对侧，组成三叉丘系，沿内侧丘系上升至丘脑，止于丘脑腹后内侧核。感觉根升支在三叉神经感觉主核中继后，其二级纤维也参加三叉丘系。

（4）外侧丘系：出现于脑桥至下丘一段，是听觉传导通路的一部分。外侧丘系的内侧有脊丘系、内侧丘系和三叉丘系，外侧丘系止于中脑的下丘。

（5）脊髓小脑前、后束：脊髓的这两束上升至延髓下段时位置不变，至延髓上段，脊髓小脑后束进入绳状体并达小脑；脊髓小脑前束则继续上行，经脑桥被盖外侧部，至结合臂而进入小脑。

3. 小脑脚及其中的纤维束

（1）小脑下脚：由多种纤维组成，其来源有：①同侧的外侧楔核；②对侧的下橄榄核；③脊髓小脑后束；④对侧弓状核；⑤脑神经感觉核中同侧的三叉神经脊束核、前庭核及孤束核；⑥网状结构的外侧网状核及旁正中网状核。

（2）小脑中脚：纤维起自散在于桥底的桥核，发出纤维大部分行向对侧，形成桥臂入小脑，小部分在本侧入小脑。桥核接受大脑皮质各部位来的纤维，它们组成额桥束和颞顶桥束，经中脑入桥底，从而构成大脑-脑桥-小脑通路，投射于小脑皮质。

（3）小脑上脚：主要由小脑传出纤维组成。这些纤维发自小脑齿状核、闩核及球状核，集中成左右两束，沿第四脑室上外侧缘上行并互相接近。至中脑下丘下缘处进入深部，经大脑导水管两旁至其腹侧交叉。交叉后的纤维围绕红核，一部分止于红核，另一部分上行止于丘脑。此外，还有脊髓小脑前束在脑桥上缘处转至被盖背侧，沿小脑上脚外侧面及背侧面进入小脑。

（三）脑干的脑神经及其核团（表1-1）

表1-1 脑干各段脑神经核名称及性质

	脑神经序号及名称	一般躯体运动核	一般内脏运动核	特殊内脏运动核	一般内脏及特殊内脏感觉核	一般躯体感觉核	特殊躯体感觉核
中脑	Ⅲ动眼神经	动眼神经核	动眼神经副交感核（EW核）				
	Ⅳ滑车神经	滑车神经核					
脑桥	Ⅴ三叉神经			三叉神经核		三叉神经中脑核 三叉神经感觉主核 三叉神经脊束核	
	Ⅵ展神经	展神经核					
	Ⅶ面神经		上涎核	面神经核	孤束核（味觉）	三叉神经脊束核	
	Ⅷ前庭蜗神经						耳蜗核簇，前庭核簇
延髓	Ⅸ舌咽神经		下涎核	疑核	孤束核	三叉神经脊束核	
	Ⅹ迷走神经		迷走神经核	疑核	孤束核	三叉神经	
	Ⅺ副神经			疑核副神经核			
	Ⅻ舌下神经	舌下神经核					

1. 脑神经核分类

脑神经核按功能性质大致分为七类。

（1）一般躯体运动性核团：支配横纹肌，见于第Ⅲ、Ⅳ、Ⅵ、Ⅶ脑神经核。

（2）一般内脏运动性核团：支配平滑肌、心肌和腺体，由副交感神经节前神经元组成，见于第Ⅲ、Ⅶ、Ⅸ、Ⅹ脑神经核。

（3）特殊内脏运动性核团：支配鳃弓横纹肌，见于第Ⅴ、Ⅶ、Ⅸ、Ⅹ、Ⅺ脑神经核。

（4）特殊内脏感觉性核团：接受第Ⅶ、Ⅸ、Ⅹ三对脑神经味觉。

（5）一般内脏感觉性核团：接受第Ⅸ、Ⅹ两对脑神经传来的内脏感觉。

（6）一般躯体感觉性核团：接受第Ⅴ脑神经半月节中假单极神经元中枢突传来的鼻、口部黏膜及面、眼球等一般感觉。

（7）特殊躯体感觉性核团：接受耳蜗神经和前庭神经传来的信息。

2. 脑神经及其核团

（1）动眼神经：包含一般躯体运动及一般内脏运动两种功能性质的纤维，分别发自动眼神经核及动眼神经副交感核（EW核）。动眼神经核位于中脑上丘平面，中央灰质腹侧，正中线两侧，发出的神经纤维经被盖行向腹侧，组成动眼神经根。自大脑脚底内侧出脑而形成动眼神经，支配上直肌、下直肌、内直肌、提上睑肌及外斜肌五条眼外肌。动眼神经副交感核位于动眼神经核的背内侧，发出副交感节前纤维，加入动眼神经，至眶内分出，止于睫状节，节后纤维支配瞳孔括约肌及睫状肌。

（2）滑车神经：为一般躯体运动神经，发自滑车神经核。此核在下丘水平，位于大脑导水管腹侧正中线两旁、内侧纵束背侧。发出纤维向背侧绕过中央灰质，在下丘下方两侧纤维交叉后出脑，形成滑车神经。

（3）三叉神经：由特殊内脏运动纤维和一般躯体感觉纤维组成。前者支配咀嚼肌群及下颌舌骨肌、二腹肌前腹、张腭帆肌、张鼓膜肌等；后者分布于硬脑膜、口、鼻黏膜、牙齿、眼球及周围结构和额顶与面部皮肤，以及三叉神经所支配的肌肉感觉。在脑桥上部，桥底与桥臂交界处有三叉神经根，包括一支小的运动根和一支大的感觉根。在脑桥中三叉神经有一支运动根及一组感觉核。

三叉神经运动核：在三叉神经根平面，位于脑桥上部被盖外侧区，发出纤维形成三叉神经运动根。

三叉神经感觉核簇：包括三叉神经感觉主核及三叉神经脊束核。三叉神经感觉主核位于三叉神经根稍上平面，运动核外侧，主管触觉、压觉。三叉神经脊束核位于三叉神经脊束内侧，是一条上接三叉神经感觉主核，下连脊髓灰质后角的长核团。此核又可分为上段（吻侧亚核）、中段（极间亚核）及下段（尾侧亚核）。尾侧亚核主管痛、温觉，接受来自面部的感觉。极间亚核接受牙齿感觉，吻侧亚核接受口鼻感觉。各段同时也接受相同区域的触、压、温度感觉。

三叉神经中脑核：为一个细长的细胞样核团，下端在三叉神经根水平，位于脑桥被盖背外侧、第四脑室底两侧，上端延至中脑中央灰质两侧。此核中的单极神经元的突起分出周围支与中枢支，周围支随三叉神经分布至咀嚼肌、下颌关节、牙周黏膜及硬腭等处的本体和压觉感受器。中枢支向下走行于三叉神经脊束的背内侧，直至颈髓上段，主要止于三叉脊束核吻侧亚核的背内侧部和邻近的网状结构。

（4）展神经：为一般躯体运动神经，纤维起于展神经核。此核位于第四脑室底的面神经丘深面，有面神经膝在背侧绕过。发出纤维行向脑桥腹侧下缘，在锥体上方出脑。支配眼外直肌。

（5）面神经：为混合神经，由特殊内脏运动纤维、一般内脏运动纤维、特殊内脏感觉及一般躯体感觉纤维组成。其中一般内脏运动纤维与特殊内脏感觉纤维在出脑时形成一支小根，名中间神经。面神经核位于脑桥被盖的腹侧部，发出纤维先走向背内侧，绕过展神经核背侧转向腹外侧。此转变称面神经内膝，于脑桥下缘外侧的前庭蜗神经内侧出脑，支配面部表情肌及镫骨肌。

上涎核为特殊内脏感觉核。位于网状结构背侧一带，位置不像其他核团明确。发出副交感节前纤维支配泪腺、颌下腺及舌下腺等，与味觉纤维一同组成中间神经，在面神经与前庭蜗神经出脑。

味觉核：即孤束核上段，为特殊内脏感觉核，接受舌前2/3的味觉传入纤维。这些纤维的神经元为假单极细胞，位于面神经膝状节内，其中枢突与副交感节前纤维组成中间神经进入脑桥，止于味觉核。

面神经耳支由皮肤接受一般躯体感觉，其胞体也在面神经膝状节，中枢突止于三叉神经脊束核。

（6）前庭蜗神经：是特殊躯体感觉神经，包括耳蜗神经与前庭神经两个部分，它们与脑内结构分别形成听觉系与前庭系。

听觉系：耳蜗神经的神经元位于内耳蜗轴中螺旋神经节，为双极神经元，周围突分布于耳蜗螺旋器毛细胞底部，接受声音刺激引起的毛细胞兴奋的信号，中枢突经耳蜗神经传至脑桥下缘外侧，止于耳蜗核簇。耳蜗核簇包括腹侧耳蜗核与背侧耳蜗核，腹侧耳蜗核位于耳蜗神经根刚入脑干处的外侧，背侧耳蜗核位于第四脑室底两侧角处，表面隆起，叫听结节。耳蜗神经的纤维入脑干后立即分叉至腹、背侧耳蜗核。此二核发出的二级纤维，一部分交叉至对侧或中继后加入对侧外侧丘系；另一部分不交叉直接或中继后加入本侧外侧丘系，止于下丘。

前庭系：前庭神经的初级神经元位于内耳附近的前庭神经节，为双极型。周围突分布至三个半规管壶腹嵴的毛细胞和球囊斑、椭圆囊斑的毛细胞，接受头部位置感觉，中枢突形成前庭神经，与耳蜗神经一起组成前庭蜗神经入脑桥后，终止于前庭核簇。

前庭核簇位于第四脑室底外侧区（前庭区）的深部，包括前庭上、下核和前庭内、外侧核。前庭下核向下延至延髓中下部，位于外侧楔状核与小脑下脚的内侧，前庭内核的上端在前庭外侧核内面，可达面丘平面，向下沿前庭下核内侧延伸。前庭外侧核在前庭内侧核上部的外面，位于前庭神经根上方，前庭上核位于前庭内侧核与外侧核的上方。前庭核发出的纤维分别走向脊髓、小脑及中脑等处。

前庭脊髓束分二路。前庭脊髓外侧束起自前庭外侧核，在本侧下行分布至脊髓全长，能增强四肢伸肌的兴奋性。前庭脊髓内侧束，起自前庭内侧核及下核，并入内侧纵束两侧下降至脊髓上半段，参与管理颈部肌肉及上肢屈肌的活动。

前庭小脑纤维：起自前庭下核及内侧核，经小脑下脚内侧入小脑，终于小脑的绒球小结叶及小脑顶核等处。前庭与小脑脊髓的联系对保持身体平衡有重要作用。

前庭中脑纤维：主要起自前庭上核与内侧核，上核的纤维至同侧的动眼与滑车神经核，下核的纤维至对侧动眼与滑车神经核。

（7）舌咽神经：由五种纤维组成，如下所述。

一般躯体感觉纤维，周围突分布于耳郭，中枢突至三叉神经脊束核。

一般内脏感觉纤维，周围突分布于咽鼓管、咽、腭扁桃体、舌后1/3的黏膜、颈动脉窦与颈动脉体，中枢突终于孤束核。

特殊内脏感觉纤维，终止于孤束核，周围分布范围在舌后1/3味蕾。

一般内脏运动纤维，发自下涎核，该核细胞散在分布于迷走神经背核附近的网状结构，经耳神经节中继，节后纤维支配腮腺。

特殊内脏运动纤维，发自疑核上部，支配茎突咽肌。

（8）迷走神经：为混合神经，含五种功能纤维。一般躯体感觉纤维，神经元位于迷走神经颈静脉节（上节），周围突经耳支分布于外耳道及耳郭皮肤，中枢突入三叉神经脊束核背侧部；一般内脏感觉纤维，神经元位于迷走神经结状节（下节），周围突分布在咽喉以下消化、呼吸器官，直至结肠左曲，中枢突入延髓止于孤束核；特殊内脏纤维，从会厌处的味蕾接受味觉刺激，其传入途径及终止核团同内脏感觉纤维；一般内脏运动纤维，即副交感节前纤维，发自迷走神经背核，纤维分布至咽喉以下的消化、呼吸器官，至结肠左曲，止于器官壁内神经丛；以及特殊内脏运动纤维，发自疑核，支配咽喉肌。

孤束及孤束核：迷走神经中含有大量一般内脏感觉纤维及少量味觉纤维，它们进入延髓分成升、降支，集合成孤束。在三叉神经脊束核与迷走神经背核，其纤维先后终止于周围的孤束核，并围绕孤束形成一长细胞柱，上端到脑桥下缘，下端抵颈髓上端中央管的背侧，在此左右相接形成联合核。孤束核上部分主要接受味觉传导纤维，下部分接受一般内脏感觉传导纤维。

迷走神经背运动核：该核为最大的副交感核，位于第四脑室底的迷走神经三角的深面，并向下延伸至中央管的两侧，发出纤维向腹外侧穿过三叉神经脊束及脊束核，从延髓侧面穿出，终止于咽喉及胸、腹的器官壁内神经丛的神经节细胞，后者发出节后纤维支配腺体及平滑肌。

疑核：为一条细长的细胞柱，上端达下橄榄核上1/3水平，位于其背侧的网状结构中，下端至丘系交叉水平。该核的下段发出的纤维支配喉肌；核的上、中段发出的纤维支配咽壁及软腭横纹肌；核的最上部还发出纤维参加舌咽神经，支配茎突咽肌。疑核发出的纤维在延髓内先行向背侧，然后弯向腹外侧出脑。

（9）副神经：为特殊内脏运动神经，分为脊髓部和脑部两部分。脊髓部发自副神经核，该核位于脊髓C_{1-5}的前角，上端可达锥体交叉中部水平，发出的纤维由脊髓侧面穿出，形成一列根丝再汇成一条纵干，上行入枕骨大孔，又经颈静脉孔出颅，支配胸锁乳突肌和斜方肌。脑部发自疑核下段，发出纤维先弯向背内侧再转向外侧出脑，并入迷走神经出颅，支配喉肌。

（10）舌下神经：为一般躯体运动神经，发自舌下神经核。该核位于第四脑室底的舌下神经三角深面，并延伸至延髓中央管的腹外侧，发出纤维自锥体两侧出颅，支配舌肌。

（四）脑干的网状结构

1. 结构特点

脑干内部中央部分为网状结构所充满，网状结构中的神经元具有不同的形态和大小。几乎所有通过脑干的上、下行传导束纤维，都发出侧支与网状结构神经元的胞体及树突发生联系。因此，网状结构的神经元能接受所有上、下行传导通路信息。网状结构神经元发出的轴突，可终止于脑干中的运动性核团、感觉性核团以及脊髓灰质，调节它们的传出和传入功能，还可向上分布至间脑、大脑和小脑，对它们具有广泛而重要的影响。但网状结构的传入和传出联系具有更多的综合性质而不是特异性，而其内的神经元可分成若干核团以至核群。主要有中缝核群和网状核群，在脑干正中线上的一些细胞根据其形态及分布可分为若干核团，都属中缝核群。在延髓有中缝大核、中缝隐核、中缝苍白核，在脑桥有中央下核、中缝桥核、中央上核及中缝背核等。在中缝核群的两侧，可分出不同的网状核群。在延髓有外侧网状核、旁正中网状核、腹侧网状核、巨细胞网状核及小细胞网状核等，在脑桥有脑桥被盖网状核、脑桥尾侧网状核、脑桥吻侧网状核等，在中脑有脚桥核、楔状核、楔状下核等。

2. 主要功能

（1）调节感觉传导路。

（2）下行至脊髓和脑干的纤维调节运动路。

（3）参与许多重要的反射活动，如心血管活动、血压、呼吸运动的自动调节以及吞咽、呕吐、角膜反射等。

在网状结构中，生理学家通过实验发现了很多神经调节中枢，如心血管运动中枢、血压反射中枢、吸气中枢、呼气中枢。由于这些调节与反射活动与维持生命有关，故称之为"生命中枢"。此外网状结构还发出大量上行纤维止于脑干以上直至大脑皮质的一些中枢部位，它们参与影响全身状态的多种功能。网状结构一些核团接受各种信息，又传至丘脑，再经丘脑非特异性核团中继后传至大脑皮质的广泛区域。这条通路不断地将各种信息上传，以保持大脑皮质的兴奋状态（清醒状态），因而被称为上行网状激活系统，当网状结构部分受损后，可导致意识模糊或昏迷。

第六节　脑神经

一、脑神经解剖学概要

脑神经是周围神经部分，它将脑与各部感受器和效应器联系起来（图1-37）。脑神经共12对，其排列顺序一般用罗马数字表示。脑神经纤维成分较脊神经复杂，主要根据胚胎发生、功能等方面的特点可划分七种纤维成分。

（一）一般躯体感觉纤维

此纤维成分分布于皮肤、肌、肌腱和口、鼻部分黏膜。

（二）特殊躯体感觉纤维

此纤维成分分布于外胚层衍化来的特殊感觉器官视器和前庭蜗器。

（三）一般内脏感觉纤维

此纤维成分分布于头、颈、胸、腹的脏器。

（四）特殊内脏感觉纤维

此纤维成分分布于味蕾和嗅器。虽然这些感觉器是由外胚层细胞衍化而来，但与进食等内脏功能密切相关，故将与它们联系的纤维称为特殊内脏感觉纤维。

(五)一般躯体运动纤维

此纤维成分分布于中胚层衍化来的眼球外肌、舌肌等横纹肌。

(六)一般内脏运动纤维

此纤维成分分布于平滑肌、心肌和腺体。

(七)特殊内脏运动纤维

此纤维成分分布于咀嚼肌、面肌和咽喉肌等。这些肌肉虽然都是横纹肌，但与消化管前端有密切关系的鳃弓衍化而来，因此分布于这些横纹肌的纤维被称为特殊内脏运动纤维。

脑神经虽然总体上包括七种纤维成分，但就每一根脑神经而言，其所包含的纤维成分种类多少不同，因此脑神经并不像每对脊神经一样都是混合性的，而是分成仅含感觉纤维的感觉性神经，如Ⅰ、Ⅱ、Ⅷ对脑神经与头部的感觉器官相联系；仅含运动纤维的运动性神经，如Ⅲ、Ⅳ、Ⅵ、Ⅺ、Ⅻ对脑神经；其余的Ⅴ、Ⅶ、Ⅸ、Ⅹ对脑神经中既含感觉纤维，又含运动纤维则为混合性的。

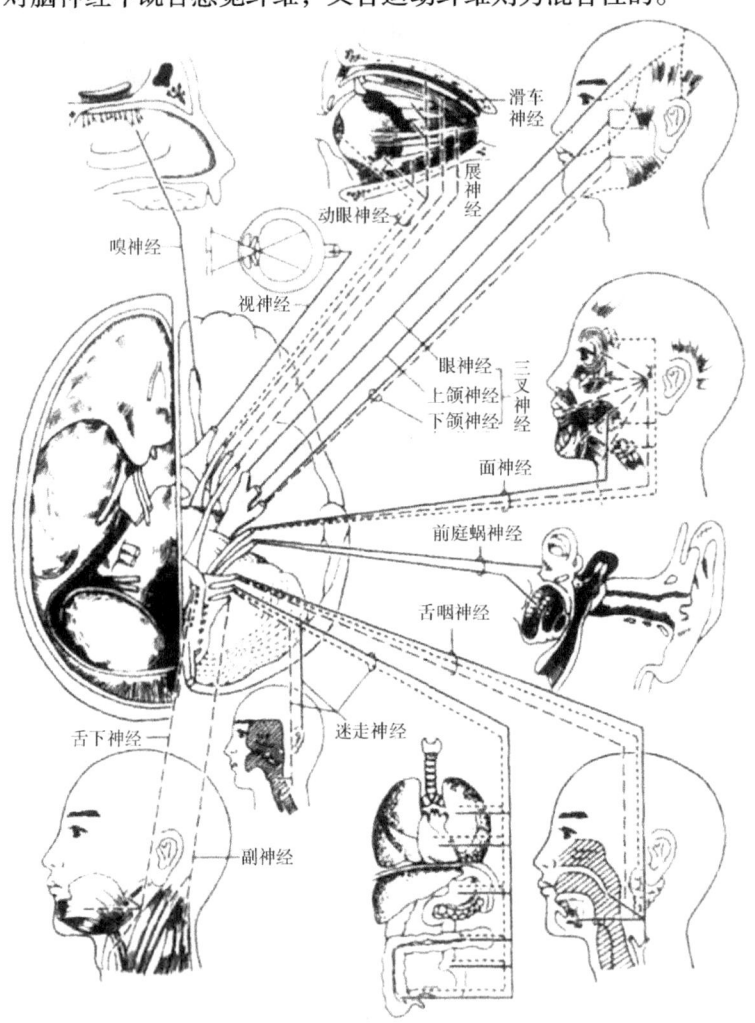

图1-37 脑神经构成及分布模式

内脏运动纤维根据其形态和功能等方面特点，又分为交感和副交感两部分。脊神经中所含的内脏运动纤维多数属交感成分，而且存在于每对神经中，仅第2～4骶神经中含副交感成分。而脑神经中的内脏运动纤维均属副交感成分，存在于Ⅲ、Ⅶ、Ⅸ、Ⅹ对脑神经中。

Ⅲ、Ⅶ、Ⅸ、Ⅹ对脑神经中的内脏运动纤维（副交感）从脑的相应中枢发出后，先终止于相应的副交感神经节，节内的神经元再发出纤维分布于该神经所支配的平滑肌、心肌和腺体，因此，在一些脑神经行程中会出现某个副交感神经节。其中与第Ⅹ对脑神经内脏运动纤维相连属的副交感神经节多位于所分布的器官近旁或壁内。脑神经躯体感觉和内脏感觉纤维的胞体绝大多数是假单极神经元，在脑外集中成神经节，有三叉神经节、面神经的膝神经节、舌咽神经和迷走神经的上神经节，其性质与脊神经相同，均为感觉性神经节。而由双极神经元胞体集中构成了前庭神经节和蜗神经节，均位于内耳内，它们是与平衡、听觉传入相关的神经节。

二、脑神经损伤的解剖学基础

（一）嗅神经

嗅神经为特殊内脏感觉纤维，由上鼻甲以上和鼻中隔上部黏膜内的嗅细胞中枢突聚集而成，包括20条多嗅丝。嗅神经穿过筛孔入颅前窝，进入嗅球传导嗅觉。颅前窝骨折累及筛板时，撕脱嗅丝和脑膜，造成嗅觉障碍，同时脑脊液可流入鼻腔。鼻炎时，炎症延至鼻上部黏膜，也可造一时性嗅觉迟钝。真正的嗅神经很短，迄今尚无原发性嗅神经病的报告，常与其他脑神经疾病合并存在或继发于其他疾病，主要症状为嗅觉障碍，主要为传导嗅觉纤维被阻断所致。常见的致病原因为颅内血肿、前颅窝、鞍区与鞍旁肿瘤、外伤、颅内压增高症与脑积水、老年性嗅神经萎缩、各种中毒及感染等。某些颞叶癫痫及精神病主要表现为嗅觉减退、缺失、嗅幻觉与嗅觉过敏等。其他引起类似症状的疾病还有以下几种。

1. 嗅觉减退、缺失

（1）某些有关的病毒感染和慢性鼻炎其所引起的嗅觉减退常有双侧鼻黏膜发炎和鼻腔阻塞，局部检查可有鼻黏膜充血、鼻甲肥大等。

（2）颅底肿瘤：以嗅沟脑膜瘤最为常见，患者常有慢性头痛与精神障碍。因嗅神经受压产生一侧或两侧嗅觉丧失。随着肿瘤的生长产生颅内高压症状，颅脑CT常能明确诊断。

（3）某些伴有痴呆的中枢神经病（早老性痴呆、柯萨可夫精神病、遗传性舞蹈病等）：可有嗅神经萎缩引起双侧嗅觉减退。此类患者常见于中老年患者，可有阳性家族史。颅脑CT、MRI常见脑萎缩等。

（4）颅脑损伤：颅前窝骨折及额叶底面的脑挫裂伤及血肿，可引起嗅神经的撕裂与压迫而引起嗅觉丧失，根据明确的外伤史，头颅X线、CT等可明确诊断。

2. 嗅幻觉

（1）颞叶癫痫：临床表现多种多样，发作时表现嗅幻觉及梦样状态，患者可嗅到一种不愉快的难闻气味，如腐烂食品、尸体、烧焦物品、化学品的气味，脑电图检查可见颞叶局灶性异常波。

（2）精神分裂症：在某些精神分裂症患者，嗅幻觉可作为一种症状或与其他幻觉和妄想结合在一起表现出来，精神检查多能明确诊断。

（二）视神经

视神经由特殊躯体感觉纤维组成，传导视觉冲动。由视网膜节细胞的轴突在视神经盘处聚集后穿过巩膜筛板而构成视神经。视神经在眶内长2.5～3 cm，行向后内，穿视神经管入颅中窝，颅内段长1～1.2 cm，向后内走行于垂体前方连于视神经交叉，再经视束连于间脑。由于视神经胚胎发生时间脑向外突出形成视器过程中的一部分，因此，视神经外面包着三层由脑膜延续而来的三层被膜（图1-38），脑的蛛网膜下隙也随之延伸至视神经周围。所以当颅内压增高时，常出现视盘水肿，脑膜或视神经的疾患也常沿此途径互相累及。

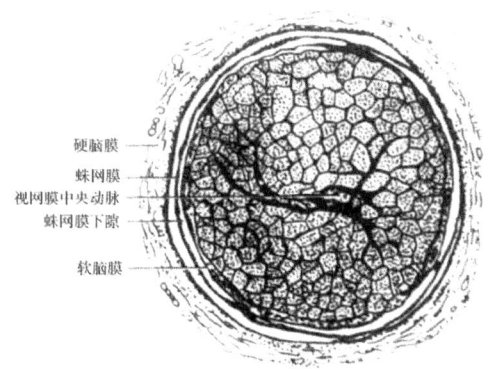

图1-38 视神经三层被膜

(三)动眼神经

动眼神经为运动性神经,含有一般躯体运动和一般内脏运动两种纤维,一般躯体运动纤维起于中脑上丘平面的动眼神经核,一般内脏运动纤维起于动眼神经副核。两种纤维合并成动眼神经后,自中脑腹侧脚间窝出脑,紧贴小脑幕切迹缘和蝶鞍后床突侧方前行,穿行于海绵窦外侧壁上部继续前行,再经眶上裂入眶,立即分成上、下两支。上支较细小,分布于上睑提肌和上直肌;下支粗大,分布于下直肌、内直肌和下斜肌。动眼神经中的内脏运动纤维(副交感)由下斜肌支单独以小支分出,称睫状神经节短根,进入视神经后段外侧的睫状神经节交换神经元后,节后纤维进入眼球,分布于睫状肌和瞳孔括约肌,参与调节反射和瞳孔对光反射(图1-39)。

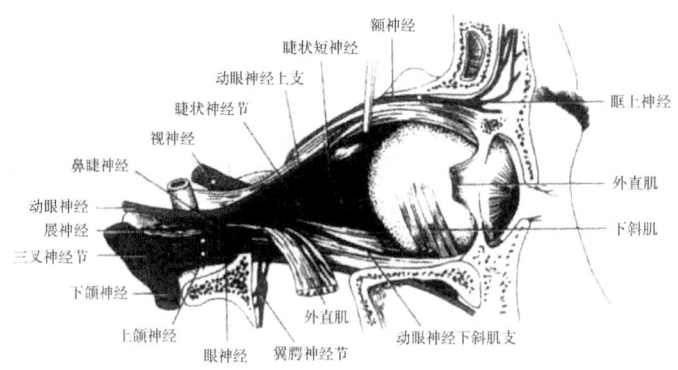

图1-39 眶内神经行程

睫状神经节为扁平椭圆形的副交感神经节,位于视神经与外直肌之间,约2 mm×2 mm大小,一般习惯将外形上与视神经相连的一些神经小支称为此神经节的根。睫状神经节有感觉、交感、副交感三种根。①副交感根:即睫状神经节短根,来自动眼神经中的内脏运动纤维在此节交换神经元,自节内神经细胞发出的节后纤维加入睫状短神经进入眼球;②交感根:来自颈内动脉交感丛,穿过神经节加入睫状短神经,进入眼球后支配瞳孔开大孔和眼球血管;③感觉根:自三叉神经第1支眼神经的鼻睫神经支,穿过神经节随睫状短神经入眼球,传导眼球的一般感觉。睫状短神经一般6~10条,自睫状神经节发出后经眼球后极、视神经周围进入眼球。由于随动脉而来的交感神经纤维和鼻睫神经发的感觉神经都穿过此节而达眼球,因此,阻滞麻醉此神经节及其附近的神经根,就可阻断结膜、角膜、眼球中膜各部感觉;同时可使眼内血管收缩降低眼内压,所以眼科常作此神经节麻醉以达上述目的,称球后麻醉。一般自眶下缘外、中1/3交界处进针,向鼻侧30°方向,深达约35 mm即可达此节附近。动眼神经损伤:可致提上睑肌、上直肌、内直肌、下直肌、下斜肌瘫痪;出现上睑下垂,瞳孔斜向下方及瞳孔扩大,对光反射消失等症状。

(四)滑车神经

滑车神经为运动性脑神经,起于中脑下丘平面对侧的滑车神经核,自中脑背侧下丘下方出脑,是脑神经中最细者,自脑发出后,绕过大脑脚外侧前行,也穿经海绵窦外侧壁向前,经眶上裂入眶,越过上直肌和上睑提肌向前内侧行,进入并支配上斜肌。损伤后致上斜肌瘫痪。

(五)三叉神经

三叉神经为最粗大的混合性脑神经,含一般躯体感觉和特殊内脏运动两种纤维。其特殊内脏运动纤维起于脑桥中段的三叉神经运动核,纤维组成三叉神经运动根,由脑桥基底部与脑桥臂交界处出脑,位于感觉根下内侧,最后进入三叉神经第3支下颌神经中,经卵圆孔出颅,随下颌神经分支分布于咀嚼肌等。运动根内还含有与三叉神经中脑核有关的纤维,主要传导咀嚼肌的本体感觉。三叉神经内以躯体感觉神经纤维为主,这些纤维的细胞体位于三叉神经节(半月节)内,该神经节位于颅中窝颞骨岩部尖端的前面三叉神经压迹处,由脑膜形成的美克尔腔包裹。三叉神经节由假单极神经元组成,其中枢突集中构成了粗大的三叉神经感觉根,由脑桥基底部与脑桥臂交界处入脑,止于三叉神经诸感觉核。其中传导痛温觉的纤维主要终止于三叉神经脊束核,传导触觉的纤维主要终止于三叉神经脑桥核。三叉神经节细胞的周围突组成三叉神经三大分支，即第1支眼神经、第2支上颌神经、第3支为下颌神经。从三大分支不断分支分布于面部皮肤、眼及眶内、口腔、鼻腔、鼻旁窦的黏膜、牙、脑膜等，传导痛、温、触等多种感觉。

1. 眼神经

眼神经的躯体感觉纤维自三叉神经节发出后，行于海绵窦外侧壁，位于伴行的动眼神经、滑车神经的下方，继而经眶上裂入眶，分支分布于眶、眼球、泪腺、结膜、硬脑膜、部分鼻黏膜、额顶部及上睑和鼻背部的皮肤。眼神经分支如下。

（1）额神经：是眼神经分支中最上面较粗大的一支，在眶顶骨膜与上睑提肌之间前行，分2～3支，其中经眶上切迹伴同名血管穿出后，称眶上神经，分布于额顶、上睑部皮肤。另一支向内前方经滑车上方出眶，称滑车上神经，分布于鼻背及内眦附近皮肤。

（2）泪腺神经：细小，沿眶外侧壁、外直肌上方行向前外，除分支分布于泪腺外，还分出细支，穿外眦达面部，分布于上睑、外眦部皮肤感觉。而泪腺神经与上颌神经的分支颧神经的交通支，由此导入副交感纤维控制泪腺分泌。

（3）鼻睫神经：在上直肌和视神经之间前内行达眶内侧壁，发出滑车下神经行于上斜肌下方，在滑车下出眶，分布于鼻背、眼睑皮肤及泪腺；发出筛前、筛后神经分布于筛窦、鼻腔黏膜；发出睫状长神经在眼球后方穿入眼球，分布于角膜、睫状体、虹膜等；并有分支至睫状神经节，构成其感觉根。

2. 上颌神经

上颌神经仅含躯体感觉纤维，自三叉神经发出后，进入海绵窦外侧壁，沿其下部向前经圆孔出颅，进入翼腭窝上部，继续前行经眶下裂入眶，延续为眶下神经。上颌神经主要分布于上颌牙齿、口腔和鼻腔黏膜、硬脑膜及睑裂与口裂之间的皮肤。其主要分支如下。

（1）眶下神经：为上颌神经主干的终末支，经眶下裂入眶后，继续贴眶下壁向前，经眶下沟、眶下管出眶下孔分数支，分布与下睑、鼻翼、上唇的皮肤和黏膜。临床作上颌部手术时常经眶下孔进行麻醉。

（2）颧神经：较细小，在翼腭窝处分出，经眶下裂入眶后分两支，穿过眶外侧壁分布与颧、颞部皮肤。颧神经还借交通支将来源于面神经的副交感节后纤维导入泪腺神经控制泪腺分泌。

（3）上牙槽神经：分为上牙槽后、中、前三支，其中上牙槽后神经自翼腭窝内上颌神经本干发出后，在上颌骨体后方穿入骨质；上牙槽中、前支分别在眶下沟和眶下管内自眶下神经分出，3支在上颌骨内相互吻合形成上牙槽神经丛后，分支分布于上颌牙齿、牙龈及上颌窦黏膜。

（4）翼腭神经：也称神经节支，为2～3条细小神经，始于上颌神经行至翼腭窝处，向下连于翼腭神经节（副交感神经节），穿过神经节后分布于腭、鼻腔的黏膜及腭扁桃体，传导这些区域的感觉冲动。此外，上颌神经在颅内还发出脑膜支，分布于颅中窝的硬脑膜及小脑幕等。

3. 下颌神经

下颌神经是三叉神经三大分支中最大的一支，是既含一般躯体感觉纤维又含特殊躯体运动纤维的混合神经。自卵圆孔出颅后，在翼外肌深面分为前、后两干，前干细小，除分布于咀嚼肌、骨膜张肌和腭帆张肌外，还发出一支颊神经。后干粗大，除分布于硬脑膜、下颌牙及牙龈、舌前2/3及口腔底黏膜、耳颞区和口裂以下的皮肤外，还发出分支支配下颌舌骨肌和二腹肌前腹。下颌神经分布如下。

（1）耳颞神经：此神经以两根起于下颌神经后干，多为两根间夹持脑膜中动脉向后合成一支后，经下颌颈内侧转向下行，与颞浅血管伴行穿过腮腺，经耳前向上分布于颞区皮肤，并有分支至腮腺，此支将来源于舌咽神经的副交感纤维导入腺体，控制腮腺分泌。

（2）颊神经：发出后沿颊肌外面向前下行，分布于颊部皮肤及口腔侧壁黏膜。

（3）舌神经：分出后在下颌支内侧下降，沿舌骨舌肌外侧呈弓形越过下颌下腺上方前行达口腔黏膜深面，分布于口腔底及前2/3黏膜，传导一般感觉。在舌神经的行程中有来自面神经的鼓索加入，从而将面神经中的副交感纤维和味觉纤维导入舌神经，并随舌神经分布至舌前2/3黏膜，接收舌前2/3的味觉；副交感纤维在舌神经途经下颌下腺时，向下分出至下颌下神经节，换神经元后，节后纤维控制下颌下腺的分泌。

（4）下牙槽神经：也是混合性神经，在舌神经后方，沿翼内肌外侧下行，穿下颌孔入下颌管，在管内分支组成下牙支，分支分布于下颌牙及牙龈，其终支自下颌骨的颏孔穿出，称颏神经，分布于颏部及下唇的皮肤和黏膜。下牙槽神经中的运动纤维支配下颌舌骨肌及二腹肌前腹。

（5）咀嚼肌神经：属运动性神经，分支有咬肌神经、颞深神经、翼内肌神经、翼外肌神经，分别支配4块咀嚼肌。三叉神经损伤：一侧三叉神经损伤时出现同侧面部皮肤及眼、口和鼻黏膜一般感觉消失；角膜反射因角膜感觉丧失而消失；一侧咀嚼肌瘫痪和萎缩，张口时下颌偏向患侧。临床上常见的三叉神经痛可以波及三叉神经全部分支或某一分支，此时，疼痛部位与三叉神经三大支的皮肤分区完全一致，而且压迫眶下孔或颏孔时，可诱发患支分布的疼痛，借此有助于诊断。

（六）展神经

展神经属躯体运动神经，起于脑桥被盖部的展神经核，纤维向腹侧自脑桥延髓沟中线两侧出脑，前行至颞骨岩部尖端，自后壁穿入海绵窦，在窦内沿颈内动脉外下方前行，经眶上裂入眶，分布于外直肌。

展神经损伤：可引起外直肌瘫痪，产生内斜视。

（七）面神经

面神经是混合性脑神经，含有四种纤维成分：①特殊内脏运动纤维。起于脑桥背侧被盖部的面神经核，主要支配面肌的运动。②一般内脏运动纤维。起于脑桥的上泌涎核，属副交感神经前纤维，在有关副交感神经节换元后的节后纤维分布于泪腺、下颌下腺、舌下腺及鼻、腭的黏膜腺，控制上述腺体的分泌。③特殊内脏感觉纤维。即味觉纤维，其胞体位于颞骨岩部内部面神经弯曲处的膝神经节，周围突分布于舌前2/3黏膜的味蕾，中枢突终止于脑干内的孤束核。④一般躯体感觉纤维。传导耳部皮肤的躯体感觉及表情肌的本体感觉。

面神经由两个根组成：一是较大的运动根，自脑桥小脑角区、脑桥延髓沟外侧部出脑；一是较小的混合根，称中间神经，自运动根的外侧出脑，两根进入内耳门合成一干，穿内耳道底进入与中耳鼓室相邻的面神经管，先水平走行，后垂直下行由茎乳孔出颅，向前穿过腮腺到达面部。在神经管内有膨大的膝神经节，面神经穿经面神经管及最后穿出腮腺时都发出许多分支（图1-40）。

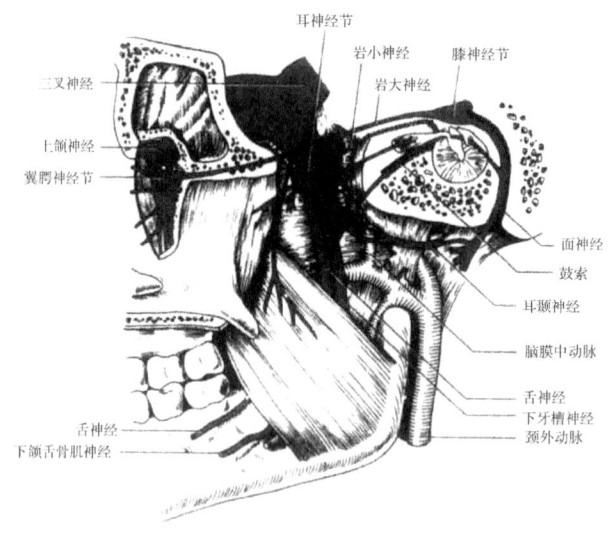

图1-40 面神经管内分支

1. 面神经管内的分支

（1）鼓索：在面神经出茎乳孔上方约6 mm处发出，向前上行进入鼓室，继而穿岩鼓裂出鼓室至颞骨下窝，行向前下，并入三叉神经的分支舌神经中，随其走行分布。鼓索含两种纤维。味觉纤维随舌神经分布于舌前2/3的味蕾，传导味觉冲动；副交感纤维进入舌神经的下颌下神经节，换元后节后纤维分布于下颌下腺及舌下腺，支配腺体分泌。

（2）岩大神经：也称岩浅大神经，含有副交感的分泌纤维，自膝神经节处分出后，经颞岩部前面的岩大神经裂孔穿出前行，穿破裂孔至颅底，与来自颈内动脉交感丛的岩深神经合成翼管神经，穿翼管前行至翼腭窝，进入翼腭神经节，副交感纤维在此节换元后，随神经节的一些分支及三叉神经的分支到达泪腺、腭及鼻黏膜的腺体，支配其分泌。

（3）镫骨肌神经：支配鼓室内的镫骨肌。

2. 面神经颅外分支

面神经穿出茎乳孔后即发出3小支，支配枕肌、耳周围肌、二腹肌后腹和茎突舌骨肌。面神经主干前行进入腮腺实质，在腺内分支组成腮腺内丛，由丛发支至腮腺前缘，呈辐射穿出，分布于面部诸表情肌，具体分支如下。

（1）颞支：常为3支，支配额肌和眼轮匝肌等。

（2）颧支：3～4支，支配眼轮匝肌及颧肌。

（3）颊支：3～4支，在腮腺导管上、下方走行，至颊肌、口轮匝肌及其他口周围肌。

（4）下颌缘支：沿下颌缘向前，分布于下唇诸肌。

（5）颈支：在下颌角附近下行于颈阔肌深面，支配该肌。

与面神经中内脏运动纤维有关的副交感神经节有以下两对：翼腭神经节也称蝶腭神经节，为副交感神经节，位于翼腭窝上部、上颌神经的下方，为一不规则扁平小结，有3个根：①副交感根，来自面神经的岩大神经，在节内换元；②交感根，来自颈内动脉交感丛随岩深神经而来；③感觉根，来自上颌神经向下的几条短的翼腭神经。由翼腭神经节发出一些分支分布于泪腺、腭及鼻的黏膜，传导黏膜的一般感觉并支配腺体的分泌。

下颌下神经节为副交感神经节，位于下颌下腺与舌神经之间，也有3个根：①副交感根，来自鼓索的副交感纤维伴舌神经到达此节内交换神经元；②交感根来自面动脉的交感丛；③感觉根，来自舌神经，自神经节发出分支分布于下颌下腺与舌下腺，传导一般感觉并支配腺体分泌。

面神经损伤：面神经的行程复杂，损伤可发生在脑桥小脑角区、鼓室附近的面神经管及腮腺区等处。在面神经管内和管外，面神经损伤的表现都不同。面神经管外损伤主要表现为损伤侧表情肌瘫痪，如笑时口角偏向健侧，不能鼓腮；说话时唾液从口角流出；伤侧额纹消失，鼻唇沟变平坦；眼轮匝肌瘫痪使闭眼困难，角膜反射也消失等症状。面神经管内损伤同时伤及面神经管段的分支，因此除上述面肌瘫痪症状外，还出现听觉过敏、舌前2/3味觉障碍、泪腺和唾液腺的分泌障碍等症状。

（八）前庭蜗神经

前庭蜗神经（位听神经）是特殊感觉性脑神经，含有传导平衡觉和听觉的特殊躯体感觉纤维，包括前庭神经和蜗神经两部分。

1. 前庭神经

前庭神经传导平衡觉。其双极感觉神经元细胞体在内耳道底聚集成前庭神经节，其周围突穿内耳道底分布于内耳球囊斑、椭圆囊斑和壶腹嵴中的毛细胞，中枢突组成前庭神经，经内耳门入颅，在脑桥小脑处，经脑桥延髓外侧部入脑，终于前庭神经核群和小脑等部。

2. 蜗神经

蜗神经传导听觉。其双极感觉神经元胞体在内耳部耳蜗的蜗轴内聚集成蜗神经节（蜗螺旋神经节），其周围突分布于内耳螺旋器上的毛细胞，中枢突集成蜗神经，经内耳门入颅，于脑桥小脑角处，经脑桥延髓沟外侧部入脑，终于附近的蜗神经腹侧、背侧核。

现已证明，螺旋器、球囊和椭圆囊斑及壶腹嵴尚有传出纤维分布，这些纤维可能对传入信息起负反馈作用。

前庭蜗神经损伤：表现为伤侧耳聋和平衡功能障碍；因为前庭刺激可出现眩晕和眼球震颤，而且，又因为前庭与网状结构和自主神经的联系，所以多同时伴有呕吐等症状。听神经由耳蜗神经和前庭神经组成，两者一起经内耳道至内耳，故常可同时受损，表现为听觉与平衡觉两方面的症状，虽两者为同一神经的两种不同组成部分，但对病因的反应不甚一致。

（1）耳蜗神经损害的原因：常见的有神经炎、脑膜炎、外伤、中毒、肿瘤、动脉硬化、某些遗传病与中耳、内耳疾病等。

（2）前庭神经损害的原因：中毒、血液循环障碍（基底动脉硬化症、高血压等）、神经炎、肿瘤、外伤、脱髓鞘病、内耳病等。

（九）舌咽神经

舌咽神经为混合性脑神经，含有五种纤维成分：①特殊内脏运动纤维，起于疑核，支配茎突咽肌；②副交感纤维，起于下泌涎核，在耳神经节内交换神经元后分布于腮腺，支配腮腺分泌；③一般内脏感觉纤维，其神经元胞体位于颈静脉孔处的舌咽神经下节，周围突分布于咽、舌后1/3、咽及咽鼓管和鼓室等处黏膜，以及颈动脉窦和颈动脉小球，中枢突终于孤束核，传导一般内脏感觉；④特殊内脏感觉纤维，其神经元胞体也位于颈静脉孔处的舌咽神经下节，周围突分布于舌后1/3味蕾，中枢突终止于孤束核上部；⑤一般感觉纤维很少，其神经元胞体位于舌咽神经上神经节内，周围突分布于耳后皮肤，中枢突入脑后止于三叉神经脊束核。舌咽神经的根丝，在橄榄后沟上部连于延髓，与迷走神经、副神经同穿颈静脉孔前部出颅，在孔内神经干上有膨大的上神经节，出孔时又形成稍大的下神经节。舌咽神经出颅后先在颅内动、静脉间下降，继而弓形向前，经舌骨舌肌内侧达舌根。其主要分支如下。

1. 舌支

舌支为舌咽神经终支，在舌骨舌肌深面分布于舌后1/3黏膜和味蕾，传导一般感觉和味觉。

2. 咽支

咽支为3~4条细支，分布于咽壁，与迷走神经和交感神经交织成丛，由丛发分支分布咽肌及黏膜。咽黏膜恶心感觉传入与咽部反射直接有关。

3. 鼓室神经

鼓室神经发自下神经节，经颅底外面颈静脉孔的鼓室小管下口入鼓室后，在鼓室内侧壁黏膜内与交感神经纤维共同形成鼓室丛，发数小支与鼓室、乳突小房和咽鼓管黏膜，传导感觉。鼓室神经的终支为岩小神经，含来自下泌涎核的副交感纤维，在颞岩部前面经鼓小管上口出鼓室前行，出卵圆孔达耳神经节换元，其节后纤维并入三叉神经的分支耳颞神经走行，分布于腮腺，控制其分泌。

4. 颈动脉窦支

颈动脉窦支为1~2支，在颈静脉孔下方发出后，沿颈内动脉下行分布于颈动脉窦和颈动脉小球，将动脉压力变化和二氧化碳浓度变化的刺激传入中枢，反射性地调节血压和呼吸。此外，舌咽神经还发出扁桃体支和茎突咽肌支等。与舌咽神经有关的副交感神经节为耳神经节，位于卵圆孔下方，贴附于下颌神经内侧，有4个根：①副交感根，来自岩小神经，在节内换元后，节后纤维耳颞神经至腮腺，支配腺体分泌；②交感根，来自脑膜中动脉交感丛；③运动根，来自下颌神经，分布于鼓膜张肌、腭帆张肌；④感觉根，来自耳颞神经，分布于腮腺，传导腮腺一般感觉。

一侧舌咽神经损伤表现为同侧舌后1/3味觉消失，舌根及咽峡区感觉消失（因其他感觉还在所以咽反射和吞咽反射障碍多不出现），同侧咽肌无力。

（十）迷走神经

迷走神经为混合性神经，是行程最长的脑神经（图1-41），含有四种纤维成分：①副交感纤维，起于延髓的迷走神经背核，属副交感节前纤维，随迷走神经分支分布于颈、胸、腹部多种器官，并在器官旁或器官内的副交感神经节交换神经元，其节后纤维控制这些器官的平滑肌、心肌和腺体的活动；②特殊内脏运动纤维，起于延髓的疑核，随迷走神经分支支配咽喉部肌；③一般内脏运动纤维，其神经元胞体位于颈静脉孔下方的迷走神经下神经节（结状神经节）内，中枢突终于孤束核，周围突随迷走神经分支分布于颈、胸、腹部多种器官，传导一般内脏感觉冲动；④一般躯体感觉纤维，其感觉神经元胞体位于迷走神经上神经节内，其中枢突入脑后止于三叉神经脊束核，周围突随迷走神经分支分布于硬脑膜、耳郭及外耳道皮肤，传导一般感觉。迷走神经以多条根丝自橄榄后沟的中部出延髓，在舌咽神经偏后方也经颈静脉孔出颅，在此处有膨大的迷走神经上、下神经节。迷走神经干出颅后在颈部下行于颈动脉鞘内，位于颈内静脉与颈内动脉或颈总动脉之间的后方，下行至根部，由此向下，左、右迷走神经的行程略有不同。左迷走神经在左颈总动脉与左锁骨下动脉之间下行，越过主动弓的前方，经左肺根的后方下行至食管前面分出许多细支，构成左肺丛和食管前丛，行于食管下段又逐渐集中延续为迷走神经前干。右迷走神经越过右锁骨下动脉前方，沿气管右侧下行，经右肺根后方达食管后面，分支构成右肺丛和食管后丛，继续下行又集中构成迷走神经后干。迷走神经前、后干伴食管一起穿膈肌食管裂孔进入腹腔，分布于胃前、后壁，其中较重要的分支如下。

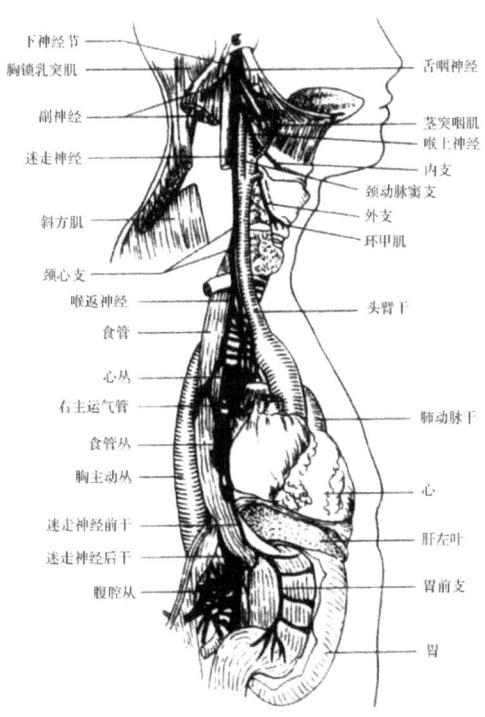

图 1-41　迷走神经行程

1. 颈部的分支

（1）喉上神经：起于下神经节处，沿颈内动脉内侧下行，在舌骨大角水平分内、外支。外支细小，含躯体运动纤维伴甲状腺上动脉下行，支配环甲肌；内支为感觉支，伴喉上动脉穿甲状舌骨膜入喉腔，分布于咽、会厌、舌根及声门裂以下的喉黏膜，传导一般内脏感觉及味觉。

（2）颈心支：有上、下两支，在喉与气管两侧下行入胸腔，与颈交感神经节发出的心神经交织构成心丛，调节心脏活动，上支有一分支称主动脉神经或减压神经，分布于主动脉弓壁内，感受血压变化和化学刺激。

（3）耳支：发自迷走神经上神经节，含躯体感觉纤维，向后走行分布于耳郭后面及外耳道的皮肤。

（4）咽支：起于下神经节，含内脏感觉和躯体运动纤维，与舌咽神经和交感神经咽支共同构成咽丛，分布于咽缩肌、软腭的肌肉及咽部黏膜。

（5）脑膜支：发自上神经节，分布于颅后窝硬脑膜，传导一般感觉冲动。

2. 胸部的分支

（1）喉返神经：左、右喉返神经的起点和行程有所不同。右喉返神经在迷走神经干经右锁骨下动脉前方处发出后，由下方钩绕此动脉上行返回颈部。左喉返神经发起点稍低，在左迷走神经干跨过主动脉弓前方时发出，继而绕主动脉弓下后方上行返回颈部。在颈部，左、右喉返神经均走行于气管与食管之间的沟内，至甲状腺侧叶深面、环甲关节后方进入喉内，终支称喉下神经，分数支分布于喉。其中特殊内脏运动纤维支配除环甲肌以外的所有喉肌，内脏感觉纤维分布于喉黏膜。喉返神经在行程中还发出心支、支气管支和食管支，分别参加心丛、肺丛和食管丛。喉返神经是支配大多数喉肌的运动神经，在入喉前与甲状腺下动脉及分支相互交叉，国人统计资料显示喉返神经穿过动脉分支之间者占多数，经过动脉后方者次之，经过动脉前方者较少。在甲状腺手术中，钳夹或结扎甲状腺下动脉时，应避免损伤喉返神经以防导致声音嘶哑。若两侧喉返神经同时受损，可引起失声、呼吸困难，甚至窒息。

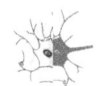

（2）支气管支和食管支：左、右迷走神经在胸部发出的若干小支，与交感神经的分支共同构成肺丛和食管丛，自丛再发细支分布于气管、支气管、肺及食管，主要含内脏感觉纤维及内脏运动纤维，传导脏器和胸膜的感觉，同时支配器官的平滑肌及腺体。

3. 腹部的分支

全部由内脏运动（副交感）纤维和内脏感觉纤维构成。

（1）胃前支：在贲门附近发自迷走神经干。胃前支沿胃小弯向右，沿途发出 4～6 个小支，分布于胃前壁，其终支以"鸦爪"形成分支分布于幽门部前壁。

（2）肝支：由迷走神经前干在贲门附近分出，向右行于小网膜内，参加构成肝丛，随肝固有动脉分支分布于肝、胆囊等处。

（3）胃后支：由迷走神经后干在贲门附近发出，沿胃小弯后面走行，沿途分支分布于胃后壁。终支与胃前支相似，也以"鸦爪"形成分支分布于幽门窦及胃后壁。

（4）腹腔支：为迷走神经后干的终支，向右行至腹腔干附近，与交感神经一起构成腹腔丛，伴腹腔干、肠系膜上动脉及肾动脉等血管分支分别分布于肝、胆、胰、脾、肾及结肠左曲以上的腹部消化管。

总之，迷走神经分布到硬脑膜、耳郭、外耳道、咽喉、气管和支气管、心、肺、肝、胆、胰、脾、肾及结肠左曲以上的消化道等众多器官，是副交感神经的主要组成部分。

迷走神经主干损伤后，内脏活动障碍表现为脉速、心悸、恶心、呕吐、呼吸深慢和窒息等症状。由于咽喉感觉障碍和肌肉瘫痪，可出现声音嘶哑、语言和吞吐困难、腭垂偏向一侧等症状。

（十一）副神经

副神经是运动性脑神经，传统认为由脑根和脊髓根两部分组成。脑根起于延髓的疑核，为特殊内脏运动纤维，自橄榄后沟下部、迷走神经根丝下方出脑后，与副神经的脊髓根同行，一起经颈静脉孔出颅，此后加入迷走神经内，随其分支支配咽喉部肌。目前认为组成副神经颅外段的纤维实则来自脊髓根，副神经的脊髓根也是特殊内脏运动纤维起自颈脊髓的副神经核，自脊髓前、后根之间出脊髓后，在椎管内上行，经枕骨大孔入颅腔，再与脑根一起经静脉孔出颅，此后又与脑根分开，绕颈内静脉行向外下方，经胸锁乳突肌深面分出一支入该肌后，终支在胸锁乳突肌后缘上、中 1/3 交点处继续向外下后斜行，于斜方肌前缘中、下 1/3 交点处，进入斜方肌深面，分支支配此两肌。

副神经脊髓根损伤时，由于胸锁乳突肌瘫痪使头不能向患侧侧屈，也不能使面部转向对侧。由于斜方肌瘫痪，患侧肩胛骨下垂。

因为舌咽、迷走、副神经同时经颈静脉孔出颅，所以颈静脉孔的病变常累及上述 3 对脑神经，出现所谓"颈静脉孔综合征"。

由于副神经自胸锁乳突肌后缘上、中 1/3 交点至斜方肌前缘中、下 1/3 交点处位置相对恒定，表面无肌肉、血管，临床常在此处采部分副神经纤维束与面神经吻合，治疗面肌瘫痪。

（十二）舌下神经

舌下神经为运动性脑神经，主要由一般躯体运动纤维组成。该神经由延髓的舌下神经核发出后，以若干根丝自延髓前外侧沟出脑，向外侧经舌下神经管出颅，继而在颈内动、静脉之间弓形向前下走行，达舌骨舌肌浅面，在舌神经和下颌下腺管下方穿颏舌肌入舌内，支配全部舌内肌和大部分舌外肌。

一侧舌下神经完全损伤时，患侧半舌肌瘫痪，伸舌时，由于患侧半颏舌肌瘫痪不能伸舌，而健侧半颏舌肌收缩使健侧半舌强力伸出，致使舌尖偏向患侧；若舌肌瘫痪时间过长，可造成舌肌萎缩。

三、眼的神经解剖学基础及临床联系

（一）眼的解剖学基础

1. 运动神经

（1）动眼神经：支配上直肌、下直肌、内直肌、下斜肌、提上睑肌。动眼神经副交感纤维、睫状神经节、睫状短神经支配睫状肌和瞳孔括约肌的运动。

（2）滑车神经：支配上斜肌。

（3）外展神经：支配外直肌。

（4）面神经的颞支和颧支：支配眼轮匝肌以完成闭睑动作。

2. 感觉神经

（1）三叉神经第一支（眼神经）：司眼球、上睑、泪腺等部感觉。

（2）三叉神经第二支（上颌神经）：司下睑感觉。

3. 睫状神经及睫状神经节

眼球是受睫状神经支配的。睫状神经含有感觉、交感、副交感纤维，分睫状长神经和睫状短神经。睫状长神经为三叉神经第一支眼神经的鼻睫状神经分支。睫状短神经则由睫状神经节发出共6～10条，前进中彼此间吻合，并与睫状长神经间有吻合支。睫状长神经和睫状短神经均在眼球后极部穿入巩膜，而后行走于脉络膜上腔，前行到睫状体，形成神经丛，由此发出细支支配虹膜、睫状体、角膜、巩膜和角巩膜缘部结膜的知觉，以及瞳孔扩大肌、瞳孔括约肌和睫状肌的运动。部分睫状神经在未达到睫状体前，在脉络膜形成神经丛并发出分支，支配脉络膜血管舒缩。睫状神经节的节前纤维，有三种不同来源的神经根组成。①感觉根，即长根，来自三叉神经第一枝眼神经的鼻睫状神经，长6～12 mm，通过神经节时不换神经元，直接通过。此根含有来自角膜、虹膜、睫状体的向心性感觉纤维司眼球的感觉。②运动根，即短根，来自动眼神经下斜肌分支，长1～2 mm，含有副交感神经纤维，在神经节内换神经元。司瞳孔括约肌和睫状肌运动。③交感根，来自颈内动脉四周的交感神经丛，经过神经节时不换神经元。司眼内血管的舒缩和瞳孔扩大肌的运动。睫状神经节的节后纤维即组成睫状短神经。睫状神经节内含有支配眼球组织的感觉纤维，临床上做眼内手术时常施行球后麻醉，以阻断此神经节，以达到镇痛作用。

（二）临床联系

视神经疾病：视神经是指视盘到视交叉这段视路，它分为球内段、眶内段、骨管内段和颅内段。视神经的周围为三层鞘膜所包绕，这三层鞘膜分别和颅内的硬脑膜、蛛网膜相连续，三层鞘膜和眼球壁在球后相融合形成盲管，构成两个腔隙分别与颅内硬膜下腔和蛛网膜下隙相交通，腔内充满脑脊液，故当颅内压力增高时，腔内压也随之加大，构成视盘水肿发生的基础。最外一层鞘膜上富有感觉神经。故当视神经发炎，转动或压迫眼球时有疼痛感。

1. 视神经炎

视神经炎指视神经任何部位发炎的总称，临床上根据发病的部位不同，视神经炎分为球内和球后两种，前者指视盘炎，后者系球后视神经炎。症状表现如下。

（1）视力减退：为本病特有症状之一，多为单眼，亦有双眼者。视力开始急剧下降，一般迅速而严重，可在数小时或数日内成为全盲，但视网膜电流图正常。如为视神经乳头炎，可在眼底出现变性之前，视力就明显减退，如为球后视神经炎，可在视力减退前，眼球转动和受压时有球后疼痛感，一般如及时治疗，多可恢复一定视力，甚至完全恢复正常，否则可导致视神经萎缩即原发性视神经萎缩。

（2）视野改变：为本病重要体征之一，多数患者有中央暗点或傍中央暗点，生理盲点不扩大，周边视野呈向心性缩小或楔形缺损，一般用红色视标或小白色视标易于查出，严重者中央视野可以全部丧失。

（3）瞳孔改变：瞳孔对光反应与视力减退程度一般是一致的。视力完全丧失，瞳孔直接对光反应缺如；视力严重减退，瞳孔直接对光反应减弱，持续光照病眼瞳孔，开始缩小，续而自动扩大，或在自然光线下，遮盖健眼，病眼瞳孔开大，遮盖病眼，健眼瞳孔不变，叫Gunn氏现象。

（4）眼底检查：视盘发炎时，视盘呈现充血水肿，边缘不清，静脉中度充盈，生理凹陷消失，高起一般不超过2屈光度，水肿局限于视盘本身，也可波及邻近视网膜成为视神经视网膜炎，视盘内可有出血和渗出物，玻璃体轻度混浊，如治疗不及时，可发生继发性视神经萎缩，球后视神经炎初期眼底正常。

2. 视盘水肿

视盘水肿不是一个独立的疾病，是某些全身性、颅内和眼部疾病所表现的一种眼部症状，其中以颅内压力增高所致者为最常见。可归纳为机械性与非机械性两种观点。机械性论者认为，视盘水肿是由于颅内压增高时，压力可传导至视神经周围的蛛网膜下隙，使脑脊液弥散至视神经，这时组织压力随之增高，使视网膜节细胞至视神经、视交叉、视束及外侧膝状体的轴浆流受阻，在筛板平面出现停滞，视盘处的神经纤维产生轴浆储聚及肿胀，肿胀的轴突压迫筛板前区小血管，导致静脉淤滞扩张，微动脉瘤形成，视盘及其附近出血，视网膜中央静脉受挤压可使静脉充血，视神经-血液屏障崩溃，视盘处有大量细胞外液蓄积。非机械性论者则认为视盘水肿是在毒性炎性反应的基础上发生。其临床表现如下。

（1）视力改变：早期视力正常，但有一过性黑矇，这是因为头体位改变（如突然站起、转头等），视盘部位的血管压力增加，导致视网膜迅速贫血之故。进入末期，视力减退，最后可完全失明。

（2）视野改变：早期有生理盲点扩大。末期视野向心性缩小，甚至形成管状视野。

（3）复视：是视盘水肿患者常出现症状，多因基底动脉的一个横支压迫外展神经引起外直肌麻痹所致。

（4）眼底所见：常为双侧性，视盘充血，边界模糊，以上、下界为著，生理凹陷消失，筛板小点不见，向前稍隆起，高起不超过2屈光度，轻压眼球，静脉管腔变细，搏动减弱或消失。用立体眼底彩色照相或立体检眼镜检查可发现早期视神经纤维肿胀。荧光眼底血管造影可见视盘毛细血管增多，静脉回流缓慢等都有助于早期诊断。

3. 缺血性视盘病变

视神经前端小血管循环障碍，主要是由于睫状血管灌注压低于眼内压，引起局部贫血、缺氧，而致视盘水肿，利用荧光眼底血管造影可以证实。患者年龄多在中年以上，一般发病较快，常累及双眼，亦可先后发病，相隔数周或数年。视力突然下降，出现暂时性黑矇，但不太严重，无眼球转动痛和颅内压力升高所伴随的头痛、呕吐等症状。视野出现扇形型、水平型、象限型和垂直型缺损，但不以视野内的水平和垂直中线为界，常见于下半部视野从生理盲点伸出一弧形缺损与偏盲区相连为其特征。眼底检查：视盘稍隆起、颜色稍浅或正常，有时略有充血，边缘模糊呈灰白色。视盘附近视网膜可有少数出血点。视网膜血管无改变，黄斑部正常。晚期（1～2个月后）视盘隆起消退，边缘清楚，颜色局限性变浅，视盘也可上（下）半或全部苍白，呈原发性视神经萎缩。

4. 视神经萎缩

视神经萎缩为视神经纤维变性的表现，主要症状为视力减退和视盘颜色苍白。病变位于视网膜，累及神经节细胞时，可出现由视网膜向颅内方向发生的萎缩，称为上行性视神经萎缩，视盘萎缩征象一般出现较快；病变位于视神经、视交叉和视束，可引起由颅内向视网膜方向发展的萎缩，称为下行性视神经萎缩，一般经1～3个月后，视盘才出现萎缩征象。临床上一般从视盘的外观上，可区分为原发性（单纯性）视神经萎缩和继发性视神经萎缩两种。

5. 视交叉病变

视交叉是由双眼视网膜鼻侧半交叉纤维和双眼视网膜颞侧半不交叉纤维所共同组成。视交叉部的损害在临床上比较多见，但很少由其本身疾病引起，大多数是由于附近组织疾病的侵犯所致，其中以肿瘤压迫最为多见，因为颅内肿瘤有1/4～1/3发生在视交叉附近，如垂体肿瘤、颅咽管瘤和脑膜瘤等鞍区肿瘤常侵犯视交叉的前部或后部，偏左或偏右，因受损部位不同，所发生的视野改变也常有变化。因此，详细地检查视野和正确地分析视野缺损部位不同原因，对于判断病变的位置、病情的变化和预后等方面，均有重大意义。一般而言，视交叉后面损害多为第三脑室病变，下面损害为垂体瘤所致，后下面则考虑颅咽管瘤，前下面还应排除脑膜炎、蛛网膜炎等，前面损害可能是脑膜瘤引起，上面损害多由于Willis血管环或大脑前动脉发生的血管瘤。视交叉受压迫的主要症状为视力减退、视野损害和视神经萎缩。全身可伴有颅内压力增高和内分泌障碍症状。

6. 视束病变

视束左右各一，为同侧眼颞侧半不交叉视神经纤维和对侧眼鼻侧半交叉视神经纤维所组成，视束的大部分纤维到达外侧膝状体，其中多数终止于该处，其余继续前进，终止于丘脑枕；视束的小部分纤维在视束后段离开视束，到达四叠体上丘和顶盖前区。在颅底行程范围很小，随即被颞叶所掩盖，很少单独发病，其发病原因多为邻近组织疾病引起，如视神经脊髓炎、后交通支发生的血管瘤等。视束损害时，除有同向偏盲外，多伴有全身症状，如在损害的对侧出现偏身感觉和运动障碍等。

7. 外侧膝状体以上各段视路病变

视放射自外侧膝状体发出后，穿行大脑组织中，因此可直接因其通过的大脑组织的病变而致病，其自身原发性病变一般少见。所以这段视路受损除有眼部症状外，常伴有全身性神经系统体征，在做定位诊断时，必须综合分析。症状表现如下。

（1）外侧膝状体损害：极为少见，一侧损害出现同向偏盲，内侧损害出现双眼下象限同向视野缺损，外侧损害出现双眼下象限同向视野缺损。

（2）视放射损害：视觉神经纤维在视放射分布较广，不同部位损害，出现不同视野缺损。视觉神经纤维在视放射前部（起始部）接近内囊，该处损害除出现不重叠性同向偏盲外，还可有对侧偏身感觉和运动障碍，即所谓"三偏"综合征。稍后视觉神经纤维即分为背、侧、腹三束，背束和侧束行走于顶、颞叶白质中，该束受损可出现双眼下象限同向偏盲。腹侧完全行于颞叶白质中，该束受损可出现双眼上象限同向偏盲。视放射中后部为背、侧、腹三束汇集处，位在颞、顶、枕三叶交界处，该区损害可出现重叠性同向偏盲和黄斑回避。

（3）视觉皮质区（纹状区）损害：视觉皮质区包括枕叶的距状裂及其邻近的楔回和舌回，为两眼鼻侧半交叉纤维和颞侧半不交叉纤维的终止区。由于纹状区范围广泛，完全损害比较少见，又因枕极接受大脑中动脉和大脑后动脉两个血液系统供给，故当两侧距状裂损害时，黄斑区功能仍将保存，形成中心视野保留；一侧距状裂中部损害，可出现双眼重叠性同向偏盲和黄斑回避，但无颞、顶叶受损症状和体征为其特点；一侧距状裂最前端损害，对侧眼视野的颞侧周边区出现30°～40°月牙形缺损；一侧枕极损害，将出现同向偏盲性中央暗点；两侧枕极损害，可出现中心视力和中心视野（5°～10°以内视野）丧失。

第二章 神经外科疾病常见临床表现

第一节 不自主运动

一、概述

不自主运动是指患者在意识清醒的状态下出现的不能自行控制的骨骼肌不正常运动。其表现形式有多种，可以是肌肉的某一部分、一块肌肉或某些肌群出现不受意识支配的运动。一般睡眠时停止，情绪激动时增强。它为锥体外系病变所致。

（一）不自主运动的分类

不自主运动表现为运动过多和运动过少两大类，常见的有震颤、舞蹈、手足徐动、偏身投掷等。

（二）相关解剖生理

锥体外系的功能主要是调节肌张力以协调肌肉运动，维持姿势和习惯动作，如走路时双手摆动。锥体系所进行精细的随意运动，是在锥体外系保持肌张力的适宜和稳定的条件下实现的。锥体外系的主要结构是基底核，其中新纹状体病变时出现肌张力降低，运动过多，以舞蹈为主；旧纹状体（苍白球）病变时出现肌张力增高，运动减少，以震颤为主。

纹状体与大脑皮质及其他脑区之间的纤维联系相当复杂，其中与运动皮质之间联系环路是基底核实现其运动调节功能的主要结构，包括：①皮质 - 新纹状体 - 苍白球（内）- 丘脑 - 皮质回路；②皮质 - 新纹状体 - 苍白球（外）- 丘脑底核 - 苍白球（内）- 丘脑 - 皮质回路；③皮质 - 新纹状体 - 黑质 - 丘脑 - 皮质回路。其通过不同的神经递质实现其间的联系与功能平衡（图2-1）。

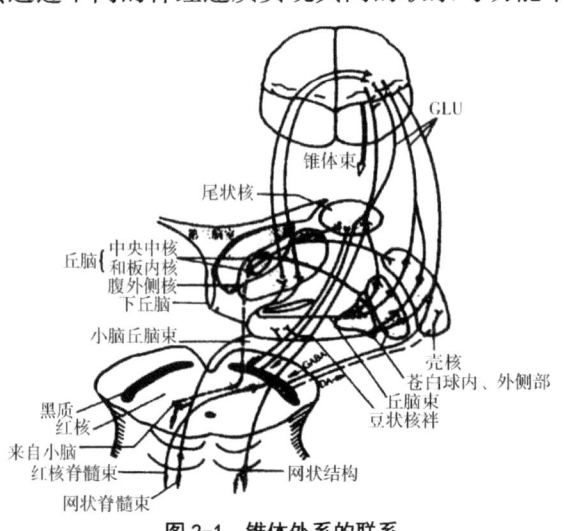

图 2-1 锥体外系的联系

二、临床表现

（一）震颤

震颤是身体的一部分或全部的不随意的节律性或无节律的颤动。临床将震颤分为静止性、运动性和姿势性震颤三种。

1. 静止性震颤

静止性震颤是主动肌与拮抗肌交替收缩引起的一种节律性颤动，以帕金森病（PD）的震颤为典型，可出现在四肢、下颌、唇、颈部和手指，手指的震颤状如搓丸，频率4～6/s，静止时出现，紧张时加重，随意运动时减轻，睡眠时消失。

2. 运动性震颤

运动性震颤是指运动时出现、静止时不出现的震颤。与静止性震颤相比，呈无节律性，振幅大，因受情绪影响而增强。易出现意向性震颤，其原因是拮抗协调功能障碍。它是小脑病变的重要体征。

3. 姿势性震颤

姿势性震颤在静止状态下不出现，只有当患者处于某姿势时才出现的震颤，故属于运动性震颤的一种。此种震颤多见于上肢及头部，以上肢明显，尤其当手指接近目的地时出现震颤，而且振幅大无节律。

（二）舞蹈症

舞蹈症是锥体外系疾病中最常见的一种，表现突然发作无任何目的、无先兆、无节律、不对称、暴发性的肌肉收缩，可见肢体及头面部迅速、不规则、无节律、粗大的不能随意控制的动作，表现皱额、瞬目、挤眉弄眼、咧嘴、弄舌等扮鬼脸动作或转颈、耸肩、手指间断性屈伸、摆手和伸臂等舞蹈样动作，上肢较重，肢体张力低；步态不稳且不规则，重时可出现从一侧向另一侧快速粗大的跳跃动作（舞蹈样步态）；随意运动或情绪激动时加重，安静时减轻，睡眠时消失。

（三）手足徐动症

手足徐动症指肢体远端游走性的肌张力增高或减低的动作，表现缓慢的如蚯蚓爬行样的扭转样蠕动，并伴有肢体远端过度伸张，如腕过屈、掌指关节过伸等，且手指缓慢逐个相继屈曲，呈"佛手"样特殊姿势；由于过多的自发动作使受累部位不能维持在某一姿势或位置，随意运动严重扭曲，出现奇怪的姿势和动作，可伴有异常舌运动的怪相，面肌受累时的"鬼脸"，咽喉肌受累时发音不清、吞咽困难等。病程可长达数年，症状多在精神紧张时加重，入睡后消失。它可见于多种神经系统变性疾病等。

（四）偏身投掷运动

偏身投掷运动系因肢体近端受累，表现其不自主运动更为强烈，而以粗大的无规律的跨越和投掷样运动为特点；多数为中年以上发病，表现单侧粗大的、无目的、急速投掷动作或跳跃样运动；是由于对侧丘脑底核及与其联系的苍白球外侧部急性病损如梗死或小量出血所致。

（五）扭转痉挛

扭转痉挛又称扭转性肌张力障碍，是因身体某一部位主动肌和拮抗肌同时收缩造成的姿势固定，以躯干和肢体近端扭曲为特点，表现为手过伸或过屈、足内翻、头侧屈或后伸、躯干屈曲扭转、眼睛紧闭及固定的怪异表情，患者没有支撑则不能站立和行走。它可见于原发性遗传性疾病等。

（六）抽动秽语综合征

抽动秽语综合征又称Gilles de la Tourette综合征，是指突发的多发性不自主的肌肉抽动，并有污秽性语言为特征；多见于儿童，80%患者出现抽动，20%出现发声性抽动。当首发症状是抽动时，最常影响的是面部，以鼻吸气、眨眼、闭眼等形式出现。从面颈部开始，由上而下蔓延，抽动的部位和形态多种多样，千姿百态。安静或入睡后症状消失或减轻，疲劳、紧张、失眠可加重。抽动频繁者一日可达十余次至数百次。症状在数周或数月内可有波动。

三、治疗

这里着重提一下帕金森病（Parkinson disease，PD）和帕金森综合征的治疗，其他症状的治疗见有关章节。PD 的治疗目标是减轻症状，延缓进程，提高生存质量。应依据患者的个体情况，如年龄、病情的严重程度及对药物的反应等因素选择下列的治疗方法。

（一）神经保护治疗

这类治疗试图通过保护黑质中尚存活的神经元，达到减慢疾病进展的目的。

1. 单胺氧化酶（MAO）抑制剂

单胺氧化酶（MAO）抑制剂以选择性 B 型单胺氧化酶（MAD-B）抑制剂应用较广，经阻断 MAD-B 的多巴胺（DA）代谢途径，提高纹状体内的 DA 浓度，改善运动徐缓症状并能振奋精神。常用丙炔苯丙胺（Depreny）又称司来吉兰（Selegiline），每次 5 mg，1～2 次/d，晨间口服。兴奋、失眠、幻觉、妄想和胃肠不适为常见不良反应。

2. 其他

某些抗组织胺能药物、神经营养因子、免疫调节剂、抗氧化剂和自由基清除剂等都有神经保护作用，目前正在研究之中。

（二）非多巴胺能药物治疗

1. 抗胆碱能药物

抗胆碱能药物通过阻滞中枢毒蕈碱类乙酰胆碱（ach）受体和突触对 DA 的再摄取发挥作用，对静止性震颤和肌肉强直的治疗有效。但这类药物有口干、便秘、尿潴留、视物模糊及精神症状等不良反应，因此较适用于<60 岁的轻症病例。常用的药物有苯海索（Trihexyphenidyl）每次 1～4 mg，每日 3 次；丙环定（Procyclidine）每次 2.5～5.0 mg，每日 3 次。

2. 金刚烷胺（Amantadine）

金刚烷胺能增加突触前 DA 的合成和释放，减少 DA 的再吸收，同时具有抗胆碱能作用，常用量为每次 0.1 g，每日 3 次。

3. 其他

其他包括抗抑郁药物（治疗抑郁症状）、β-受体阻滞剂（治疗姿势性震颤）、氯硝基安定（治疗痛性强直和构音困难）、氯氮平（治疗幻觉和其他精神症状）的应用。

（三）多巴胺能药物治疗

治疗的目的是提高黑质-纹状体内已降低的 DA 水平，减轻或逆转已出现的功能障碍。

1. 左旋多巴及其复方制剂

此治疗可补充黑质-纹状体内 DA 的不足，故又称 DA 替代疗法。由于 DA 不能透过血脑屏障，而 DA 的前体左旋多巴（L-Dopa）能直接进入脑内，在黑质脱羧后成为多巴胺。为避免 L-Dopa 的外周脱羧作用，减轻不良反应，提高疗效，L-Dopa 常与外周的脱羧酶抑制剂（甲基多巴肼或苄丝肼）联合应用。常用的复方制剂有美多巴（Madopar125 或 Madopar250）按 L-Dopa：苄丝肼 = 4：1 组成、信尼麦（Sinemet）、按 L-Dopa：甲基多巴胺 = 10：1 或 4：1 组成。服用时从小剂量开始，逐渐增加达到有效的最适剂量。临床上有片剂、胶囊剂、控释型或弥散型等多种制剂供选择使用。

有前列腺肥大、闭角型青光眼和严重肝、肾功能不全者，不宜使用这类药物。较长时间或较大剂量应用多巴胺制剂，常出现症状波动（motor fluctuation）和运动障碍（dyskinesis），又称异动症等不良反应。

（1）症状波动：随着服药后每个剂量药物作用时间逐渐缩短，血浆药物浓度不稳定，常出现剂末运动不能和双向运动障碍。突发性僵直和运动不能，持续数分钟后又突然可以运动称为开关（on-off）现象；低张力性冻结现象与 L-Dopa 的慢性中毒和病情加重有关。改变用药途径或给予液体型、控释型和弥散型复方多巴胺制剂及阿扑吗啡，可缓解症状波动。

（2）异动症：常表现为口、舌、面、颈部的异常运动，呈舞蹈样或手脚徐动样运动障碍，或肌阵挛性运动异常，可累及全身。异动症与纹状体受体的超敏感有关，减少用药剂量或给予 DA 受体阻滞剂泰必利治疗有效。

2. 多巴胺能受体激动剂

激动多巴胺 D_1 或（和）D_2 受体，可减少 L-Dopa 的用量，对 DA 神经元有保护作用，常与 L-Dopa 合用，可选用下列几种。

（1）溴隐亭（Bromocriptine）：每次 1.25 mg，每日 1 次，逐渐增加剂量，最适剂量为每日 10～20 mg。

（2）培高利特（Pergolide）：从每日 25 μg 开始，逐渐增加剂量，可至每日 200～300 μg。

（3）吡贝地尔（Trastal）：从每日 20 mg 开始，可增至每日 200 mg。

（4）卡麦角林（Cabergoline）：每日 2～4 mg。

3. 儿茶酚胺甲基转移酶抑制剂（COMT）

此治疗能阻止 DA 的降解，延长 L-Dopa 的半衰期和生物利用度，减少运动波动的发生，可选用托卡朋（Tolcapone，tasmar）及恩他卡朋（Entacapone）治疗。

对所有的 PD 患者教育、锻炼和营养支持是有益的。许多药物的应用都需要从小剂量开始，逐渐增加达到最适的治疗剂量。如果独立的生活能力没有受到明显损害，对各种年龄的患者都可首选丙炔苯丙胺治疗。对病情缓慢进展，年龄 <50 岁者，应首先给予苯海索、金刚烷胺治疗或 DA 受体激动剂治疗。如果效果不佳或不能耐受不良反应者，应给予 L-Dopa 或复方制剂治疗。当出现药物疗效减退或运动波动时，宜改用 L-Dopa 复方制剂的控释剂或弥散剂治疗。对高龄或症状急剧出现的患者，宜首先给予 L-Dopa 复方制剂治疗，疗效不佳者可与 DA 受体激动剂或 COMT 抑制剂联合应用。

在 PD 的治疗中没有一个固定的模式适合每一个病情各异的 PD 患者，因此重视个体化治疗原则是十分必要的。

在 PD 的治疗应避免应用甲基多巴、DA 受体拮抗剂（氯丙嗪、氟哌啶醇等）、某些钙拮抗剂（氟桂嗪或氟桂利嗪等）等，这些药物可诱发或加重 PD 症状。维生素 B_6 不应与 L-Dopa 合用，但与 L-Dopa 复方制剂合用是有益的。

（四）外科治疗

基于基底核区的解剖生理研究，动物实验和患者的研究结果，倍受重视的外科治疗方法有两类。

1. 重建性手术

重建性手术通过胎儿多巴胺能神经元的纹状体内移植，试图重建脑内产生 DA 的细胞源，临床上已有成功的病例报道，但症状改善缓慢，长期疗效未明。

2. 破坏性手术

破坏性手术常用的方法有以下几种。

（1）苍白球毁损术：可立即或很快改善少动、震颤、强直和异动症状，但长期疗效和安全性问题有待进一步评价。

（2）丘脑毁损术：对震颤、强直和异动症状改善明显。双侧丘脑毁损术易出现言语障碍。

（3）深部脑刺激（deep brain stimulation）：丘脑的慢性高频刺激对震颤、强直和异动症状改善明显，但长期疗效问题有待进一步评价。

通常，外科治疗适合那些经药物治疗效果不佳者，应严格选择病例，细心操作，减少手术中的并发症，如基底核区的血肿、缺血性脑卒中、脑组织的物理性损伤和其他的意外事件等。

（五）辨证论治

1. 风痰阻络

方药：二陈汤加天麻钩藤饮加减。陈皮、半夏、茯苓、天麻、钩藤、川芎、菊花、赤芍、丹参、生栀子、石决明、白蒺藜等。

2. 气血亏虚，虚风上扰

方药：八珍汤合羚羊钩藤汤加减。党参、黄芪、天麻、钩藤、羚羊粉、珍珠母、白芍、当归、川芎、丹参、鸡血藤等。

3. 肾精不足，血瘀风动

方药：滋补肝肾方。山萸肉、何首乌、生地、熟地、白芍、赤芍、钩藤、白蒺藜、丹参、元参、川芎、鹿角胶等。

（六）针灸

取穴：百会、四神聪、本神、曲池、少海、合谷、足三里、三阴交。

配穴：①风痰阻络：风池、中脘、丰隆；②气血亏虚，虚风上扰：中脘、气海；③肾精不足，血瘀风动：肾俞、肝俞、膈俞、血海、太溪、太冲。

第二节　眩晕

眩晕是临床常见症状，多为自身或周围物体沿一定方向与平面旋转，或为摇晃浮沉感，属运动性或位置性幻觉，是一种人体空间定位平衡障碍。患者自觉自身或外界物体呈旋转感或升降、直线运动、倾斜、头重脚轻感，有时主诉头晕常缺乏自身或外界物体的旋转感，仅为步态不稳、头重脚轻感。正常情况下，机体在空间的平衡由视觉、本体感觉及前庭迷路感觉的相互协调与配合来实现，视觉认识并判断周围物体的方位及其与自身的关系，深感觉了解自身的姿势、位置、运动的范围及幅度，前庭系统辨别肢体运动的方向及所处的位置，并经相关大脑皮质及皮质下结构的整合不断调整偏差平衡人体的空间定位。

一、发生机制

人体平衡与定向功能依赖于视觉、本体觉及前庭系统，以前庭系统对躯体平衡的维持最为重要。前庭系统包括内耳迷路末梢感受器（半规管中的壶腹嵴、椭圆囊和球囊中的位觉斑）、前庭神经、脑干中的前庭诸核、小脑蚓部、内侧纵束及前庭皮质代表区（颞叶）。前庭神经起源于内耳的前庭神经节的双极细胞，其周围突分布于3个半规管的壶腹嵴、椭圆囊斑和球囊斑，中枢突组成前庭神经，与耳蜗神经一起经内听道至脑桥尾部终止于4个前庭核。一小部分纤维直接进入小脑，止于顶核及绒球小结，前庭核通过前庭小脑束与小脑联系；前庭核又发出纤维形成前庭脊髓束参与内侧纵束，与眼球运动神经核、副神经核、网状结构及脊髓前角等联系。

前庭受到刺激时可产生眩晕、眼球震颤和平衡失调等症状。前庭系统中神经递质，如乙酰胆碱、谷氨酸、去甲肾上腺素和组胺等参与了眩晕的发生与缓解。正常时，前庭感觉器在连续高强频率兴奋时释放神经动作电位，并传递至脑干前庭核。单侧的前庭病变迅速干扰了一侧紧张性电位发放率，引起左右两侧前庭向脑干的动作电位传递不平衡，导致眩晕。

眩晕的临床表现、症状的轻重及持续时间的长短与起病的快慢、单侧或双侧前庭损害、是否具备良好的前庭代偿功能等因素有关。起病急骤，自身的前庭代偿功能来不及建立，患者眩晕重，视物旋转感明显，稍后因自身调节性的前庭功能代偿，眩晕逐渐消失，故大多前庭周围性眩晕呈短暂性发作；双侧前庭功能同时损害，如耳毒性药物所致前庭病变，两侧前庭动作电位的释放在低于正常水平下基本维持平衡，通常不产生眩晕，仅表现为躯干平衡不稳和摆动幻觉，但因前庭不能自身调节代偿，症状持续较久，恢复慢。前庭核与眼球运动神经核之间有密切联系，前庭感受器受到病理性刺激时常出现眼震。前庭各核通过内侧纵束、前庭脊髓束及前庭 - 小脑 - 红核 - 脊髓等通路，与脊髓前角细胞相连接，因此，前庭损害时可出现躯体向一侧倾倒及肢体错误定位等体征；前庭核还与脑干网状结构中的血管运动中枢、迷走神经核等连接，损害时伴有恶心、呕吐、苍白、出汗，甚至血压、呼吸、脉搏等改变。前庭核对血供和氧供非常敏感，内听动脉供应前庭及耳蜗的血液，该动脉有两个分支，大的耳蜗支供应耳蜗和前庭迷路的下半部分，小的前庭动脉支供应前庭迷路上半部包括水平半规管和椭圆囊，两支血管在下前庭迷路水平有吻合，但在前庭迷路的上半部则无吻合。由于前庭前动脉的血管径较小，又缺乏侧支循环，前庭迷路上半部分选择性地对缺血更敏感，故颅内血管即使是微小的改变（如狭窄或闭塞）后血压下降，均影响前庭系统的功能而出现眩晕。

二、病因

根据病变部位及眩晕的性质，眩晕可分为前庭系统性眩晕及非前庭系统性眩晕。

（一）前庭系统性眩晕

此病由前庭系统病变引起。

1. 周围性眩晕

此病见于梅尼埃病、前庭神经元炎、中耳炎、迷路炎、位置性眩晕等，可有：①眩晕：突然出现，左右上下摇晃感，持续时间短（数分钟、数小时、数天），头位或体位改变症状加重，闭目症状不能缓解。②眼球震颤：是指眼球不自主有节律的反复运动，可分急跳和摇摆两型。急跳型是眼球先缓慢向一个方向运动至眼窝极限，即慢相；随后出现纠正这种偏移的快动作，即快相。因快相较慢相易识别，临床上以快相方向为眼震方向。周围性眩晕时眼震与眩晕同时并存，为水平性或水平加旋转性眼震，绝无垂直性，眼震幅度细小，眼震快相向健侧或慢相向病灶侧。向健侧注视眼震加重。③平衡障碍：站立不稳、上下左右摇晃、旋转感。④自主神经症状：伴严重恶心、呕吐、出汗和脸色苍白等。⑤伴明显耳鸣、听力下降、耳聋等症状。

2. 中枢性眩晕

因前庭神经颅内段、前庭神经核、核上纤维、内侧纵束及皮质和小脑的前庭代表区病变所致，多见于椎基底动脉供血不足，小脑、脑干及第四脑室肿瘤，颅高压、听神经瘤和癫痫等，表现为：①持续时间长（数周、数月甚或数年），程度较周围性眩晕轻，常为旋转或向一侧运动感，闭目后症状减轻，与头位或体位变化无关；②眼球震颤：粗大，持续存在，与眩晕程度不一致，眼震快相向健侧（小脑病变例外）；③平衡障碍：站立不稳、摇晃、运动感；④自主神经症状：不明显，可伴有恶心、呕吐；⑤无耳鸣，听力减退、耳聋等症状，但有神经系统体征。

（二）非前庭系统性眩晕

此病由前庭系统以外的全身系统疾病引起，可产生头晕眼花或站立不稳，无眩晕、眼震，不伴恶心、呕吐，常有眼部疾病、贫血、血液病、心功能不全、感染、中毒及神经功能失调。视觉病变（屈光不正、眼肌麻痹等）出现假性眼震，即眼球水平来回摆动、节律不整、持续时间长。很少伴恶心、呕吐。深感觉障碍引起的是姿势感觉性眩晕，有深感觉障碍及闭目难立征阳性。

三、诊断

（一）询问病史

仔细询问病史，了解眩晕发作的特点、眩晕的程度及持续的时间、发作时伴随的症状、有无诱发因素、有无耳毒性药物及中耳感染等相关病史，应鉴别真性或假性眩晕及周围性或中枢性眩晕（表2-1）等。

表2-1 周围性眩晕与中枢性眩晕的鉴别要点

	周围性眩晕	中枢性眩晕
1.起病	多较快，可突然发作	较缓慢，逐渐加重
2.性质	真性眩晕，有明显的运动错觉（中毒及双侧神经则以平衡失调为主）	可呈头晕，平衡失调，阵发性步态不稳
3.持续时间	多较短（中毒及炎症除外），数秒（位置性眩晕）至数小时（梅尼埃病一般20 min至数小时）	多持续较长（轻度椎－基底动脉供血不足也可呈短暂眩晕）
4.消退	逐渐减轻，消退	多持续不退，逐渐加重
5.间歇（缓解期）	梅尼埃病有间歇期，间歇期无眩晕或头晕，中毒及炎症无间歇期	无间歇期，但可持续轻晕，阵发性加重或突然步态歪斜
6.听力症状	可伴耳鸣、耳堵及听力下降，梅尼埃病早期呈波动性听力下降	桥小脑角占位性病变可有耳鸣及听力逐渐下降，以高频为重也可呈听力突降，其他中枢性眩晕也可无听力症状

续 表

	周围性眩晕	中枢性眩晕
7.自主神经性症状	眩晕严重时伴冷汗、苍白、唾液增多、恶心、呕吐、大便次数增多（迷走神经症状及体征）	可无自主神经性症状
8.自发性眼震	在眩晕高潮时出现，水平型或旋转型，有快慢相之分，方向固定，持续时间不长	如伴眼震，可持续较长时间，可出现各种类型眼震，如垂直型、翘板型等，可无快慢相之分，方向不固定，可出现凝视性眼震
9.眼震电图	无过冲或欠冲现象，固视抑制正常，OKN正常，诱发眼震方向及类型有规律可循，可出现前庭重振现象	可出现过冲或欠冲现象，固视抑制失败，OKN可不正常，可出现错型或错向眼震，可出现凝视性眼震
10.其他中枢神经系统	无其他中枢神经系统症状和体征，无意识丧失	可同时伴有展神经、三叉神经、面神经症状与体征，可伴意识丧失
11.周围其他情况	梅尼埃病患者血压可偏低，脉压小	可有高血压、心血管疾病、贫血等

（二）体格检查

对神经系统作详细检查尤其应注意有无眼震，眼震的方向、性质和持续时间，是自发性或诱发性。伴有眼震多考虑前庭、迷路和小脑部位的病变；检查眼底有无视神经盘水肿、有无听力减退和共济失调等。注意血压、心脏等情况。

（三）辅助检查

疑有听神经瘤应做内听道摄片，颈源性眩晕摄颈椎片，颅内占位性病变、脑血管病变选择性行头颅CT或MRI，任何不能用周围前庭病变解释的位置性眩晕和眼震均应考虑中枢性病变，应行颅后窝MRI检查，还应做前庭功能、脑干听觉诱发电位检查及贫血、低血糖、内分泌、血清肌酸磷酸激酶紊乱等相关检验。

四、治疗

眩晕是一大综合征，包括许多疾病，但患者一般发病较急，需要立即果断处理，以减轻症状。

（一）临时一般处理

（1）应立刻卧床，给予止晕、止吐。常用药物东莨菪碱0.3 mg或山莨菪碱10 mg肌内注射。地西泮可减轻患者眩晕、紧张、焦虑。口服地芬尼多（眩晕停）或茶苯海明等抗组胺药，控制眩晕。

（2）输液、纠正水电解质失衡。

（3）脱水：适用于颅内压增高、梅尼埃病、内分泌障碍而致水潴留等引起的眩晕，如20%甘露醇静滴、呋塞米20 mg静注或口服。

（4）血管扩张药：用于脑血管供血不足引起的眩晕，如盐酸培他定500 mL静滴、5%碳酸氢钠250 mL静滴。对锁骨下盗血综合征，禁用血管扩张药和降压药，以免"盗血"加重。

（5）肾上腺皮质激素：适用于梅尼埃病，颅内压增高、脱髓鞘疾病等。

（二）病因治疗

积极寻找原发病，如为中耳炎引起，可抗感染或耳科手术治疗；由颅内占位引起，应尽快手术，解除压迫；颈椎病引起者，经对症处理效果不好，可考虑颈椎牵引或手术。

（三）辨证论治

1. 肝阳上亢

治法：平肝潜阳，滋养肝肾。

方剂：天麻钩藤汤。

加减：肝火过旺加龙胆草、丹皮；手足麻木，甚则震颤，有肝动化风之势，加龙骨、牡蛎镇肝熄风；发生突然昏倒、不省人事、半身不遂、语言不利等，改用羚羊钩藤汤加全蝎、地龙、蜈蚣、僵蚕等虫类搜风药。

2. 气血亏虚

治法：补养气血，健运脾胃。

方剂：归脾汤。

加减：食少便溏，加砂仁、炒麦芽；伴心悸不宁，失眠者，加酸枣仁、生龙牡；气血亏虚日久则使中气不足，清阳不升，表现为眩晕兼见气短乏力，纳差神疲，便溏下坠，脉象无力，治宜补中益气，方用补中益气汤。

3. 肾精不足

治法：补肾填精，偏阴虚者兼滋阴，偏阳虚者兼温阳。

方剂：偏阴虚者用左归丸加减，偏阳虚者用右归丸加减。

加减：五心烦热，舌红，脉细数，加知母、黄柏、地骨皮；眩晕心悸，心烦不寐，腰酸足软，耳鸣健忘，遗精口干，五心烦热，舌红少苔，脉细而数，治宜滋阴降火，清心安神，方用六味地黄丸合黄连阿胶汤；眩晕身肿，腰以下肿甚，按之凹陷不起，心悸气短，腰部酸重，尿量减少，四肢厥冷，怯寒神疲，舌质淡胖，苔白，脉沉细，治宜温肾助阳，化气行水，方用济生肾气丸合真武汤。

4. 痰浊中阻

治法：燥湿祛痰，健脾和胃。

方剂：半夏白术天麻汤。

加减：呕吐频作，加旋覆花、代赭石、竹茹；眩晕心悸，时发时止，失眠多梦，口干口苦，大便秘结，小便短赤，舌红苔黄腻，脉弦滑，治宜清安神，方用黄连温胆汤。

第三节 头痛

头痛（headache）一般是指眉以上至枕下部的头颅上半部之疼痛。大多数头痛是由头颅的疼痛感受器受到某种致痛因素（物理性或化学性）刺激，形成异常神经冲动，经痛觉传导通路传递到人脑皮质而产生痛觉。头部的致痛结构：颅外的有头皮、肌肉、帽状腱膜、骨膜、血管及末梢神经，其中以动脉、肌肉、末梢神经最敏感；颅内的有血管（脑底动脉环及其分支、脑膜动脉、静脉窦及其引流静脉）、硬脑膜（特别是颅底部）、颅神经（主要是三叉、舌咽、迷走神经）和颈1～3脊神经分支。

一、常见原因

（一）原发性头痛

偏头痛、丛集性头痛、紧张型头痛。

（二）继发性头痛

1. 颅腔内疾病

（1）炎症性疾病：脑膜炎、脑炎、脑脓肿、蛛网膜炎。

（2）占位性病变：颅内肿瘤、寄生虫性囊肿及肉芽肿。

（3）脑血管疾病：脑血管意外、高血压脑病、动脉瘤、静脉窦血栓形成。

（4）头颅外伤：脑震荡、脑挫裂伤、硬脑膜外及硬脑膜内出血、脑震荡后综合征。

（5）颅内低压性头痛。

（6）头痛型癫痫、癫痫后头痛。

2. 颅腔邻近结构的病变

（1）骨膜炎、骨髓炎。

（2）三叉神经、舌咽神经、枕大神经、枕小神经。

（3）青光眼、屈光及调节障碍，旁鼻窦炎、鼻咽癌，中耳炎及内耳炎，齿髓炎。

（4）颈椎病。

（5）颞动脉炎。

3. 全身及躯体某些系统疾病

（1）传染病：流行性感冒、伤寒、肺炎、疟疾等。

（2）中毒：一氧化碳、酒精、颠茄、鸦片、铅、汞等。

（3）内脏疾病：尿毒症、糖尿病、痛风、心脏病、肺气肿、高血压、贫血、更年期综合征、甲状腺功能亢进。

4. 精神性因素

抑郁症、神经症。

二、诊断

头痛是临床上最常见的一种症状，涉及头痛的疾病很多，其病因及发病机制非常复杂，应详细收集病史资料，并进行必要的检查，加以客观分析，大多数可获明确的诊断。

（一）病史

详细了解头痛发生的诱因和形式、部位、性质及伴随症状，可提供进一步检查的线索，有助于诊断。询问病史时必须注意下列几方面。

1. 头痛的部位

由于病变刺激不同的神经而形成疼痛部位的差异。颅外组织的疼痛一般是局限性的，多在受刺激处或其神经支配的区域。颅内幕上敏感结构所致的疼痛由三叉神经传导，常出现在额、颞、顶区；幕下结构所致的疼痛由舌咽、迷走神经及颈1～3脊神经传导，出现于枕部、上颈部、耳和咽喉部。

2. 头痛的时间

各种原因头痛的发作时间各不相同。突然发生，持续时间极短，多为功能性疾病，神经痛可短至数秒或数十秒，频繁发作；偏头痛常持续数小时或1～2d；慢性持续性头痛以器质性病变多见，如头部邻近器官（眼、鼻、耳）的疾病，可持续多日；而持续性进行性头痛，则可见于颅内高压、占位性病变；但神经症的头痛可长年不断，波动性较大，随着情绪或体内外因素而变化；早晨头痛加剧者，主要是颅内压增高所致，但也可见于炎性分泌物蓄积的额窦炎或筛窦炎；丛集性头痛多在每日睡眠中发生。

3. 头痛的性质

一般不同原因的头痛各有特性，如电击样或刀割样的放射性疼痛多为神经痛；搏动性跳痛，常见于血管性头痛，尤以偏头痛为典型；眼、耳、鼻疾病所伴发者，大多数是胀痛或钝痛；抑郁症、神经症则是隐隐作痛，时轻时重。

4. 头痛的程度

头痛严重程度不能直接反映病变的严重程度，但可受病变部位、对痛觉敏感结构的侵害情况、个体反应等因素的影响。通常剧烈头痛见于神经痛、偏头痛、脑膜炎、蛛网膜下隙出血等；中等度头痛，主要出现于占位性病变；轻度头痛，可见于神经症及某些邻近器官（耳、眼、鼻）病变。

5. 头痛发生的速度及影响因素

急性突发性头痛，多为脑出血、蛛网膜下隙出血等；亚急性发生的头痛可见于颅内感染；缓慢发生的头痛见于紧张型头痛；而呈进行性加重者，多为颅内占位性病变；反复发作的头痛多为血管性头痛。咳嗽、用力或头部转动，常使颅内压增高而头痛加剧；直立位可使紧张型头痛、低颅压性头痛等加重，而使丛集性头痛减轻；压迫颞、额部动脉或颈总动脉可使血管性头痛减轻。

6. 伴随症状

头痛时伴恶心、呕吐、面色苍白、出汗、心悸等自主神经症状，主要见于偏头痛；头痛伴进行性加剧的恶心、呕吐，常为颅内高压的征兆；体位变化时出现头痛加重或意识障碍，见于脑室内肿瘤、后颅窝或高颈段病变；头痛发作时伴有视力障碍、复视，多为偏头痛；头痛伴眼底视盘水肿或出血，常为颅内高压症或高血压性脑病；头痛伴明显眩晕，多见于后颅窝病变；在头痛早期出现精神症状，如淡漠或欣快，可能为额叶病变。

7. 其他病史

必须注意全身其他系统器官的病史，尚应该了解清楚家族史、用药史、外伤史、手术史、月经及烟酒嗜好等情况。

（二）体征

可以引起头痛的疾病甚多，临床检查比较复杂，通常必须包括下列几方面。

1. 内科检查

许多内脏器官或系统的疾患可发生头痛，除了测量体温、血压、呼吸等一般项目外，应按系统详细检查。如高血压、感染性疾病的发热、中暑、缺氧（如一氧化碳中毒）、慢性肺部疾患的高碳酸血症、严重贫血或红细胞增多症等，均可因脑血流增加而致头痛；而内源性和外源性毒素作用、大量饮酒，则可因脑血管扩张而出现头痛。

2. 五官检查

头部邻近器官的疾病也是头痛常见的原因，因此，对头痛患者应仔细检查五官的情况，以便及时查出有关的疾患。如在眼部的视神经炎、儿童的屈光不正、青光眼、眼部表浅炎症（结膜炎、角膜炎、睑板腺炎、泪囊炎等）及眶部组织的炎症，在耳鼻喉方面有鼻炎、鼻窦炎、咽炎、中耳炎或鼻咽部肿瘤，另外颞颌关节病及严重的牙病也可反射性引起头痛。

3. 神经系统检查

颅内许多疾病均可引起头痛，故全面的神经系统检查是非常重要的，必须逐项进行，其中头颈部及颅神经尤应仔细检查。通过对阳性体征的综合分析，大多可推断病变的部位，如颅内占位性病变、急性脑血管病、脑或脑膜的炎症等。

4. 精神检查

有不少精神科疾病可伴有头痛。神经症是最常见的，头痛部位多变，疼痛的程度与心境的好坏密切相关；隐匿性抑郁症的情绪症状可被躯体症状所掩盖，常呈一些包括头痛在内的全身不典型的疼痛，有些患者拒绝探讨心理和情绪的问题，仅以头痛为唯一主诉。因此，在排除了器质性病变后还应考虑到某些精神因素，需经过仔细的精神检查才能发现其原因。

（三）辅助检查

为了彻底查明引起头痛的病变原因，必须进行有关的辅助检查，但应根据患者的具体情况和客观条件来选择性地应用。

1. 颅脑方面

为排除或明确颅内病变，通常根据病情和医疗单位的条件来选择相应的检查，如颅X线摄片（包括颅底、内听道）、脑电图、经颅多普勒超声检查、脑血管造影、放射性核素脑扫描、CT或磁共振成像等。必须指出脑脊液检查，对确定颅内炎症和出血（特别是蛛网膜下隙出血）有重要价值，但若怀疑肿瘤等占位性病变，特别是后颅窝的占位性病变，务必谨慎从事，防止导致脑疝的危险。

2. 内科方面

依据临床表现及体格检查所提供的线索，根据需要选择必要的检查，如血常规、尿常规、血糖、血沉、尿素氮、肝功能、血气分析、心电图及内分泌功能等检查。

3. 五官方面

五官方面主要是眼、耳、鼻、喉及口腔等专科检查，以检查出可能引起头痛的有关疾病。

三、鉴别诊断

头痛病因众多，多以病因结合发病机制来分类，诊断时首要根据临床特点来决定的。

（一）原发性头痛

1. 偏头痛

偏头痛青年女性多见，多有家族史，特征为突然发作性头部剧烈疼痛，可自行或药物缓解，间歇期无症状，易复发。

(1)有先兆的偏头痛：临床较少见，多有家族史，常在青春期发病，呈周期性发作，发作过程分4期：①先兆期：在头痛发作前10～20 min出现视觉先兆，如闪光、暗点、黑蒙，少数可出现烦躁、眩晕、言语含糊、口唇或手指麻木等；②头痛前期：颅外动脉扩张引起的搏动性头痛，多位于一侧的前头部，也可为双侧或两侧交替；③头痛极期：头痛剧烈，范围可扩散，伴面色苍白、恶心、呕吐、畏光，症状持续数小时或1～2 d，数日不缓解者，称为偏头痛持续状态；④头痛后期：头痛渐减轻，多转为疲劳感、思睡，有时见兴奋、欣快，1～2 d后消失。

(2)无先兆的偏头痛：临床最多见，先兆症状不明显，头痛程度较有先兆的偏头痛轻，持续时间较长，可持续数日。

(3)特殊类型偏头痛：临床上很少见。①基底动脉型偏头痛：常见于青年女性，与经期有密切关系，先兆症状累及脑干、小脑和枕叶，类似基底动脉缺血的表现，如视力障碍、眩晕、耳鸣、共济失调、构音障碍等，数分钟至半小时后出现枕部搏动性头痛，伴恶心、呕吐，甚至出现短暂意识障碍；②眼肌瘫痪型偏头痛：头痛以眼眶和球后部为主，头痛减轻后出现同侧眼肌瘫痪，常表现为动眼神经麻痹，数小时至数周内恢复；③偏瘫型偏头痛：头痛发作的同时或过后出现同侧或对侧肢体不同程度的瘫痪，并可持续一段时间，脑电图可见瘫痪对侧半球出现慢波。

2. 丛集性头痛

丛集性头痛青壮年男性多见，多无家族史。特征为无先兆的突然一侧头痛，起于眶周或球后，向同侧颅顶、颜面部扩散，伴同侧结膜充血、流泪、鼻塞、面红。多在夜间睡眠中突然发生，每次持续数十分钟至数小时；每天一至数次，并规律地在相同的部位和每天相同的时间出现，饮酒、精神紧张或服用血管扩张剂可诱发，丛集期持续3～6周。间隔数月或数年后再发。

3. 紧张型头痛

紧张型头痛是慢性头痛中最常见的一种，主要是由于精神紧张或因特殊头位引起的头颈部肌肉的持久性收缩所致，可发生于枕部、双颞部、额顶部或全头部，有时还可扩散至颈、肩及背部，呈压迫、沉重、紧束样钝痛，颈前后屈伸可诱发，局部肌肉可有压痛和僵硬感。头痛虽然可影响日常生活，但很少因头痛而卧床不起。通常持续数日至数月，常伴紧张、焦虑、烦躁及失眠，很少有恶心、呕吐。

（二）继发性头痛

1. 颅内压变动性头痛

由于颅内压改变，牵引颅内疼痛敏感结构（主要是血管）引起头痛。颅内高压性头痛大多为全头痛，在晨间和疲劳后加剧，咳嗽、喷嚏、低头、屏气用力时，促使头痛加重，幕上占位性病变常以额颞部头痛为多，幕下占位性病变以后枕部头痛为著。颅内低压性头痛常见于腰穿后，偶见于脱水、禁食、腹泻后，部分患者原因不明，为额部或枕部持续性胀痛、钝痛，直立时加剧，平卧后减轻或消失，卧床和补盐可使症状消失。

2. 颅脑损伤性头痛

此病多为受伤部位的头皮、脑膜神经受损或压迫，如颅骨骨折、继发性蛛网膜下隙出血、硬膜下血肿等。

3. 感染引起的头痛

中枢神经系统或全身性感染性疾病均可出现头痛，多为枕部痛，后转为全头痛，性质为钝痛或搏动性，活动后加剧，下午和夜间较重，体温、血象和病原学检查常可提供感染的证据。脑膜炎的头痛可因直立或屈颈而加剧，卧位时减轻，随炎症消退而缓解。

4. 头部邻近器官组织病变的头痛

头部附近的器官病变也可引起头痛，常有扩散性疼痛，如眼部病变多在眶及额部疼痛，鼻、鼻窦及咽部所致多为额部或额颞部疼痛，严重牙痛也扩散至同侧额颞部。

5. 全身性疾病的头痛

发热、中毒、缺氧、高血压、高碳酸血症均可通过增加脑血流，甚至扩张脑血管而引起头痛，同时具有全身各系统功能障碍的征象；常为持续性全头部搏动性疼痛，早晨较重，低头或屏气用力时加剧。

6. 脑血管病变导致的头痛

此病见于脑出血、颅内动脉瘤、脑动脉炎、脑动脉硬化、脑血管畸形，可伴有相应的定位体征。颞动脉炎常呈持续性和搏动性颞部疼痛，平卧位时加剧，常有视力损害，颞动脉明显扩张、隆起、压痛。

7. 精神性头痛

神经症、抑郁症等，经常出现头痛，部位不定，性质多样，呈钝痛、胀痛，易受环境和情绪的影响，持续数周甚至数年，常伴记忆力、注意力及睡眠等精神方面的症状。

四、辨证论治

（一）风寒头痛
主证：头痛时作，痛连项背，恶风畏寒，遇风尤剧、常喜裹头、口不渴、苔薄白、脉浮。

治则：疏风散寒。

方药：川芎茶调散——川芎、荆芥、薄荷、羌活、细辛、白芷、防风、甘草。兼有寒邪侵犯厥阴，用吴茱萸汤去人参、大枣，加姜半夏、藁本、川芎等。

（二）风热头痛
主证：头痛面胀，甚则头痛如裂，发热恶风，面红目赤，口渴欲饮，便秘溲黄，舌质红苔黄，脉数。

治则：疏风清热。

方药：芎芷石膏汤——川芎、白芷、石膏、菊花、藁本、羌活。兼有热盛者加黄芩、薄荷、山栀；热盛伤津加知母、石斛、天花粉；大便秘结，口鼻生疮合用黄连上清丸加大黄、芒硝。

（三）风湿头痛
主证：头痛如裹，肢体困重，纳呆胸闷，小溲不利，大便或溏，苔白腻，脉濡。

治则：祛风胜湿。

方药：羌活胜湿汤——羌活、独活、川芎、蔓荆子、防风、甘草。若湿重纳呆，胸闷便溏者加苍术、厚朴、枳壳、陈皮。若恶心呕吐加半夏、生姜。头痛发于夏季，暑湿内侵，身热汗出，口渴胸闷者可用黄连香薷饮去扁豆加藿香、佩兰、蔓荆子、荷叶、竹茹、知母等。

（四）肝阳头痛
主证：头痛而眩，心烦易怒，夜眠不宁或兼胁痛，面红目赤，口苦舌红，苔薄黄，脉弦有力。

治则：平肝潜阳。

方药：天麻钩藤饮——天麻、钩藤、石决明、川牛膝、桑寄生、杜仲、山栀、黄芩、益母草、朱茯神、夜交藤。若肝肾阴虚加生地、何首乌、女贞子、枸杞子、旱莲草、石斛。肝火偏旺加龙胆草、山栀、夏枯草。

（五）肾虚头痛
主证：头痛且空，眩晕，腰痛酸软，神疲乏力，遗精带下，耳鸣，舌红少苔，脉细无力。

治则：养阴补肾。

方药：大补元煎——人参、炒山药、熟地、龟板、猪脊髓，兼有外感寒邪可用麻黄附子细辛汤。

（六）血虚头痛
主证：头痛头晕，心悸不宁，神疲乏力，面色苍白，舌淡苔薄白，脉细弱。

治则：滋阴养血。

方药：加味四物汤——当归、白芍、川芎、蔓荆子、菊花、黄芩、甘草。气虚明显者加黄芪、白术。肝血不足、肝阳上亢加钩藤、石决明、牡蛎、女贞子。

（七）痰浊头痛
主证：头痛昏蒙，胸脘满闷，呕吐痰涎，舌苔白腻，脉滑或弦滑。

治则：化痰降逆。

方药：半夏白术天麻汤——半夏、白术、天麻、陈皮、茯苓、甘草、生姜、大枣。痰湿久郁化热去白术加黄芩、竹茹、枳实。

（八）瘀血头痛

主证：头痛经久不愈，痛处固定不移，痛如椎刺，或有头部外伤史，舌质紫，脉细或细涩。

治则：活血化瘀。

方药：通窍活血汤——赤芍药、川芎、桃仁、麝香、老葱、鲜姜、大枣、酒，兼有寒邪加细辛、桂枝，以温经通络散寒。

五、其他疗法

（1）夏枯草30 g，水煎服，或用菊花6～10 g，决明子10 g，开水冲泡，每日代茶常饮，适用于肝阳上亢之头痛。

（2）川芎、蔓荆子各10 g，水煎服，适用风邪上犯的头痛。

（3）制川草乌各10 g，白芷、僵蚕各6 g，生甘草9 g，研细末，分成6包，每日1包，分3次用绿茶茶送服，适用于顽固性风寒头痛。

（4）全蝎、地龙、甘草各等分，研末，每服3 g，一日3次，适用于顽固性头痛。

（5）白凤仙一株捣烂，火酒浸，露七夕，去渣、饮酒，治寒湿性头痛。

（6）山羊角15～30 g（锉成细末，先煎），白菊花12 g，川芎6 g，水煎服，治偏头痛。

（7）白附子3 g，葱白15 g，白附子研细末，与葱白捣成泥状，取如黄豆大一粒，堆成小圆形纸上，贴在痛侧太阳穴处，约1 h左右取下，治偏正头痛。

（8）蓖麻同乳香、食盐捣，贴在太阳穴上治气郁头痛。

（9）鹅不食草30 g，白芷15 g，冰片1.5 g，共研细末备用，发作时用棉球蘸药粉少许塞鼻孔，适应于偏头痛。

（10）针灸：近取印堂、攒竹；远取合谷、内庭用治前额痛；近取太阳、悬颅，远取外关、足临泣治侧头痛；近取天柱，远取后溪、申脉治后头痛；近取百会，远取太冲、内关、涌泉，治头顶痛；取风池、百会、太冲治肝阳头痛；取百会、气海、肝俞、脾俞、肾俞、合谷、足三里治气血不足之头痛。

（11）穴位注射法。①取穴：风池或压痛点；②方法：采用普鲁卡因和咖啡因混合液（25%普鲁卡因3.5 mL，咖啡因0.5 mL）注入风池，每穴0.5～1 mL，或在压痛点内注入0.1 mL；③疗程：隔3～5日1次，5次为1个疗程。本法适用顽固性头痛。

（12）耳针法。①取穴：枕、额、颞、皮质下、脑、神门；②方法：每次取2～3穴，留针20～30 min，间隔5 min行针一次，或埋针3～7 d，顽固性头痛可在耳背静脉放血；③疗程：毫针隔1～2 d 1次，埋针3～7 d 1次，5～7次为1个疗程。

六、预防调护

（1）平时生活应有规律，起居有常，参加体育锻炼，增强体质，避免精神刺激，保护情志舒畅。

（2）饮食有节，宜食清淡，以免过食肥甘，损伤脾胃，聚湿生痰。痰浊中阻，清阳不展，肝阳上亢者，禁食公鸡、猪头肉、螃蟹、虾等以免动风，使病情加重。

（3）头痛剧烈者，宜卧床休息，环境要清静，光线不要过强。

第四节　昏迷

一、诊断思路

昏迷是脑功能衰竭的突出表现，是各种病因引起的觉醒状态与意识内容以及身体运动均完全丧失的一种极严重的意识障碍，对剧烈的疼痛刺激也不能觉醒。

意识是自己处于觉醒状态，并能认识自己与周围环境。人的意识活动包括"觉醒状态"与"意识内容"两个不同但又相互有关的组成部分。前者是指人脑的一种生理过程，即与睡眠呈周期性交替的清醒状态，

第二章 神经外科疾病常见临床表现

属皮质下激活系统的功能；后者是指人的知觉、思维、情绪、记忆、意志活动等心理过程（精神活动），还有通过言语、听觉、视觉、技巧性运动及复杂反应与外界环境保持联系的机敏力，属大脑皮质的功能。意识正常状态即意识清醒，表现为对自身与周围环境有正确理解，对内外环境的刺激有正确反应，对问话的注意力、理解程度以及定向力和计算力都是正常的。意识障碍就是意识由清醒状态向着昏迷转化，是指觉醒水平、知觉、注意、定向、思维、判断、理解、记忆等许多心理活动一时性或持续性的障碍。尽管痴呆、冷漠、遗忘、失语等，都是意识内容减退的表现，但只要在其他行为功能还能做出充分和适当的反应，就应该认为意识还是存在的。

按照生理与心理学基础可将意识障碍分为觉醒障碍和意识内容障碍两大类。根据检查时刺激的强度和患者的反应，可将觉醒障碍区分为以下5级：①嗜睡：主要表现为病理性睡眠过深，患者意识存在，对刺激有反应，瞳孔、角膜、吞咽反射存在，唤醒后可作正确回答，但随即入睡，合作欠佳。②昏睡或朦胧：这是一种比嗜睡深而又较昏迷稍浅的意识障碍。昏睡时觉醒水平、意识内容及随意运动均减至最低程度。患者不能自动醒转，在持续强烈刺激下能睁眼、呻吟、躲避，意识未完全丧失，对刺激反应时间持续很短，浅反射存在，可回答简单问题，但常不正确。③浅昏迷：仅对剧痛刺激（如压迫眶上神经）稍有防御性反应，呼之偶应，但不能回答问题，深浅反射存在（如吞咽、咳嗽、角膜和瞳孔光反射）。呼吸、血压、脉搏一般无明显改变。④中度昏迷：对强烈刺激可有反应，浅反射消失，深反射减退或亢进，瞳孔光反射迟钝，眼球无转动，呼吸、血压、脉搏已有明显改变，常有尿失禁。⑤深昏迷：对一切刺激均无反应，瞳孔光反射迟钝或消失，四肢张力消失或极度增高，并有尿潴留，呼吸不规则，血压下降。

意识内容障碍常见于以下三种：①意识混浊：包括觉醒与认识两方面的障碍，为早期觉醒功能低下，并有认识障碍、心烦意乱、思考力下降、记忆力减退等，表现为注意力涣散，感觉迟钝，对刺激的反应不及时，不确切，定向不全。②精神错乱：患者对周围环境的接触程度障碍，认识自己的能力减退，思维、记忆、理解与判断力均减退，言语不连贯并错乱，定向力亦减退，常有胡言乱语、兴奋躁动。③谵妄状态：表现为意识内容清晰度降低，伴有睡眠-觉醒周期紊乱和精神运动性行为。除了上述精神错乱以外，尚有明显的幻觉、错觉和妄想。幻觉以视幻觉最为常见，其次为听幻觉。幻觉的内容极为鲜明、生动和逼真，常具有恐怖性质。因而，患者表情恐惧，发生躲避、逃跑或攻击行为，以及运动兴奋等。患者言语可以增多，不连贯，或不易理解，有时则大喊大叫。谵妄或精神错乱状态多在晚间加重，也可具有波动性，发作时意识障碍明显，间歇期可完全清楚，但通常随病情变化而变化，持续时间可数小时、数日甚至数周不等。

（一）病史和检查

任何原因所致的弥漫性大脑皮质和（或）脑干网状结构的损害或功能抑制均可造成意识障碍和昏迷。因此，对昏迷的诊断需要详询病史、细致而全面的体检以及必要的辅助检查。

病史应着重了解：①发生昏迷的时间、诱因、起病缓急、方式及其演变过程。如突然发生、进行性加剧、持续性昏迷者，常见于急性出血性脑血管病、急性感染中毒、严重颅脑损伤等；缓慢起病、逐渐加重多为颅内占位性病变、代谢性脑病等。②昏迷的伴随症状以及相互间的关系。如首先症状为剧烈头痛者要考虑蛛网膜下隙出血、脑出血、脑膜炎，高热、抽搐起病者结合季节考虑乙型脑炎、流行性脑脊髓膜炎，以精神症状开始应考虑脑炎、额叶肿瘤等，老年患者以眩晕起病要考虑小脑出血或椎-基底动脉系的缺血。③昏迷发生前有无服用药物、毒物或外伤史，既往无类似发作，如有则应了解此次与既往发作的异同。④既往有无癫痫、精神疾患、长期头痛、视力障碍、肢体运动受限、高血压和严重的肝、肾、肺、心脏疾患以及内分泌代谢疾病等。

体格检查时，应特别注意发现特异性的体征，如呼吸气味（肝臭、尿臭、烂苹果、酒精、大蒜等）、头面部伤痕、皮肤瘀斑、出血点、蜘蛛痣、黄疸、五官流血、颈部抵抗、心脏杂音、心律失常、肺部哮鸣音、水泡音、肝脾肿大、腹水征等，以及生命体征的变化。全面的神经系统检查应偏重于神经定位体征和脑干功能的观察：①神经定位体征：肢体瘫痪如为单肢瘫或偏瘫则为大脑半球病变，如为一侧颅神经麻痹（如面瘫）伴对侧偏瘫即交叉性瘫则为脑干病变。双眼球向上或向下凝视，为中脑病变；眼球一上一下，多为小脑病变；双眼球向偏瘫侧凝视，为脑干病变，向偏瘫对侧凝视，为大脑病变；双眼球浮动提示脑干功能尚存，而呈钟摆样活动，提示脑干已有病变（如脑桥出血），双眼球固定则示脑干功能广泛受累；水平性或旋转性眼球震颤见于小脑或脑干病变，而垂直性眼球震颤见于脑干病变。②脑干功能观察：主要观察某些重要的脑干反射以及呼吸障碍类型，以判断昏迷的程度，也有助于病因诊断。双侧瞳孔散大，光反射消失，提示已累及中脑，也见于严重缺氧及颠茄、阿托品、氰化物中毒；一侧瞳孔散大，光反射消失，提示同侧中脑病变或颞叶钩回疝；双侧瞳孔缩小见于安眠药、有机磷、吗啡等中毒以及尿毒症，也见于脑桥、脑室出血。垂直性头眼反射（头后仰时两眼球向下移动，头前屈时两眼球向上移动）消失，提示已累及中脑；睫毛反射、角膜反射、水平性头眼反射（眼球偏向头转动方向的对侧）消失，提示已累及脑桥；吞咽反射、咳嗽反射消失，提示已累及延髓；呼吸障碍如潮式呼吸，提示累及大脑深部及脑干上部，也见于严重心力衰竭；过度呼吸提示已累及脑桥，也见于代谢性酸中毒、低氧血症和呼吸性碱中毒；叹息样抑制性呼吸提示已累及延髓，也见于大剂量安眠药中毒。③其他重要体征包括眼底检查、脑膜刺激征等。实验室检查与特殊检查应根据需要选择进行，但除三大常规外，对于昏迷患者，血液电解质、尿素氮、$CO_2 CP$、血糖等应列为常规检查；对病情不允许者必须先就地抢救，视病情许可后再进行检查。脑电图、头部CT和MRI，以及脑脊液检查对昏迷的病因鉴别有重要意义。

（二）判断是否为昏迷

临床上可见到特殊类型的意识障碍，呈现意识内容活动丧失而觉醒能力尚存。患者表现为双目睁开，眼睑开闭自如，眼球无目的地活动，似乎给人一种意识清醒的感觉；但其知觉、思维、情感、记忆、意识及语言等活动均完全丧失，对自身及外界环境不能理解，对外界刺激毫无反应，不能说话，不能执行各种动作命令，肢体无自主运动，称为睁眼昏迷或醒状昏迷，常见于以下三种情况。

1. 去大脑皮质状态

去大脑皮质状态是由于大脑双侧皮质发生弥漫性的严重损害所致。特点是皮质与脑干的功能出现分离现象：大脑皮质功能丧失，对外界刺激无任何意识反应，不言不语；而脑干各部分的功能正常，患者眼睑开闭自如，常睁眼凝视（即醒状昏迷），痛觉灵敏（对疼痛刺激有痛苦表情及逃避反应），角膜与瞳孔对光反射均正常。四肢肌张力增高，双上肢常屈曲，双下肢伸直（去皮质强直），大小便失禁，还可出现吸吮反射及强握反射，甚至伴有手足徐动、震颤、舞蹈样运动等不随意运动，双侧病理征阳性。

2. 无动性缄默

无动性缄默或称运动不能性缄默，以不语、肢体无自发运动，但却有眼球运动为特征的一种特殊类型意识障碍。可由于丘脑下部－前额叶的多巴胺通路受损，使双侧前额叶得不到多巴胺神经元的兴奋冲动而引起。但临床上以间脑中央部或中脑的不完全损害，使正常的大脑皮质得不到足够的脑干上行网状激活系统兴奋冲动所致者更为常见。有人把前种原因所致者称无动性缄默Ⅰ型，后者称无动性缄默Ⅱ型。主要表现为缄默不语或偶有单语小声稚答语，安静卧床，四肢运动不能，无表情活动，但有时对疼痛性刺激有躲避反应，也有睁眼若视、吞咽等反射活动，有觉醒－睡眠周期存在或过度睡眠现象。

3. 持续性植物状态

严重颅脑损伤后患者长期缺乏高级精神活动的状态，能维持基本生命功能，但无任何意识心理活动。

神经精神疾病所致有几种貌似昏迷状态：①精神抑制状态：常见于强烈精神刺激后或癔症性昏睡发作，患者表现出僵卧不语，对刺激常无反应，双眼紧闭，扳开眼睑时有明显抵抗感，并见眼球向上翻动，放开后双眼迅速紧闭，瞳孔大小正常，光反射灵敏，眼脑反射和眼前庭反射正常，无病理反射，脑电图呈现觉醒反应，经适当治疗可迅速复常。癔症性昏睡，多数尚有呼吸急促，也有屏气变慢，检查四肢肌张力增高，对被动活动多有抵抗，有时四肢伸直、屈曲或挣扎、乱动。常呈阵发性，多属一过性病程，在暗示治疗后可迅速恢复。②闭锁综合征：是由于脑桥腹侧的双侧皮质脊髓束和支配第Ⅴ颅神经以下的皮质延髓束受损所致。患者除尚有部分眼球运动外，呈现四肢瘫，不能说话和吞咽，表情缺乏，就像全身被闭锁，但可理解语言和动作，能以睁眼、闭眼或眼垂直运动示意，说明意识清醒，脑电图多正常；多见于脑桥腹侧的局限性小梗死或出血，亦可见于颅脑损伤、脱髓鞘疾病、肿瘤及炎症，少数为急性感染后多发性神经变性、多发性硬化等。③木僵：常见于精神分裂症，也可见于癔症和反应性精神病。患者不动、不语、不食,对强烈刺激也无反应,貌似昏迷或无动性缄默,实际上能感知周围事物,并无意识障碍,多伴有蜡样弯曲和违拗症等,部分患者有紫绀、流涎、体温过低和尿潴留等自主神经功能失调,脑干反射正常。④发作性睡病:是一种睡眠障碍性疾病。其特点是患者在正常人不易入睡场合下,如行走、骑自行车、工作、进食、驾车等时均能出现难以控制的睡眠,其性质与生理性睡眠无异,持续数分钟至数小时,但可随时唤醒。⑤昏厥:仅为短暂性意识丧失,一般数秒至 1 min 即可完全恢复;而昏迷的持续时间更长,一般为数分钟至若干小时以上,且通常无先兆,恢复也慢。⑥失语:完全性失语的患者,尤其是伴有四肢瘫痪时,对外界的刺激均失去反应能力,如同时伴有嗜睡,更易误诊为昏迷。但失语患者对给予声光及疼痛刺激时,能睁眼,能以表情来示意其仍可理解和领悟,表明其意识内容存在,或可有喃喃发声,欲语不能。

(三) 昏迷程度的评定

目前国内外临床多根据格拉斯哥昏迷评分(Glasgow coma scale,GCS)进行昏迷计分。

1. 轻型

GCS 13 ~ 15 分,意识障碍 20 min 以内。

2. 中型

GCS 9 ~ 12 分,意识障碍 20 min 至 6 h。

3. 重型

GCS 3 ~ 8 分,意识障碍至少 6 h 以上或再次昏迷者。有人将 GCS 3 ~ 5 分定为特重型。

GCS 昏迷评分标准:

自动睁眼	4	正确回答	5	按吩咐动作	6
呼唤睁眼	3	错误回答	4	刺痛能定位	5
刺痛睁眼	2	语无伦次	3	刺痛时躲避	4
不睁眼	1	只能发音	2	刺痛时屈曲	3
		不能言语	1	刺痛时过伸	2
				肢体不动	1

昏迷的判定以患者不能按吩咐动作、不能说话、不能睁眼为标准,一旦能说话或睁眼视物就是昏迷的结束。除外因醉酒、服大量镇静剂或癫痫发作后所致昏迷。

(四) 脑死亡

脑死亡又称不可逆性昏迷,是颅内结构的最严重损伤,一旦发生,即意味着生命的终止。许多国家制定出脑死亡的诊断标准,归纳起来如下:①自主呼吸停止;②深度昏迷,患者的意识完全丧失,对一切刺激全无知觉,也不引起运动反应;③脑干反射消失(眼脑反射、眼前庭反射、光反射、角膜反射和吞咽反射、瞬目和呕吐动作等均消失);④脑生物电活动消失,EEG 呈电静止,AEP 和各波消失。如有脑生物活动可否定脑死亡诊断,但中毒性等疾患时,EEG 可呈直线而不一定是脑死亡。上述条件经 6 ~ 12 h 观察和重复检查仍无变化,即可确立诊断。

二、病因分类

昏迷的病因诊断极其重要,通常必须依据病史、体征和神经系统检查,以及有关辅助检查,经过综合分析,做出病因诊断。

(一) 确定是颅内疾病或全身性疾病

1. 颅内疾病

位于颅内的原发性病变,在临床上通常先有大脑或脑干受损的定位症状和体征,较早出现意识障碍和精神症状,伴明显的颅内高压症和脑膜刺激征,提示颅内病变的有关辅助检查如头 CT、脑脊液等通常有阳性发现。①主要呈现局限性神经体征,如颅神经损害、肢体瘫痪、局限性抽搐、偏侧锥体束征等,常见于脑出血、梗死、脑炎、外伤、占位性病变等;②主要表现为脑膜刺激征而无局限性神经体征,最多见于脑膜炎、蛛网膜下隙出血等。

2. 全身性疾病

全身性疾病又称继发性代谢性脑病。其临床特点：先有颅外器官原发病的症状和体征，以及相应的实验室检查阳性发现，后才出现脑部受损的征象。由于脑部受损为非特异性或仅是弥散性机能障碍，临床上一般无持久和明显的局限性神经体征和脑膜刺激征，主要是多灶性神经机能缺乏的症状和体征，且大都较对称。通常先有精神异常，意识内容减少。一般是注意力减退，记忆和定向障碍，计算和判断力降低，尚有错觉、幻觉，随病程进展，意识障碍加深。脑脊液改变不显著，头CT等检查无特殊改变，不能发现定位病灶。常见病因有急性中毒、内分泌与代谢性疾病、感染性疾病、物理性与缺氧性损害等。

（二）根据脑膜刺激征和脑局灶体征进行鉴别

1. 脑膜刺激征（+），脑局灶性体征（-）

（1）突发剧烈头痛：蛛网膜下隙出血（脑动脉瘤、脑动静脉畸形破裂等）。

（2）急性发病：以发热在先，如化脓性脑膜炎、乙型脑炎、其他急性脑炎等。

（3）亚急性或慢性发病：真菌性、结核性、癌性脑膜炎。

2. 脑膜刺激征（-），脑局灶性体征（+）

（1）突然起病者：如脑出血、脑梗死等。

（2）以发热为前驱症状：如脑脓肿、血栓性静脉炎、各种脑炎、急性播散性脑脊髓炎、急性出血性白质脑病等。

（3）与外伤有关：如脑挫伤、硬膜外血肿、硬膜下血肿等。

（4）缓慢起病：颅内压增高、脑肿瘤、慢性硬膜下血肿、脑寄生虫等。

3. 脑膜刺激征（-），脑局灶性体征（-）

（1）有明确中毒原因：如酒精、麻醉药、安眠药、CO中毒等。

（2）尿检异常：尿毒症、糖尿病、急性尿卟啉症等。

（3）休克状态：低血糖、心肌梗死、肺梗死、大出血等。

（4）有黄疸：肝性脑病等。

（5）有紫绀：肺性脑病等。

（6）有高热：重症感染、中暑、甲状腺危象等。

（7）体温过低：休克、酒精中毒、黏液性水肿昏迷等。

（8）头部外伤：脑挫伤等。

（9）癫痫。

根据辅助检查进一步明确鉴别。

三、急诊处理

（一）昏迷的最初处理

1. 保持呼吸道通畅

窒息是昏迷患者致死的常见原因之一。通常引起缺氧窒息的原因有头部位置不当、咽气管分泌物填塞、舌后坠及各种原因引起的呼吸麻痹等。有效方法：①仰头抬颏法：食指和中指托起下颏，使下颏前移，舌根离开咽喉后壁，气道即可通畅，简单易行，效果好；②仰头抬颈法：一手置于额部使头后仰，另一手抬举后颈，打开气道；③对疑有颈部损伤者，仅托下颏，以免损伤颈髓；④如有异物，需迅速清除，或在其背后猛击一下，如仍无效，则采用Heimlich动作；⑤放置口-咽通气道；⑥气管插管或气管切开；⑦清除口腔内异物；⑧鼻导管吸氧或呼吸机辅助呼吸。

2. 维持循环功能

脑血灌注不足影响脑对糖和氧等能源物质的摄取与利用，加重脑损害。因此，尽早开放静脉，建立输液通路，以利抢救用药和提供维持生命的能量。

3. 使用纳洛酮

纳洛酮是吗啡受体拮抗剂，能有效地拮抗β-内啡肽对机体产生的不利影响。应用纳洛酮可使昏迷和呼吸抑制减轻，常用剂量每次 0.4～0.8 mg，静注或肌注，无反应可隔 5 min 重复用药，直达效果；亦可用大剂量纳洛酮加入 5% 葡萄糖液缓慢静点，静脉给药 2～3 min（肌注 15 min）起效，持续 45～90 min。

（二）昏迷的基本治疗

1. 将患者安置在有抢救设备的重症监护室

原则上应将患者安置在有抢救设备的重症监护室内，以便于严密观察，抢救治疗，加强护理。

2. 病因治疗

针对病因采取及时果断措施是抢救成功的关键。

3. 对症处理

①控制脑水肿、降低颅内压；②维持水电解质和酸碱平衡；③镇静止痉（抽搐、躁动者）。

4. 抗生素治疗

预防感染，及时做痰、尿、血培养及药敏试验。

5. 脑保护剂应用

能减少或抑制自由基的过氧化作用，降低脑代谢从而阻止细胞发生不可逆性改变，形成对脑组织起保护作用。

6. 脑代谢活化剂应用

临床上主要用促进脑细胞代谢、改善脑功能的药物，即脑代谢活化剂。

7. 改善微循环，增加脑灌注

对无出血倾向，由于脑缺氧或缺血性脑血管病引起的昏迷，可用降低血液黏稠度和扩张脑血管的药物，以改善微循环和增加脑灌注，帮助脑功能恢复。

8. 高压氧治疗

提高脑组织与脑脊液的氧分压，纠正脑缺氧，减轻脑水肿，降低颅内压，促进意识的恢复。

9. 冬眠低温治疗

使自主神经系统及内分泌系统处于保护性抑制状态，防止机体对致病因子的严重反应，以提高机体的耐受力；同时在低温下，新陈代谢降低，减少耗氧量，提高组织对缺氧的耐受性；且可改善微循环，增加组织血液灌注，从而维护内环境的稳定，以利于机体的恢复。

10. 防治并发症

积极防治各种并发症。

第五节　感觉障碍

感觉是作用于各感受器对各种形式的刺激在人脑中的直接反映。其可分为两类：①普通感觉，包括浅感觉、深感觉和复合感觉（皮质感觉），浅感觉指皮肤、黏膜感受的外部感觉，包括痛觉、温度觉和触觉；深感觉指来自肌肉、肌腱、骨膜和关节的本体感觉，如运动觉、位置觉和振动觉；复合感觉包括实体觉、图形觉、两点辨别觉、皮肤定位觉和重量觉。②特殊感觉，如嗅觉、视觉、味觉和听觉。

一、临床分类

感觉障碍根据其病变的性质可分以下两类。

（一）刺激性症状

感觉径路刺激性病变可引起感觉过敏（量变），也可引起感觉障碍，如感觉倒错、感觉过度、感觉异常及疼痛（质变）。

1. 感觉过敏

感觉过敏是指轻微的刺激引起强烈的感觉，如较强的疼痛感受。

2. 感觉倒错

感觉倒错指非疼痛刺激却诱发疼痛感觉。

3. 感觉过度

一般发生在感觉障碍的基础上，感觉刺激阈增高，达到阈值时可产生一种强烈的定位不明确的不适感，且持续一段时间才消失，见于丘脑和周围神经损害。

4. 感觉异常

在无外界刺激的情况下出现的麻木感、肿胀感、沉重感、痒感、蚁走感、针刺感、电击感、束带感和冷热感等。

5. 疼痛

依病变部位及疼痛特点，疼痛可分为局部性疼痛、放射性疼痛、扩散性疼痛、牵涉性疼痛。

（1）局部性疼痛：如神经炎所致的局部神经痛。

（2）放射性疼痛：神经干、神经根及中枢神经刺激性病变时，疼痛可由局部扩展到受累感觉神经的支配区，如脊神经根受肿瘤或突出的椎间盘压迫，脊髓空洞症引起的痛性麻木。

（3）扩散性疼痛：疼痛由一个神经分支扩散到另一分支支配区产生的疼痛，如手指远端挫伤，疼痛可扩散到整个上肢。

（4）牵涉性疼痛：实属一种扩散性疼痛，是由于内脏和皮肤的传入纤维都汇聚到脊髓后角神经元，故内脏病变的疼痛，是由于内脏和皮肤的传入纤维都汇聚到脊髓后角神经元，故内脏病变的疼痛冲动可扩散到相应的体表节段，而出现感觉过敏区，如心绞痛时引起左胸及左上肢内侧痛，胆囊病变引起右肩痛。

（二）抑制性症状

感觉径路受破坏时出现的感觉减退或缺失。同一部位各种感觉均缺失称为完全性感觉缺失；同一个部位仅某种感觉缺失而其他感觉保存，则称为分离性感觉障碍。

二、临床表现

感觉障碍的临床表现多种多样，病变部位不同，其临床表现各异。

（一）末梢型

肢体远端对称性完全性感觉缺失，呈手套袜子形分布，可伴有相应区的运动及自主神经功能障碍，见于多发性神经病。

（二）周围神经型

感觉障碍局限于某一周围神经支配区，如桡神经、尺神经、腓总神经、股外侧皮神经等受损；神经干或神经丛受损时则引起一个肢体多数周围神经的各种感觉障碍，多发性神经病变时因病变多侵犯周围神经的远端部分故感觉障碍多呈袜或手套状分布，且常伴有运动和自主神经功能障碍。

（三）节段型

1. 单侧节段性完全性感觉障碍（后根型）

后根型见于一侧脊神经根病变（如脊髓外肿瘤），出现相应支配区的节段性完全性感觉障碍，可伴有后根放射性疼痛，如累及前根还可出现节段性运动障碍。

2. 单侧节段性分离性感觉障碍（后角型）

后角型见于一侧后角病变（如脊髓空洞症），表现为相应节段内痛、温度觉丧失，而触觉、深感觉保留。

3. 双侧对称性节段性分离性感觉障碍（前连合型）

前连合型见于脊髓中央部病变（如髓内肿瘤早期及脊髓空洞症）使前连合受损，表现双侧对称性分离性感觉障碍。

（四）传导束型

1. 脊髓半切综合征

表现病变平面以下对侧痛、温觉丧失，同侧深感觉丧失及上运动神经元瘫痪，见于髓外肿瘤早期、脊髓外伤。

2. 脊髓横贯性损害

病变平面以下传导束性全部感觉障碍，伴有截瘫或四肢瘫、尿便障碍，见于急性脊髓炎、脊髓压迫症后期。

（五）交叉型

表现为同侧面部、对侧偏身痛温觉减退或丧失，并伴其结构损害的症状和体征。如小脑后下动脉闭塞所致的延髓背外侧（Wallenberg）综合征，病变累及三叉神经脊束、脊束核及对侧已交叉的脊髓丘脑侧束。

（六）偏身型

脑桥、中脑、丘脑及内囊等处病变均可导致对侧偏身（包括面部）的感觉减退或缺失，可伴有肢体瘫痪或面舌瘫等。丘脑病变时深感觉重于浅感觉，远端重于近端，常伴有自发性疼痛和感觉过度，止痛药无效，抗癫痫药可能缓解。

（七）单肢型

因大脑皮质感觉区分布较广，一般病变仅损及部分区域，故常表现为对侧上肢或下肢感觉缺失，有复合感觉障碍为其特点。皮质感觉区刺激性病灶可引起局部性感觉性癫痫发作。

三、处理

总的说来，感觉障碍的处理有以下两类方式。

（一）代偿法

代偿法就是采用各种措施，补偿患者已减退或丧失的感觉功能，使之免受不良刺激的伤害，主要应从几方面着手：①刺激要反复给予；②刺激的种类要多样化；③根据感觉障碍的恢复情况，循序渐进地进行刺激，不可操之过急；④配合使用视觉、听觉和言语刺激，以加强效果；⑤对有些患者，在刺激后可能会产生不适，应注意有无眩晕、恶心、呕吐、出汗等，是否有情绪变化或异常行为出现等，如有不适应反应，则应立即停止刺激；⑥实施感觉刺激前，应先向患者解释清楚以获得其合作；⑦尽可能把感觉刺激融会在日常活动中进行，如在洗脸时，配合做触觉刺激。

（二）感觉刺激法

使用各种感觉刺激以图促进感觉通路功能的恢复或改善，如触觉刺激、实体觉训练等，要遵循的要点是：①刺激要反复给予；②刺激的种类要多样化；③根据感觉障碍的恢复情况，循序渐进地进行刺激，不可操之过急；④配合使用视觉、听觉和言语刺激，以加强效果；⑤对有些患者，在刺激后可能会产生不适，应注意其反应，如有无眩晕、恶心、呕吐、出汗，是否有情绪变化或异常行为出现等，如有不适反应，则应立即停止刺激；⑥实施感觉刺激前，应先向患者解释清楚以获得其合作；⑦尽可能把感觉刺激融会在日常活动中进行，如在洗脸时，配合做触觉刺激。

四、一般感觉的训练

（一）皮肤感觉的训练

皮肤感觉包括痛、温、触觉，对这些感觉功能进行训练的目的，主要为了使患者学会保护自己不受有害物的伤害。

1. 有痛、温觉障碍的患者

一定要告诫他们，有些物体会在他们没有痛苦知觉的情况下造成伤害。如洗澡时用热水，可能会因温度过高而造成烫伤。因此，一定要学会通过水蒸气的有无或多少来辨别水温的高低，而且在入浴前一定要用健手或让家人试探水温的高低。

2. 进行触觉的刺激与训练

可使用的材料有：①柔软的物品，如法兰织布、羽毛，气球等；②可塑性强的物质，如水、黏土、沙等；③手感粗糙的物品，如各种沙子等；④感觉压力的器材，如把垫子、棉被或治疗球压在身上等。

训练中，可用上述材料在患者身上摩擦或让其触摸、把玩，以体验对各种物体的不同感觉。需要注意的是，训练中，刺激的强度要从最小开始，逐渐增大，要避免过强的刺激，否则会使患者生厌。同时，刺激的部位应从较不敏感的肢体末端开始，慢慢移向肢体近端和躯体。

(二) 躯体感觉意识的训练

有些患者有自身的感觉的障碍，从而导致一系列的动作困难，包括：①对自己身体部位的认识和识别困难，因而不能意识身体的哪部分在动，不能有意识地控制身体动作；②对自己身体特有的空间认识不够完整，因此很难区别宽窄、大小等；③偏侧忽略，即忽略一侧的身体或环境，仿佛那一侧不存在，并由此导致左、右辨认障碍等；④躯体动作缺乏直辖市性和节奏性，导致动作笨拙；⑤手–眼协调不良；⑥不能模仿他人动作。

培养躯体感觉意识的方法：①触觉刺激法，如前所述；②本体感受器刺激法，通过被动运动、挤压和牵伸等手段刺激手腕或肘关节、踝关节、膝关节等处的本体感受器，以加强患者对这些部分的空间位置和运动的意识程度；③身体运动法，如摇晃、旋转、跳跃等活动，可帮助培养平衡感觉，学习空间关系，增强运动觉、前庭觉和本体觉；④使用视、听觉代偿法，配合言语刺激，让患者找中身体各个部分，并反复让其练习辨认和命名躯体的各个部位。

第六节 意识障碍

意识（consciousness）在医学中指大脑的觉醒程度，是中枢神经系统（CNS）对内、外环境刺激做出应答反应的能力，或机体对自身及周围环境的感知和理解能力。意识内容包括定向力、注意力、感知力、思维、记忆力、情感和行为等，是人类的高级神经活动，可通过语言、躯体运动和行为等表达出来。

一、概念

意识障碍（disorders of consciousness）包括意识水平（觉醒或清醒）受损，如昏迷和急性意识模糊状态；以及意识水平正常而意识内容（认知功能）改变，如痴呆和遗忘等。本节讨论的内容是指意识水平下降所致的意识障碍。

二、临床分类

意识水平异常以觉醒障碍为特点，可为上行性网状激活系统或双侧大脑半球急性病变所致。

（一）根据意识障碍程度分类

1. 嗜睡

嗜睡是意识障碍早期表现，唤醒后定向力基本完整，能配合检查，常见于颅内压增高患者。

2. 昏睡

处于较深睡眠，较重的疼痛或言语刺激方可唤醒，模糊地作答，旋即熟睡。

3. 昏迷

意识水平严重下降，是一种睡眠样状态，患者对刺激无意识反应，不能被唤醒。患者的起病状态、症状体征可能提示昏迷的病因。例如，突然起病的昏迷常提示为血管源性，特别是脑干卒中或蛛网膜下隙出血；数分钟至数小时内，由半球体征如偏瘫、偏身感觉障碍或失语等迅速进展至昏迷是颅内出血的特征；较缓慢（数日至1周或更长）出现的昏迷可见于肿瘤、脓肿、脑炎或慢性硬膜下血肿等；先有意识模糊状态或激越性谵妄、无局灶性体征的昏迷可能由于代谢紊乱或中毒所致。临床可分为浅、中、深昏迷（表2-2）。

表2-2 昏迷程度的鉴别

昏迷程度	对疼痛刺激	无意识动作	腱反射	瞳孔对光反射	生命体征
浅昏迷	有反应	可有	存在	存在	无变化
中昏迷	重刺激有反应	很少	减弱或消失	迟钝	轻度变化
深昏迷	无反应	无	消失	消失	明显变化

（二）特殊类型的意识障碍

1. 无动性缄默症（akinetic mutism）

患者对外界刺激无意识反应，四肢不能动，出现不典型去脑强直姿势，肌肉松弛，无锥体束征，无目的睁眼或眼球运动，觉醒-睡眠周期保留或呈过度睡眠，伴自主神经功能紊乱，如体温高、心律或呼吸节律不规则、多汗、尿便潴留或失禁等。为脑干上部或丘脑网状激活系统及前额叶-边缘系统损害所致。

2. 去皮质综合征（decorticate syndrome）

患者无意识地睁眼闭眼，瞳孔对光反射、角膜反射存在，对外界刺激无意识反应，无自发言语及有目的动作，呈上肢屈曲、下肢伸直的去皮质强直姿势，常有病理征，保持觉醒-睡眠周期，可无意识地咀嚼和吞咽。见于缺氧性脑病、脑血管疾病及外伤等导致的大脑皮质广泛损害。

3. 谵妄（delirium）状态

患者的觉醒水平、注意力、定向力、知觉、智能和情感等发生极大紊乱，常伴激惹、焦虑、恐怖、视幻觉和片段妄想等，可呈间歇性嗜睡，有时彻夜不眠；可伴发热，酒精或药物依赖者戒断性谵妄易伴癫痫发作；常见于急性弥漫性脑损害、脑炎和脑膜炎、感染中毒性脑病等。

4. 模糊（confusion）状态

起病较缓慢，定向力障碍多不严重，表现淡漠、嗜睡、注意力缺陷，见于缺血性卒中、肝肾功能障碍引起代谢性脑病、感染及发热、高龄术后患者等。

三、鉴别诊断

临床上昏迷须注意与闭锁综合征（locked-in syndrome）鉴别。后者由于双侧皮质脊髓束及皮质延髓束受损，导致几乎全部运动功能丧失，脑桥及以下脑神经均瘫痪，表现不能讲话和吞咽，四肢瘫，可睁闭眼或用眼球垂直活动示意，看似昏迷，实为清醒，脑电图正常，多见于脑血管病或脑桥中央髓鞘溶解症引起脑桥基底部病变。当检查疑诊昏迷患者时，可让患者做"睁开你的眼睛""向上看""向下看"等动作来进行鉴别。

四、治疗

（一）急救处理

1. 体位

一般取平卧位，头偏向一侧。如颅内压高的患者可抬高床头 30°～45°。

2. 保持呼吸道通畅

患者头偏向一侧，及时清除口、鼻腔的分泌物及呕吐物，深昏迷患者可行气管插管，必要时气管切开。若患者呼吸急促或缓慢时，无论是否伴发绀，都应吸氧，必要时可予人工气囊辅助呼吸。

3. 定时监测生命体征

定时监测体温、脉搏、呼吸及血压的变化，维持有效的呼吸循环功能。

4. 病因治疗

明确病因，积极治疗原发病。休克的患者，应首先纠正休克，给予患者保暖，静脉补充液体，保持有效的微循环，必要时应用抗休克药物。药物中毒者应及时催吐洗胃、导泻，大量输液以促进毒物的排除。颅内占位病变者如有手术指征应尽快手术治疗。严重感染性疾病应及时应用抗生素，必要时进行药敏试验以提高疗效。对低血糖昏迷应立即静脉输注高渗葡萄糖，对高血糖性昏迷应用胰岛素、补液等治疗。脑血管意外应判断是脑梗死还是脑出血，并分别进行处理。

5. 对症处理

如颅内压增高者行脱水治疗，高热者降温，水电解质紊乱者及时纠正。

（二）一般护理

1. 维持正常的排泄功能

昏迷患者一般要留置导尿，在导尿或更换尿袋时注意无菌技术操作并做好相关护理，防止尿路感染；有便秘者可给予开塞露，服缓泻药或灌肠。

2. 维持身体的清洁与舒适

定时翻身，被动活动肢体并保持肢体位于正常的功能位置，保持床单整洁，防止褥疮形成。

3. 五官护理

每日 2 次口腔护理，眼睑不能闭合者，涂四环素软膏。

4. 预防坠积性肺炎

定时翻身、叩背，及时吸痰。

5. 预防发生意外伤害

及时修剪指甲，避免抓伤皮肤；躁动不安的患者要使用床栏，必要时可适当使用约束带，以防止受伤或自我伤害。

（三）辨证论治

1. 清热开窍法

方药：安宫牛黄丸、紫雪散、局方至宝丹。

2. 温通开窍法

苏合香丸、通关散。

3. 针灸

主穴：百会、人中、十二井穴、神阙。

配穴：四神聪、风池、大椎、关元。

第七节　共济失调

一、概述

共济失调是因小脑、本体感觉及前庭功能障碍所致的运动笨拙和不协调，可累及四肢、躯干及咽喉肌，引起姿势、步态和语言障碍。小脑对完成精巧动作起着重要作用。每当大脑皮质发出一次随意运动的指令，总是伴有小脑发出的制动性冲动，如影随形，以完成准确的运动或动作。上述任何部位的损害均可出现共济失调。

（一）临床分类

共济失调依其病变部位不同，可分为小脑性、大脑性、感觉性及前庭性共济失调四类。

（二）相关解剖生理

1. 小脑系统

小脑位于后颅窝，通过三对小脑脚（绳状体、桥臂、结合臂）与大脑、基底核、脑干、前庭、脊髓等密切联系（图 2-2），是皮质下一个重要的运动调节中枢。小脑并不直接发起运动，而是通过对支配下运动神经元主要是红核及网状结构的下行通路，以维持躯体的平衡和自主运动的准确、协调，称为共济运动。因此，有人认为，小脑像计算机一样能扫描和协调感觉传入并调节运动传出。

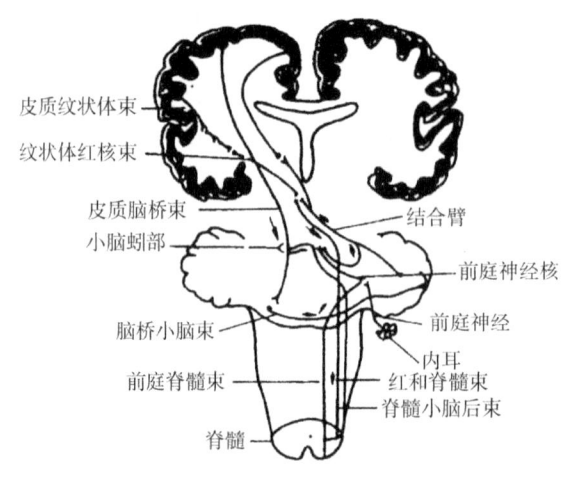

图 2-2　小脑的传导纤维联系

2. 大脑 - 脑桥 - 小脑系统

大脑额、颞、顶、枕叶与小脑半球之间有皮质桥束（额桥束、颞枕桥束）及脑桥小脑纤维相联系，故当大脑损害时使这一调节精细随意运动的反馈通路中断而出现共济失调，但大脑性共济失调通常不如小脑性共济失调症状明显，较少伴发眼球震颤。

二、临床表现

（一）小脑性共济失调

小脑性共济失调表现为随意运动的速度、节律、幅度和力量的不规则，即协调运动障碍，还可伴有肌张力减低、眼球运动障碍及言语障碍。

1. 平衡障碍

表现为站立不稳，两足分开，足基底变宽，左右摇晃不定，并举起上肢以维持平衡，如令其坐于板凳上亦见躯干摇晃不稳而四肢平衡障碍不明显，此谓躯干性共济失调，又称姿势性共济失调，严重躯干共济失调患者甚至难以坐稳。多见于小脑蚓部病变。上蚓部受损易向前倾倒，下蚓部受损易向后倾倒，小脑半球损害时行走则向患侧倾斜。

2. 步态异常

表现为行走时两足分开，足基底增宽，步幅小不规则，不能走直线，左右摇晃不定，呈醉汉步态。患者行走每一步时都非常小心谨慎，头和躯干常呈前倾的姿势。

3. 协调运动障碍

表现为随意运动的协调性障碍，一般上肢较下肢重，远端比近端重，精细动作比粗大动作影响明显，运动的速度、节律、幅度和力量不平稳。如令患者两指拾取针线等细小物品，则患者两指张展奇阔，与欲取之物品体积不相称，此为辨距不良；如令患者做指鼻试验，刚开始就有震颤待食指接近鼻尖时出现明显的震颤，此为意向性震颤；若不能协调地进行复杂的精细动作，称协同不能；此外，患者尚有轮替运动异常、书写障碍等。

4. 言语障碍

因发音器官唇、舌、喉肌共济失调，可使说话缓慢，含糊不清，发音量的大小和强弱均不相等或不同，声音呈断续、顿挫及暴发式，表现为吟诗样语言和暴发性语言。

5. 眼震

眼球运动肌协同失调可出现粗大的共济失调性眼球震颤。小脑病变时出现眼震多为水平性，旋转性和垂直性眼震较少见。小脑病变时眼震可以逆转，即眼震初向病变侧，经过一段时间后眼震转向对侧，亦可由水平性眼震变为旋转性眼震；再就是出现位置性眼震。

6. 肌张力减低

小脑急性病变时，于病变同侧肌张力减低。可导致姿势或体位维持障碍，较小的力量即可使肢体移动，运动幅度增大，行走时上肢摆动的幅度增大；膝腱反射呈钟摆样，上肢回弹现象阳性。

（二）大脑性共济失调

1. 额叶性共济失调

出现于额叶或额桥小脑束病变时，较小脑性共济失调表现轻，单侧性，常见体位性平衡障碍、步态不稳、向后或向一侧倾倒，伴有腱反射亢进、肌张力增高、病理反射阳性，以及精神症状、强握反射和强直性跖反射等额叶损害表现。

2. 顶叶性共济失调

表现对侧患肢不同程度的共济失调，常伴有深感觉障碍但多不重或呈一过性，闭眼时症状明显。如累及旁中央小叶可出现大小便障碍。

3. 颞叶性共济失调

较轻，可表现一过性平衡障碍，临床不易被发现。

（三）感觉性共济失调

患者不能辨别肢体的位置及运动方向，表现为站立不稳，迈步不知远近，落脚不知深浅，踱步明显，常目视地面，在黑暗处步行更加不稳。其特点是：睁眼时共济失调不明显，闭眼时明显，洗脸因闭眼身体易向前倾倒，即视觉辅助可使症状减轻；闭目难立（罗姆博格 Romberg）征阳性，闭眼时身体立即向前后左右各方向摇晃，且幅度越来越大，甚至倾倒；音叉震动觉及关节位置觉缺失；跟－膝－胫试验阳性。脊髓后索损害时症状最明显。

（四）前庭性共济失调

前庭性共济失调系因前庭损害时失去身体空间定向功能所致。其表现除伴有眩晕、眼震外，主要以平衡障碍为主，特点是站立或步行时躯体易向病侧倾斜，摇晃不稳，沿直线行走时更为明显，改变头位可使症状加重，四肢共济运动多正常。前庭功能检查如内耳变温（冷热水）试验或旋转试验反应减退或消失。病变越接近内耳迷路，共济失调症状越明显；闭目难立征阳性，患者闭眼后躯体并不立即出现摇晃，须经过一定时间后才出现躯体摇晃，且摇晃程度逐渐增强。

第八节　脑水肿

多种因素可引发脑水肿，包括物理性因素、化学性因素、生物性因素等，作用于脑组织，引起脑组织内水分异常增多，导致脑体积增大，重量增加。水分聚积于脑间质内称为细胞外水肿，聚积于细胞内称为细胞内水肿，细胞内水肿和细胞外水肿常同时并存。

一、常见病因

（一）颅脑损伤

各类颅脑损伤，直接或间接地造成脑挫伤、裂伤，都能引起脑水肿。脑外伤并发颅内血肿，使局部的脑组织受压迫也可以引起脑水肿。颅骨凹陷骨折，对脑组织产生压迫，或者骨折片直接刺入脑组织，在受累的部位可出现脑水肿。爆炸伤时，气浪剧烈冲击胸部，或胸部直接受到挤压伤，致上腔静脉压力急剧升高，压力传导至脑组织，造成脑组织内毛细血管广泛弥漫性的散在点状出血。毛细血管通透性增加，发生弥漫性脑水肿。

（二）颅内占位病变

脑瘤压迫周围脑组织，阻碍脑静脉回流，导致脑静脉压升高，局部瘀血，脑脊液吸收及循环障碍，以及肿瘤具有生物毒性作用，破坏了脑瘤周围的血脑屏障，血管壁通透性增加，发生局限性脑水肿。

（三）颅内炎症

脑炎、脑膜炎、脑室炎、脑脓肿及败血症所致颅内炎症往往发生不同程度的脑水肿。这与致病微生物的毒性以及累及的范围有关。脓肿及炎性肉芽肿周围脑水肿显著。

（四）脑血管病

颈内动脉或脑动脉血栓形成或栓塞、脑脂肪栓塞，致脑供血障碍，继发局限性或广泛脑水肿。脑动脉瘤、脑动静脉畸形破裂出血、蛛网膜下隙出血、脑内出血以及并发的周围血管痉挛，均能导致脑水肿。

（五）脑缺氧

癫痫持续状态，胸部创伤，不同原因所致的呼吸困难、窒息、心搏骤停、长时间低血压、休克、高原性缺氧、一氧化碳中毒及其他肺源性脑病，使脑处于缺氧状态，导致脑水肿。

（六）外源性或内源性中毒

铅中毒或其他原因引起之全身性中毒，常并发弥漫性脑水肿。

（七）脑代谢障碍

各种原因，全身性的或局限性的脑代谢障碍，导致脑水肿。

（八）脑的放射性损害

电磁损伤如微波、红外线、X射线、γ射线、β射线、快中子等可以引起脑水肿。肿瘤放疗或接受其他射线照射，可以引起轻度或较重脑水肿。常见于对放射线敏感的患者，或照射剂量过大，严重者发生放射性脑病。

二、分类

脑水肿分为血管源性、细胞性（细胞毒性）、渗透压性及脑积水性四类。临床进行脑挫裂伤手术时有时可见到急性脑血管充血，大脑由手术区膨出；术中低血压应用升压药时，也可能发生脑膨出，系脑血管扩张或脑血流灌注暂时性增加，并非真正的脑水肿。

（一）血管源性脑水肿

血管源性脑水肿主要因血脑屏障受损、破坏，致毛细血管通透性增加，水分渗出增多，积存于血管周围及细胞间隙所致。此时，由于一些蛋白物质随水分经血管壁通透到细胞外液中，使细胞外液渗透压升高，水分有血管壁渗出增多，指示脑水肿继续发展。脑损伤所致之外伤性脑水肿早期主要为血管源性脑水肿。

（二）细胞性脑水肿

不同致病因素，使脑细胞内、外环境改变，脑组织缺氧，影响神经细胞代谢，细胞膜系统功能障碍，导致细胞内水肿。

（三）渗透压性脑水肿

渗透压性脑水肿是由于细胞内、外液中电解质与渗透压改变，引起的细胞内水肿。

（四）脑积水性脑水肿

脑积水性脑水肿又称间质性脑水肿，常见于梗阻性脑积水。

三、发病机理

脑水肿发病机理十分复杂，相关因素很多，血脑屏障、微循环障碍、脑缺血与脑缺氧、脑内自由基增加、神经递质与神经肽类的变化、神经细胞钙超载等，均影响脑水肿的发生与发展。其主要影响因素有：①血脑屏障机能障碍；②脑微循环障碍；③脑细胞代谢障碍；④自由基产生增加；⑤神经细胞钙超载；⑥颅内静脉压升高；⑦其他，如前列腺素、神经递质、神经肽类、激光等方面均在某些环节参与脑水肿发生发展过程。

四、临床表现

（一）脑损害症状

局限性脑水肿多发生在局部脑挫裂伤或脑瘤等占位病变及血管病周围，常见症状为癫痫与瘫痪症状加重，或因水肿范围扩大，波及语言运动中枢引起运动性失语。

弥漫性脑水肿，可因局限性脑水肿未能控制，继续扩展为全脑性，或一开始即为弥漫性脑水肿。

（二）颅内压增高症状

脑水肿使脑体积增大，增加颅内容物的总体积，引起颅内压增高或加剧颅内压增高的症状，表现头痛恶心、躁动、嗜睡甚至昏迷。

（三）其他症状

脑水肿影响到额叶、颞叶、丘脑前部，可引起精神障碍，严重者神志不清、昏迷，也可引起精神症状。

五、诊断

（1）根据疾病的临床表现与过程，脑水肿多继发于原发病。如在短时间内，临床表现显著加重，应考虑存在局限性脑水肿；如果患者迅速出现严重的颅内压增高症状、昏迷，多为广泛性或全脑水肿。应用脱水剂，如出现利尿效果，且病情，亦随之改善，说明存在脑水肿。

（2）颅内压监护：颅内压监护可以显示和记录颅内压的动态变化，如颅内压升高，从颅内压曲线结合临床过程分析，可提示脑水肿的发展与消退。

（3）CT 或 MRI 脑扫描：是直接提示脑水肿的最可靠的诊断方法。

六、治疗

（一）改善脑缺氧是防治脑水肿的重要措施
凡脑水肿患者，无论昏迷与否，只要有呼吸梗阻时，首先要使呼吸道保持通畅，需要尽早做气管插管或气管切开，并随时观察呼吸变化。

（二）解除病因
及时解除病因，是治疗脑水肿的根本，病灶不除，水肿难消。

（三）脑水肿与颅内压增高的治疗
（1）脱水治疗：根据病情，选用脱水药，目前以 20% 甘露醇及速尿常用，每 6～8 h 给予脱水药物一次。

（2）梗阻性脑积水导致脑积水性脑水肿，行侧脑室持续引流，减少脑脊液量，达到减压和清除脑水肿的目的。

（3）对脑细胞损害，应用激素，如地塞米松、ACTH 等。

（4）为促进脑血流灌注，改善微循环，减低血脑屏障通透性，可应用钙离子通道拮抗剂，如尼莫地平。

（5）等容血液稀释疗法降低血液黏稠度，减轻脑水肿。

（四）促进和改善脑代谢的功能
不少药物具有改善脑代谢功能的作用。尼莫地平作为钙离子阻断剂，有保护细胞膜，阻断钙离子进入细胞内的作用。胞磷胆碱可促进卵磷生成，有防治脑水肿、脑肿胀的效果，促进患者清醒。脑活素、脑复康、脑复新等都有促进细胞氧化还原作用，增加细胞能量，可以加速脑细胞功能的修复。

（五）辨证论治

1. 清热开窍法

此法用于出血性中风和缺血性中风引起的脑水肿且神志昏迷者。用安宫牛黄丸 1 粒溶于温开水 10 mL 中，插胃管鼻饲，每日 2 次，连用 3～7 d，以神清为度。或用醒脑静 10 mL 加入 10% 葡萄糖 250 mL 静脉滴注，每日 1 次，连用 3～7 d，以神清为度。并用清开灵 40 mL 加入 10% 葡萄糖 250 mL 中静脉滴注，每日 1 次，连用 7～15 d。

2. 益气活血法

此法多用于缺血性中风急性期脑水肿的治疗，方用补阳还五汤加减。

3. 祛瘀化痰利水法

此法用于痰、水、瘀互结的脑水肿治疗，方用五苓散加减，复元醒脑口服液。

4. 通里改下法

此法用于胃肠结滞、腑气不通兼有脑水肿的治疗，方用大承气汤加减。

第三章 神经外科常用诊疗技术

第一节 神经系统体格检查

体格检查是指医师对患者的客观检查。实际上,医师在询问病史时已经做了初步的客观检查,如对患者的精神状态、体位、姿势、表情、发音、言语、反应能力等已经做了观察。

神经系统体格检查的核心要求是检查者必须应用熟练、精确的基本功来获取正确的能反映患者本来现象的临床资料。这种信息的可靠性如何,直接关系到对疾病的正确诊断,因此,必须重视和熟练地掌握这一最重要的基本功。除此之外,还需要医师耐心细致地取得患者的信任和配合,这也是取得正确结果的重要一步。

检查前需准备一些必要的工具。普通用具:叩诊锤、棉絮、大头针、音叉、双规仪、试管(测温度用)、电筒、压舌板、带尺、皮肤铅笔、听诊器、视力表、检眼镜、视野计。特殊用具:嗅觉试验瓶(薄荷水、樟脑油、香水、汽油)、味觉试验瓶(糖、盐、奎宁、醋酸)、失语症试验箱(梳子、牙刷、火柴、笔、刀、钥匙、各种颜色、各式木块、图画本等)。

神经系统检查顺序一般为先查精神和认知,然后是头部和脑神经(包括头皮上的触诊、叩诊和听诊)、颈部、四肢运动和反射及各种感觉机能,最后查步态及小脑机能(如指鼻、Romberg 征等)。检查既要全面,又要根据病史掌握重点。如患者病情较重或处于昏迷状态,在必要检查后应立即抢救,待患者病情稳定后再做补充检查。

一、一般检查

神经系统症状仅为全身性疾病的一部分,因此不应忽视全身体检。本节只对与神经系统疾病密切相关的全身检查做简要介绍。

(一)一般情况

观察患者意识是否清晰,检查是否合作,是否有发热、抽搐、全身或局部剧烈疼痛等,有无血压、脉搏、呼吸等生命体征的变化。另外应注意有无精神症状,对话是否正确,情绪是否紧张,有无痛苦面容,异常步态或不自主运动等。

然后观察全身发育状态及有无畸形,有无肢端肥大或矮小、侏儒,有无明显的骨骼畸形,有无消瘦、恶病质或明显肌肉萎缩,有无肥胖或不均匀的脂肪组织增多。观察畸形时,让患者解开衣服,一些明显的畸形便很清楚,如遗传性共济失调的弓形足、神经纤维瘤病的体积和外形以及咖啡斑,脊柱畸形的侧凸、后凸、前凸等。另外,对脊柱可作压触和叩诊,检查有无压痛和叩痛。

(二)意识状态

意识状态的判定,首先应观察患者是否属于正常的清醒状态。患者意识异常一般分为两种情况:一是以觉醒状态改变为主的意识障碍,如嗜睡、昏睡、昏迷等;二是以意识内容改变为主的意识障碍,如意识模糊、谵妄和醒状昏迷等，可根据具体的标准来进行判定。

（三）精神状态

脑部疾病常常出现精神症状，因此精神状态检查是一个重要项目，下面简述精神状态检查的几个步骤。

1. 一般仪表和行为

观察精神是充沛还是倦怠，以及个人卫生、衣着、举止等行为，得出一个大略印象。

2. 精神状态检查

（1）意识水平的确定：在精神状态检查中，首先进行觉醒水平的确定。正常的意识应该是机体处于觉醒状态，对痛、触、视、听及言语等刺激均能迅速、正确地做出反应。

（2）精神异常的确定：需进行粗略的语言功能检查。两项检查较为敏感：命名能力（视物命名、色命名、反应命名、列名等）和写一句话，如有一项不正常，则应进一步进行全面语言功能测试，包括回答问题、叙事、复述、命名、听理解、阅读和书写等。

（3）定向功能：主要包括时间、地点和人物定向检查。

（4）视空间功能：这一活动要求大脑半球许多不同静区的功能，而这些区域遭受破坏时，一般的神经病学或精神状态检查方法常不能发现，可用临摹立体图形的方法来检查。

（5）运用能力：运用是人类在内外神经冲动的刺激下，做出有目的的、合乎要求的活动。这种反应必须具备先天的各种感觉、运动系统的完整和自幼生活的实践。失用是后天获得性运用功能障碍，由于脑损害而不能按指令做有目的的或熟练的动作，而患者无运动障碍、无共济失调或震颤、无严重听理解障碍、无明显意识障碍、无严重痴呆。检查方法是患者能不能用面、口、手、足等做出已习得的灵巧的运动动作。

（6）记忆力：记忆是指生活经历和学习经历在脑内的储存和保留能力。有许多检测记忆功能的成套测验，现介绍几种简便的方法：①立即回忆测验（注意力测验）：典型方法为数字距亦即数字广度实验。检查者说出一串数字令受试者复述，能说出5个以上为正常，低于5个为注意力不集中。另一方法是说4个不相关的词，如紫颜色、图书馆、足球场、西红柿，立即要求受试者说出这四个词，正常应能立即说出3~4个词。只能说出1个，甚至1个也说不出，视为异常。②近记忆力测验：检测近记忆有许多方法。可用上述4个无关词（紫颜色、图书馆、足球场、西红柿），让患者重复2~3次，几分钟后回忆。正常应能记住3个词以上，只记住1~2个词视为异常。另一个简单的方法是检查者告诉患者自己的姓名，几分钟后问患者："我叫什么？"有近记忆障碍者不能回忆，甚至说未告诉他。③远记忆测验：可提问个人重要经历，但这需要亲属或知情者证实患者说得是否对。也可问社会重大事件，但这也需注意患者文化水平及生活经历。

（7）情感：检查是否有情感淡漠、低落、欣喜、兴奋、不稳、稚气等。情感包括心境和表情两个方面。心境指内在的感受，而表情是感受的外在表现，情绪是上述二者的联合。心境如何可通过询问"你内心感受如何？""你现在感觉怎么样？"另外，还要注意患者有无抑郁，现在或过去有无自杀的念头。最后检查患者对未来的计划和预见。

（8）人格：人格是整个行为的体现，检查时观察是礼貌、热情、大方，还是粗暴、冷漠、刻薄，以及衣着和举止等。通过这些检查，对患者的人格做出一个客观评价。

（9）思维内容：检查有无错觉、幻觉、妄想等。

（四）脑膜刺激征和神经根征

1. 颈强直

检查时嘱患者仰卧，用一手托住枕部，并将其颈部向胸前屈曲，使下颏接触前胸壁，正常人应无抵抗存在。颈强直为脑膜受激惹所致，表现为颈后肌痉挛，尤其以伸肌为重，被动屈颈时遇到阻力，严重时其他方向的被动动作也受到限制。其主要见于各种脑膜炎、蛛网膜下腔出血、脑脊液压力增高等，另外还可见于颈椎病、颈椎关节炎、颈椎结核、骨折、肌肉损伤等。

2. Kernig 征

嘱患者仰卧，先将一侧髋关节和膝关节屈成直角，再用手抬高小腿，正常人膝关节可被伸至 135°以上，阳性表现为伸膝受限，并伴有疼痛与屈肌痉挛（图 3-1）。

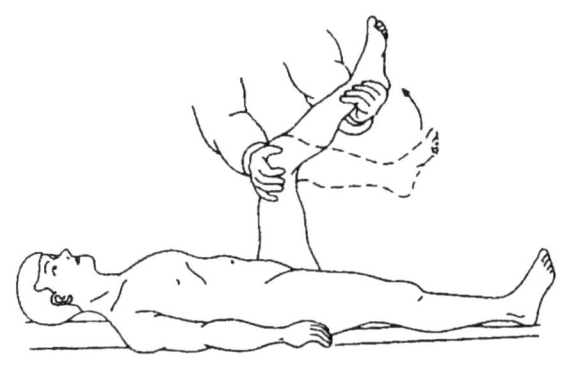

图 3-1　Kernig 征检查方法

3. Brudzinski 征

嘱患者仰卧，下肢自然伸直，医生一手托患者枕部，一手置于患者胸前，然后使头部前屈，阳性表现为两侧髋关节和膝关节屈曲（图 3-2）。

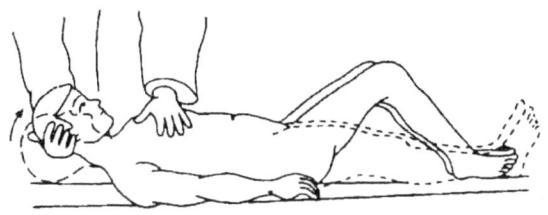

图 3-2　Brudzinski 征检查方法

4. Lasegue 征

检查时嘱患者仰卧，双下肢伸直，医师一手置于膝关节上，使下肢保持伸直，另一手将下肢抬起。正常人可抬高至 70°以上，如抬不到 30°，即出现由上而下的放射性疼痛，是为 Lasegue 征阳性，为神经根受刺激的表现；见于坐骨神经痛、腰椎间盘突出或腰骶神经根炎等。

（五）头部和颈部

1. 头颅

观察头的形状、对称性、大小和有无畸形及发育异常。头颅的大小异常或畸形成为一些疾病的典型体征，常见类型如下：

（1）小颅：小儿囟门多在 12～18 个月内闭合，如过早闭合即可形成小头畸形，并伴有智能发育障碍。

（2）尖颅：头顶部尖突而高起，与颜面比例失调，见于先天性疾患如尖颅合并指（趾）畸形，即 Apert 综合征。

（3）方颅：前额左右突出，头顶平坦呈方形，见于小儿佝偻病或先天性梅毒。

（4）巨颅：额、顶、颞及枕部突出膨大呈圆形，对比之下颜面很小，见于脑积水。

（5）长颅：头顶至下颌部的长度明显增大，见于肢端肥大症。

（6）变形颅：发生于中年人，以颅骨增大变形为特征，同时伴有长骨的骨质增厚与弯曲，见于变形性骨炎。

2. 面部

面部需要观察的内容很多，从神经科角度主要检查有无口眼歪斜、血管色素斑、皮脂腺瘤、皮下组织萎缩、肌病颜面、重症肌无力的特征性面容和帕金森病的面部表情减少。

3. 五官

观察眼部有无眼睑肿胀、眼睑下垂、眼球突出、眼球下陷、巩膜黄染、结膜炎、角膜K-F环等，耳部有无外形异常、脓血流出和乳突按痛，鼻部有无畸形、鼻出血和鼻旁窦按痛，口部有无口唇颜色苍白或青紫、溃疡、唇裂和疱疹样病变。

4. 颈部

检查时应取舒适坐位，解开内衣，暴露颈部和肩部。检查内容主要有：

（1）颈部的外形：有无粗短和后发际低，如有则见于先天性畸形疾病，如颅底凹陷症。

（2）颈部的姿势与运动：正常人坐位时颈部直立，伸屈转动自如。如检查时头不能抬起，见于重症肌无力、肌炎、脊髓前角灰质炎、进行性脊肌萎缩或严重消耗性疾病的晚期。头部向一侧偏斜称为斜颈，见于先天性颈肌痉挛或斜颈、颈肌外伤、瘢痕挛缩等。

5. 头颈部杂音

患者取坐位，应用钟形听诊器，详细和系统地对头顶、眼眶、乳突、锁骨上窝进行听诊。如有杂音，应注意其部位、强度、音调、传播方向和出现时间，以及颈部位置和姿势变化对杂音的影响。脑动静脉畸形的患者可在眼眶或颅部听到杂音。在颈部大血管区若听到血管性杂音，应考虑颈动脉或椎动脉狭窄。区别颅颈部杂音的生理和病理性对于临床诊断十分重要。正常儿童颅骨杂音的出现率较高，并非代表疾病的发生。如果成人出现，应查找原因。

6. 躯干及四肢观察内容

（1）胸部：胸廓有无畸形，呼吸动作的幅度、力度和对称性，同时须观察两侧胸部肌肉有无萎缩，并触摸腋下淋巴结有无肿大。

（2）腹部：是否膨隆，触摸是否柔软，有无肝、脾肿大，有无腹股沟压痛和淋巴结肿大。

（3）背部：有肩胛骨异常或后突见于肌营养不良，有脊柱弯曲和伸直等运动受限见于强直性脊柱炎，有脊柱前凸、后凸和侧凸见于先天性异常、灰质炎、脊髓空洞症和外伤，有脊柱关节压痛见于感染性疾病，有脊柱局部强直见于坐骨神经痛和腰椎间盘突出，有下背部皮肤凹陷和异常毛发见于隐性脊柱裂或脊膜膨出。

（4）四肢：四肢有无瘫痪，有无陈旧骨折、关节强直、杵状指和弓形足，有无双侧肢体发育失对称。注意四肢尤其是末端的颜色和温度，触摸桡、足背等动脉的搏动。

（5）皮肤：有无皮肤多发性肿瘤、色素斑、毛细血管扩张、紫癜、褥疮、痤疮、带状疱疹等。注意皮肤粗细程度、颜色深浅和出汗多少，触摸有无硬皮病皮肤过紧、松皮病的皮肤过松和囊虫病的皮下结节。

二、脑神经检查

脑神经检查是神经系统检查中的一个重要部分，异常的发现往往是神经系统疾病中最早出现的症状，结合其他体征，对定位有重要意义。检查者应耐心地取得患者合作，以取得正确的检查结果。

脑神经检查应注意以下问题：①脑神经损伤是在脑干内还是在脑干外颅腔内（如小脑桥脑角或海绵窦）；②脑神经损伤是否由全身性疾病所引起（如重症肌无力）；③脑神经损伤是否为多发性损害（如多发性硬化、脑血管病、颅底脑膜炎）。在中枢神经系统疾病诊断中，脑神经的损伤有极为重要的定位意义，比如检查眼即能推断从视神经到枕叶的全部通路上的异常。而且，脑干内脑神经核的损伤可作为病变水平的一个标志，尤其是第Ⅲ、Ⅳ、Ⅵ、Ⅶ和Ⅻ对脑神经。比如当舌和面受到损伤并且和偏瘫同侧，病变一定在第Ⅻ和Ⅶ神经核以上。

（一）嗅神经

检查时须两侧鼻孔分开试验。将对侧鼻孔填塞，请患者闭目，用松节油、醋、酒、香皂置于鼻孔前，让患者用力嗅闻，说出气味的名称，然后检查另一侧。有些物质如氨水、福尔马林等，因刺激三叉神经末梢，不能用于嗅觉试验。有鼻腔炎症或阻塞时，也不宜做此检查。

嗅觉正常时可明确分辨测试物品的气味。一侧不能正确识别称单侧嗅觉丧失，双侧不能称双侧嗅觉丧失。单侧嗅觉丧失见于鼻塞、嗅球和嗅丝损害，前颅凹占位病变、颅底脑膜结核等。双侧嗅觉丧失的常见原因是鼻塞（如感冒）、创伤、老年人嗅觉减退、帕金森病等。

（二）视神经

1. 视力

视力改变可有黑蒙（失明）、光感、指动、指数、减退（以视力表上的数字表示程度）或正常，临床上以视力减退多见。

视力分为近视力和远视力两种，检查时应两眼分别测试。查近视力时，以国内通用的近视力表，置于患者眼前 30 cm 处，两眼分别按顺序自上而下认读表上符号，直到不能辨认的一行为止，前一行即代表患者的视力。视力表视力有 0.1～1.5，小于 1.0 为视力减退。远视力检查用国际远视力表，通常用分数表示其视力，分子表示检查患者的距离，一般为 5 m，分母表示正常人看到该行的距离。例如，5/10 指患者在 5 m 处仅能看清正常人在 10 m 处应能看清的一行。

视力减退到不能用视力表检查时，可嘱患者在一定距离内辨认检查者的手指（数指、手动），记录为几米数指、手动。视力减退更严重时，可用手电筒检查，以了解有无光感，完全失明时光感也消失。

视力减退的常见原因为眼部本身疾病，如屈光不正、玻璃体混浊、白内障等。即使中枢神经病变引起的视力变化也可能混杂有眼部病变。在视神经疾病中，视力的检查很重要，如球后视神经炎时视力的变化较眼底变化为早。另外，视力检查也可作为视盘水肿或视神经萎缩的随访方法。

2. 视野

视野是眼睛保持固定位置时所能看到的空间范围。当用单眼向前凝视时，正常人均可看到向内约 60°，向外 90°～100°，向上 50°～60°，向下 60°～75°，外下方视野最大。检查方法分为两种：

（1）手试法：①大体视野测定：嘱患者双眼注视检查者的双眼，检查者将双手向外伸出约 50 cm，高于眼水平 30 cm 左右，并伸出双食指，此时检查者双手指应出现在患者双上颞侧视野。询问患者说出哪一侧手指在动，是左、右还是双侧。然后在眼水平以下 30 cm 重复本动作。如果检查者双手运动而患者只看到一侧，即有视野缺损存在（图 3-3）。②单眼视野测定：大的物体比小的物体容易看到，白色比红色容易看到，因此视野也随物体的大小和颜色而变化。检查时嘱患者相距约 60 cm 面对而坐，双方同时闭合或用手指遮住相对应的眼（如患者为左眼，则检查者为右眼），另一眼互相固定直视。检查者用棉签或其他试标在两者中间分别自上、下、颞侧、鼻侧、颞上、颞下、鼻上、鼻下八个方向，从外周向中心移动，请患者一看到试标时立即说明。检查者以自己的视野作为标准而与患者比较，即可测知患者的视野有无缺损（图 3-4）。

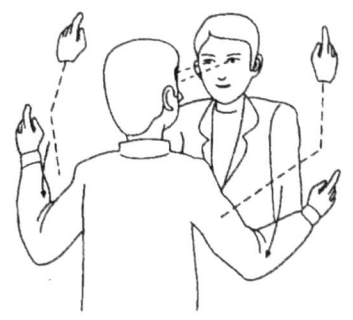

图 3-3　视野双手测定方法

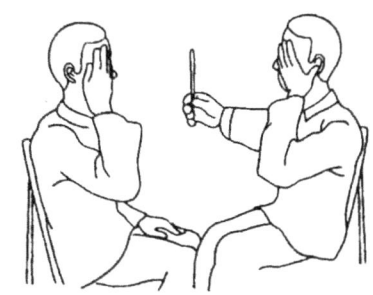

图 3-4　视野单手测定方法

（2）视野计：患者单眼注视视野计中央的一点，然后把试标循着视野计某子午线逐步向中央点移动，瞳孔与中央点或试标间的距离固定在 330 mm。试标的大小，一般白色的直径在 1～5 mm。白色的视野为最大，依次为蓝色、红色、绿色（最小）。用颜色视标常可较早地发现视野变化。

视野的变化可分为视野缩小和盲点两类。视野向心性缩小严重时呈管状视野，可见于视神经萎缩或色素性视网膜变性，但更提示疲劳、照明不足或癔症。局部性缩小可分为偏盲（占视野的一半）和象限盲（占视野的 1/4）。单眼全盲常见于视神经的病变（血管和炎症病变），双颞侧偏盲见于垂体瘤、颅咽管瘤的压迫，一侧鼻侧盲见于一侧视交叉侧部病变（如颈内动脉粥样硬化时压迫视交叉的外侧部），双眼对侧同向偏盲见于颞叶肿瘤向内侧压迫时，双眼对侧同向上象限盲见于颞叶后部肿瘤或血管病，双眼对侧同向下象限盲见于顶叶肿瘤或血管病，双眼对侧同向偏盲但有黄斑回避（偏盲侧光反射仍存在，同时视野的中心部保存）见于枕叶肿瘤或血管病。

盲点表示正常或相对正常的视野中间的视力缺失区。生理盲点扩大见于视盘水肿和视神经炎。病理盲点，亦称暗点，有许多种类。中心暗点见于黄斑区或其纤维病损，如球后视神经炎和中毒性黑蒙。环状暗点常见于视网膜细胞的病变，如色素性视网膜变性。弓形或楔状暗点见于视网膜神经纤维的病变。

3. 眼底

眼底检查应在不散瞳的情况下进行，以免影响瞳孔反射的观察。检查时，宜使患者背光而坐，固视正前方，勿移动眼球。检查右眼时，检查者可用右手持检眼镜，并用右眼观察眼底。检查左眼时，检查者用左手持检眼镜，并用左眼观察眼底。检查者与患者眼睛的距离不能超过 2.5 cm。检查时应注意：①视盘的形态、大小、色泽、隆起、边缘等；②血管的粗细、弯曲度、动静脉粗细比例、动静脉交叉处情况等；③视网膜的水肿、出血、渗出物、色素沉着等。正常眼底视盘呈圆形或卵圆形，淡红色，边缘清楚，有一中央凹陷，外围常有一圈色素沉积。视盘的病理变化主要为水肿和萎缩。

（1）视盘水肿：早期视盘水肿在眼底检查时常不易发现，需结合临床表现和颅高压征象。常见的眼底改变有：①视盘边缘模糊，先见于鼻侧，后为颞侧；②视盘充血；③静脉充盈，静脉与动脉之比可为 4∶2 甚至 5∶2（正常为 3∶2）。

重度视盘水肿可见生理凹陷全部消失，视盘边缘十分模糊，直径增大，静脉怒张，并可出现迂曲。视盘及其周围的血管因水肿而不甚清楚，视盘也有不同程度隆起，周围可出现片状出血或渗出物斑块。视盘隆起的高度可用屈光度（D）记录，即视盘突出的最高点的屈光度和周边视网膜的屈光度的差距。例如，用检眼镜片黑字 2（+2）看清视盘，而用镜片红字 1（−1）看清周边视网膜，则可得出差距为 3 个屈光度（3D），即视盘水肿为 3D，相当于实际高度 1 mm。

（2）视神经萎缩：视神经萎缩是视神经纤维变性的结果，主要表现为视力减退和视盘苍白。原发性视神经萎缩时视盘呈白色或灰色，边缘整齐，筛板结构常清晰可见，萎缩经常出现于两眼，但有早晚和轻重之别。初期引起的视野缺损以向心性缩小为多。眼底常无其他改变（如视盘水肿、视网膜病变等）。在继发性视神经萎缩中，视盘呈苍白或边缘模糊，苍白程度常较原发性者稍轻，因胶质组织增生致使筛板结构不复见到，生理凹陷也不明显，血管变得细小。

（三）动眼、滑车和展神经

1. 眼睑

嘱患者平静地睁眼，观察双眼裂是否等大，有无增大或变窄，眼睑有无下垂。睑垂常见于动眼神经瘫痪、重症肌无力、肌营养不良等。

2. 瞳孔

瞳孔的大小是由动眼神经的副交感纤维和颈上交感神经节的交感纤维调节，主要检查其外形和反射。

（1）瞳孔外形：①大小：正常人瞳孔直径为 3~4 mm，小于 2 mm 为瞳孔缩小，大于 5 mm 为瞳孔扩大。单侧瞳孔缩小见于动眼神经受到刺激或颈交感神经破坏；双侧瞳孔缩小可见于婴儿、老年、动脉硬化、桥脑病变、糖尿病、深昏迷、颅内压增高，以及睡眠状态等。单侧瞳孔扩大见于天幕裂孔疝、动眼神经损伤，双侧瞳孔扩大见于中脑病变、脑缺氧、疼痛、深昏迷、阿托品中毒等。②形状：正常人瞳孔为圆形，边缘整齐。形状变化有卵圆、不规则、切迹、锯齿等，见于虹膜睫状体炎、虹膜前或后粘连、手术后或先天异常。

（2）瞳孔反射：①光反射检查有两种方法：一种是嘱患者向光亮处注视，检查者用手掩盖其双眼，然后交替地移开一手，观察瞳孔变化；另一种方法是用电筒照射患者瞳孔，观察检查侧（直接）和对侧瞳孔（间接）是否收缩、敏捷程度及收缩持续时间。检查侧有视神经损害时，表现为双瞳不收缩或反应迟钝。检查侧动眼神经损害时，直接光反射消失，但对侧间接光反射仍存在。②调节反射：嘱患者先向远处直视，然后注视放在眼前仅数厘米距离的物体，引起两眼球会聚（内直肌收缩）及瞳孔缩小，是为调节反射。调节反射的缩瞳反应丧失见于白喉（损伤睫状神经）、脑炎（损伤中脑）。会聚动作不能见于帕金森综合征（由于肌强直）等。缩瞳反应和调节反射不一定同时被损害。阿-罗瞳孔（Argyll-Robertson pupil）为光反射丧失，调节反射存在，见于神经梅毒、糖尿病、脑炎、脑外伤、中脑肿瘤、多发性硬化、酒精性脑病等。

3. 眼球运动

检查眼球动作时，先请患者注视检查者移动着的手指向各个方向转动眼球，最后检查其辐辏动作。在检查中注意有无眼球向某一方向运动障碍。眼球运动神经的损害有周围性、核性、核间性和核上性四种。如眼肌麻痹仅限于眼外肌而瞳孔括约肌功能正常者，称为眼外肌麻痹；相反，则称为眼内肌麻痹，两者都存在则称为完全性眼肌麻痹。

（1）周围性眼肌麻痹：①动眼神经麻痹：上睑下垂，外斜视，瞳孔散大，对光及调节反射消失，眼球不能向上、向内运动，向下运动亦受到很大限制；②滑车神经麻痹：即上斜肌麻痹，临床上少见，眼球活动限制较少，但向下、向外运动减弱，并有复视；③展神经麻痹：内斜视，眼球不能向外侧运动。④动眼、滑车、展神经合并麻痹较为多见，此时眼球固定于中央位置，各方运动均不能，并有瞳孔散大、对光及调节反射消失。

（2）核性眼肌麻痹：多伴有邻近部位神经组织的损害。例如，展神经损害常累及面神经、三叉神经和锥体束，产生同侧的展神经、面神经、三叉神经麻痹和对侧偏瘫（交叉性瘫痪）；动眼神经核病变可选择性损害个别眼肌功能，如内直肌、上直肌，而其他动眼神经支配的肌肉则不受影响。

（3）核间性眼肌麻痹：主要表现为眼球的水平性同向运动遭到破坏，一侧眼球外展正常，另侧眼球不能同时内收，但两眼内直肌的内聚运动仍正常。病因为连接一侧眼球的外直肌和另侧眼球的内直肌的脑干内侧纵束受到损害所致。

（4）核上性眼肌麻痹：主要表现为两眼同向偏斜。眼球水平性同向运动的皮质中枢（侧视中枢）位于额中回后部（第8区），该区一侧的刺激性病灶（如癫痫）引起两眼向对侧偏斜，破坏性病灶（如中风）则向同侧偏斜。脑桥的侧视中枢在展神经核附近，支配两眼向同侧的侧视，受对侧皮质侧视中枢来的纤维的控制，故破坏性病灶引起眼球向健侧（对侧）同向偏斜，方向关系同皮质中枢相反。

（四）三叉神经

1. 运动功能

首先观察双侧颞肌及咬肌有无萎缩，然后以双手触按颞肌及咬肌，嘱患者做咀嚼动作，若双侧咀嚼肌瘫痪，则下颌下垂，不能完成这一动作。另嘱患者露齿，以上下门齿的中缝线为标准，观察张口时下颌有无偏斜，以测试翼内、外肌的功能。一侧三叉神经运动支受损时，病侧咀嚼肌力弱或出现萎缩，张口时下颌偏向病侧，为核性或核下性病变。双侧三叉神经运动支病变时，肌萎缩不明显，下颌前后左右运动受限，下颌反射亢进，见于双侧皮质延髓束病变。

2. 感觉功能

以针、棉絮以及盛冷、热水的玻璃管等测试面部三叉神经分布区域内皮肤的痛觉、触觉及温度觉，并进行两侧对比，评定有无过敏、减退或消失，并判定出感觉障碍的分布区域，是三叉神经的周围分布，还是节段性分布。

3. 角膜反射

嘱患者向一侧注视，以捻成细束的棉絮轻触其对侧角膜，由外向内，避免触碰睫毛、巩膜或直接触碰瞳孔前面，检查另眼时嘱患者调换注视方向，方法相同。正常反应为双侧的瞬眼动作。角膜反射的传入通过三叉神经眼支，至脑桥而经面神经传出，故三叉神经感觉和面神经运动支病变、三叉神经和面神经病变均可使角膜反射消失。

4. 下颌反射

患者略微张口，检查者将手指放在其下颌中部，以叩诊锤叩击手指。反应为双侧咬肌和颞肌的收缩，使口部闭合。反射中枢在桥脑，传入和传出均经三叉神经。正常反应大都轻微，双侧皮质延髓束病变时反应亢进。

(五) 面神经

1. 运动功能

先观察患者额纹及鼻唇沟是否变浅，眼裂是否增宽和口角是否低垂或向一侧歪斜，然后嘱患者做睁眼、闭眼、皱眉、示齿、鼓腮、吹哨等动作，以判断两侧是否对称及有无瘫痪。怀疑瘫痪时，可在闭眼或鼓腮时施加阻力，以观察肌肉收缩有无减弱。一侧面神经周围性（核或核下性）损害时，病侧额纹减少，眼裂较大，闭眼不拢，鼻唇沟变浅，示齿时口角歪向健侧，鼓腮及吹口哨时病变侧漏气。中枢性（皮质延髓束或皮质运动区）损害时，只出现病灶对侧下半部面肌瘫痪，上半部面肌因受两侧皮质运动区支配，皱眉及闭眼动作不受影响。

2. 味觉

嘱患者伸舌，检查者用棉签蘸取食糖、食盐、醋或奎宁溶液涂在舌前部的一侧，为了防止舌部动作时溶液流到对侧或舌后部，辨味时不能缩舌和说话，可令患者指出事先写在纸上的甜、咸、酸、苦四字中的一个，每次用过一种试液要漱口，舌的两侧要分别对照，面神经损害时舌前 2/3 味觉丧失。

(六) 听神经（耳蜗神经和前庭神经）

1. 耳蜗神经

耳蜗神经的检查基本上限于听力。用手掩住一侧耳后，对另一侧耳用耳语、表音或音叉检查，声音由远及近，至听到声音，测其距离，再同另一侧比较，并和检查者比较，必要时可做电测听检查。

音叉（128 Hz）检查可鉴别传导性聋（外耳或中耳病变引起）和神经性聋（内耳或蜗神经引起），常用两种方法：① Rinne 试验：将震动的音叉放在耳后乳突上，患者听不到后再移至耳旁，如能听到，则为 Rinne 试验阳性。正常为气导大于骨导。神经性耳聋时，气导也大于骨导，但两者时间均缩短。检查时应两侧分别试验。如震动的音叉骨导声音消失，置于耳旁仍听不到，则应先试气导，再试骨导，若骨导大于气导，则为 Rinne 试验阴性，为传导性聋。② Weber 试验：将震动的音叉放在患者的前额或颅顶正中。正常时两侧感受相同，传导性耳聋时感到病侧较响，是为 Weber 试验阳性，神经性耳聋时健侧较响，是为 Weber 试验阴性。

2. 前庭神经

损害时主要产生眩晕、呕吐、眼球震颤和平衡失调。

（1）平衡障碍：主要表现为步态不稳，向患侧倾倒，Romberg 征和指鼻试验均向患侧偏倚等，此由于前庭与小脑有联系纤维之故。

（2）眼球震颤：眼球震颤多见于前庭及小脑病变。前庭性眼震的方向因病变部位、性质和病程而不同。急性迷路病变（如内耳炎症、出血）引起冲动性眼震，慢相向病侧，快相向健侧，向健侧注视时重，向病侧注视时轻。中枢性前庭损害（如脑干病变）时眼震方向不一，可为水平、垂直或旋转性，两眼眼震可不一致。

（3）前庭功能检查：①旋转试验：让受试者坐转椅中，头前倾 30°，两眼闭合，将椅向左旋转 10 次（20 s 内）后急停，并请患者睁眼注视远处，正常时可见水平冲动性眼震，其快相和旋转方向相反，持续约 30 s，少于 15 s 时表示前庭功能障碍；②变温试验：以冷水（通常为 15 ~ 20℃）灌洗外耳道，可产生眼球震颤，快相向对侧。眼球震颤停止后，可用温水（35℃左右）灌洗外耳道，也产生眼球震颤，但快相向同侧。眼球震颤在冷、温水灌洗后可持续 1.5 ~ 2 min。前庭受损后反应减弱或消失。

(七) 舌咽、迷走神经

舌咽、迷走神经因解剖生理上关系密切，常同时受累，一般同时检查。

1. 运动

检查时注意患者有无发音嘶哑和鼻音，询问有无饮水呛咳和吞咽困难。然后令患者张口，发"啊"音，观察两侧软腭是否对称，扁桃体是否居中。一侧麻痹时，该侧软腭变低，发音时扁桃体偏向健侧，同时咽后壁由患侧向健侧运动，称幕布征。声嘶者必要时可用间接喉镜检查声音运动情况，以除外迷走神经的分支——喉返神经麻痹。

2. 感觉

主要检查两侧软腭和咽后壁的感觉，常用棉签进行测试。舌后 1/3 味觉为舌咽神经所支配，可用铜丝作为阳极导入微弱的直电流（0.2～0.4 mA），正常时引起酸味觉。舌咽、迷走神经损害时，可有软腭、咽后壁和舌后部的感觉减退或消失。

3. 咽反射

嘱患者张口，发"啊"音，用压舌板分别轻触两侧咽后壁，观察有无作呕反应。此反射传入和传出均为舌咽及迷走神经，故此两神经损害时，患侧咽反射减退或消失。

（八）副神经

副神经由单纯运动神经，支配胸锁乳突肌和斜方肌组成。胸锁乳突肌的功能在于将头部旋向对侧，双侧同时收缩时颈部前屈，检查时可在头部向两侧旋转时施加阻力，同时注意收缩时肌肉的轮廓和坚硬度。斜方肌的功能为将枕部向同侧倾斜，抬高和旋转肩胛并协助臂部的上抬，双侧收缩时头部后仰。斜方肌的下部将肩胛骨向中线固定。检查时可在耸肩或头部向一侧后仰时加以阻力，并请患者将臂部高举。斜方肌瘫痪时该侧上臂不能抬过水平位，强举时肩胛内缘离开胸壁，称为翼状肩胛。副神经由双侧皮质支配，一侧瘫痪现象提示核性或核下性病变，或者肌病。

（九）舌下神经

舌下神经也是单纯运动神经，支配所有舌外和舌内肌群。检查时观察舌在口腔内的部位及其形态，然后请患者伸舌，并向各个方向做动作，并隔着腮部顶住检查者的手指，感觉其力量是否正常。在核下性病变中，可见明显的束性颤动，伸舌时健侧的颏舌肌将舌前部推向病侧。在核上性病变时，伸舌有偏斜，亦因健侧颏舌肌将舌推向偏瘫侧，但偶因伴舌部失用症而不能伸舌。双侧舌肌瘫痪者舌部完全不能动作。

三、运动系统检查

（一）肌肉体积和外观

注意有无萎缩和肥大，如有则应确定其分布及范围，是全身性、偏侧性、对称性还是散发性，是限于某个周围神经的支配区，还是限于某个关节的区域。而后则应确定具体部位是舌部、颈部、肩部、手部、腿部还是足部，具体肌肉则应确定是胸锁乳突肌、斜方肌、冈上肌、冈下肌、三角肌、二头肌、三头肌、骨间肌、股四头肌、胫前肌、腓肠肌还是伸趾短肌等，并做两侧对称性比较。右利手者，右侧肢体略粗，一般不超过 2 cm，检查时应注意这些生理变异。

（二）肌张力

肌张力指肌肉静止松弛状态下肌肉的紧张度，检查时可根据触摸肌肉的硬度及被动伸屈肢体时的阻力来判断。肌张力减低时，肌肉松弛，被动运动时阻力减少，关节运动的范围增大。锥体束损害时痉挛性肌张力增高，特点为上肢的屈肌和下肢的伸肌增高明显，被动运动开始时阻力大，终了时变小（折刀现象）。锥体外系损害所致的肌张力增高，伸肌和屈肌均等增高，被动运动时所遇到的阻力是均匀的，呈铅管样肌张力增高，伴有震颤者，出现规律而连续的停顿，犹如两个齿轮镶嵌转动，称为齿轮样强直。

肌张力减低见于肌源性疾患如进行性肌营养不良和肌炎，周围神经病变如吉兰-巴雷综合征和多神经炎或单神经炎，后根和后索疾患如脊髓痨，脊髓疾患如前角灰质炎，小脑疾患等。肌张力增高见于锥体束病变如脑出血，锥体外系疾患如帕金森病，脑干病变如炎症和脱髓鞘等，以及其他疾患如破伤风等。

（三）肌力

肌力指患者在主动运动时肌肉的收缩力。因为有些肌肉部位过深，肌肉的功能又常有重叠，临床上只能对一部分主要肌肉或肌群进行检查。一般以关节为中心检查肌群的伸、屈力量或外展、内收、旋前、旋后等功能。这些检查适用于上运动神经元病变或多发性周围神经损害引起的瘫痪，但对单个的周围神经病变（如尺神经、正中神经、桡神经、腓总神经麻痹等）或较局限的脊髓前角病变（如脊髓灰质炎等），尚需对相关肌肉进行检查。

检查时嘱患者做某种运动并施以阻力，以判断其肌力的级别；或让患者维持某种姿势，检查者用力使其改变，也可观察肌力的强弱。如患者肌力明显减弱达不到抵抗阻力时，则应观察肌肉能否产生动作和能否抗引力而抬起肢体，如无抗引力肌力，则应观察肢体在平面上的运动程度。

常用的肌力分级标准为：0级：完全瘫痪；1级：肌肉可轻微收缩，但不能产生动作，仅在触摸中感到；2级：肢体能在床面上移动，但不能抬起，即所产生的动作不能胜过其自身重力；3级：肢体能抬离床面，但不能抵抗一般阻力；4级：能做抗阻力动作，但较正常差；5级：正常肌力。

1. 肌群肌力检查

测定肌群的肌力时，可选择下列运动：①肩：外展、内收；②肘：屈、伸；③腕：屈、伸；④指：屈、伸；⑤髋：屈、伸、外展、内收；⑥膝：屈、伸；⑦踝：背屈、跖屈；⑧趾：背屈、跖屈；⑨躯干：仰卧位抬头和肩，检查者给予阻力，观察腹肌收缩力量，俯卧位抬头和肩，检查脊柱旁肌肉的收缩情况。

2. 肌肉肌力检查

和测定肌群肌力不同的是，各块肌肉的检查方法需要具体的动作才能完成，应根据病情重点检查。例如，手部肌肉的分别检查仅在发现手部周围神经或有关节段的病损时施行，而一般情况下，仅用握力即可满足临床需要。

3. 轻瘫检查

有些轻度瘫痪用一般方法不能肯定时，可用下列方法帮助诊断。

上肢：①上肢平伸试验：患者平伸上肢，掌心向下，数秒钟后可见轻瘫侧上肢逐渐下垂而低于健侧，并有旋前和掌心向外动作；②轻偏瘫侧小指征：双上肢平伸，掌心向下并维持这种状态时，常见轻瘫侧小指轻度外展；③数指试验：嘱患者手指全部屈曲，然后依次伸直，做计数动作，或手指全部伸直后顺次屈曲，轻瘫侧动作笨拙或不能；④手指肌力试验：嘱患者拇指分别与其他各指组成环状，检查者以一手指快速将其分开，测试各指肌力。

下肢：①外旋征：嘱患者仰卧，两腿伸直，轻瘫侧下肢呈外展外旋位；②膝下垂试验：嘱患者俯卧，膝关节屈成直角，数秒钟后轻瘫侧下肢逐渐下落；③足跟抵臀试验：嘱患者俯卧，尽量屈曲膝部，并使足跟接近臀部，病侧往往不能完成这一动作；④下肢下落试验：嘱患者仰卧，两下肢膝、髋关节均屈曲成直角，数秒钟后轻瘫侧下肢逐渐下落。

（四）共济运动

协调作用的障碍称为共济失调，主要见于小脑半球本身病变或其与对侧额叶皮质间的联系损害、前庭功能障碍、脊髓后索病变以及周围神经疾病。另外，不自主运动、肌张力增高和轻度瘫痪者也会影响动作的正常执行，检查前需排除。

共济运动可以通过患者的日常生活来观察，如穿衣、系扣、取物、进食等。共济失调患者在空间和时间上的控制失常导致了辨距不良、动作分解、语言迟缓或讷吃、书写字体过大或笔画不匀等，共济运动的检查方法有以下几种。

1. 指鼻试验

嘱患者将一侧上肢外展，用伸直的示指尖端触及自己的鼻尖，然后再试另一侧上肢。以不同的方向、速度、睁眼、闭眼重复进行，并进行两侧比较。小脑半球病变可看到同侧指鼻不准，接近鼻尖时动作变慢，或出现动作性震颤，且常常超过目标（辨距不良）。感觉性共济失调的特征是睁眼和闭眼时有很大差别，睁眼时仅见轻微障碍，而失去视力帮助时则很难完成动作。

2. 误指试验

患者上肢向前平伸，示指放在检查者固定不动的手指上，然后将手指抬至一定高度的垂直位置，再复下降至检查者的手指上，始终维持上肢伸直。先睁眼，再闭眼检查。两侧可分别或同时试验。前庭性共济失调者，双侧上肢下降时均偏向病变侧。小脑病变者，患侧上肢向外侧偏斜，感觉性共济失调者，闭眼时寻找不到目标。

3. 轮替动作试验

嘱患者快速、反复地做下列动作：①前臂的内旋和外旋，如用手的掌侧和背侧交替地接触床面或桌面；②伸指和握拳，或其他来回反复动作。小脑性共济失调动作速度缓慢和节律不匀。

4. 跟膝胫试验

嘱患者仰卧，抬起一侧下肢，然后以足跟置放于对侧的膝盖上，最后沿胫骨向下移动。小脑性共济失调在抬腿触膝时呈现辨距不良，沿胫骨下移时摇晃不稳。感觉性共济失调患者寻找膝盖困难，下移时不能和胫骨保持接触。

5. 反跳试验

嘱患者用力屈肘，检查者握其腕部向相反方向用力，随即突然松手，正常人因为有对抗肌的拮抗作用前臂屈曲迅即终止。小脑病变时缺少这种拮抗作用，屈曲的前臂可碰击到自己的身体。

6. 平衡性共济失调实验

（1）Romberg征：嘱患者双足并拢站立，双手向前平伸，然后闭目，观察其姿势。感觉性共济失调特征为闭目后站立不稳，而睁眼时能保持稳定的站立姿势，称 Romberg 阳性。小脑性共济失调睁闭眼都站立不稳，但在闭眼时更为明显。具体地说，一侧小脑病变或一侧前庭病变向病侧倾倒，小脑蚓部病变则向后倾倒。

（2）无撑坐起试验：嘱患者从仰卧位不用手支撑而试行坐起，正常人于屈曲躯干的同时下肢下压，而小脑性共济失调患者反而将髋部（患侧尤为明显）和躯干同时屈曲，称为联合屈曲现象。

（五）不自主运动

观察有无舞蹈样运动、手足徐动、震颤（静止性、动作性）、抽搐、肌束颤动、肌阵挛等骨骼肌的病态动作。如果发现这些异常，必须注意其部位、范围、时限（经常还是间歇发生）、强度（是否几个关节甚至整个身体）、规律和过程，以及与各种生理状态如休息、情绪、寒冷、疲劳和睡眠的关系。

（六）姿势和步态

观察患者平卧、站立和行走的异常。平卧时可见上运动神经元病变引起的上肢瘫痪，呈肘部、腕部、指部屈曲，前臂内旋的姿势，患者常用健侧的手去握持它。下肢的瘫痪，即使是轻微时一般也有小腿外旋的倾向。站立时的姿势异常主要依靠视诊，帕金森病患者头部前倾，躯干俯曲。小脑蚓部病变常前后摇晃，小脑半球或前庭病变向病侧倾倒。

步态检查时可嘱患者先做普通行走，然后根据需要可直线行走、后退行走、横向行走、跑步等，必要时做闭目行走。检查者观察起步和停止情况、抬足和落下的姿势、步基的大小、行走的节律和方向。另外，还需要观察身体的动态，包括肢体和骨盆部的动作。常见的步态异常有以下几种（图3-5）。

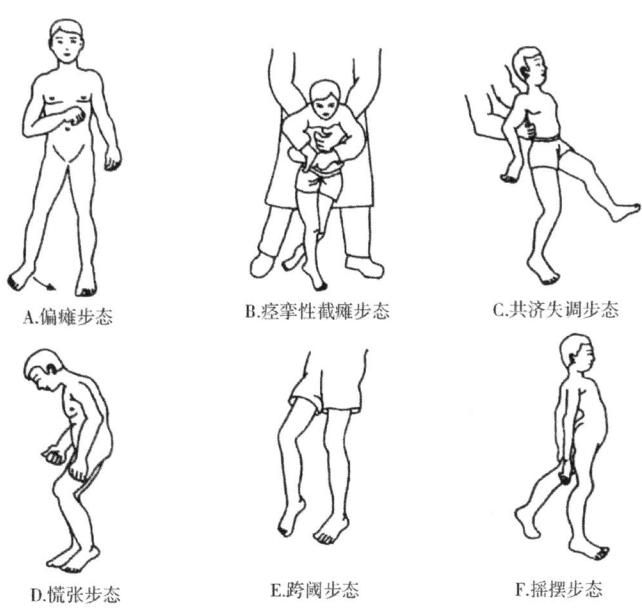

图 3-5 常见的步态异常

1. 偏瘫步态

患侧上肢内收、旋前，肘、腕、指关节呈屈曲状。下肢伸直并外旋，行走时患侧骨盆部提高，足尖拖地，向外做半圆形划圈动作，又称划圈步态，主要由于一侧锥体束损害引起，见于脑卒中等脑性偏瘫（图3-5A）。

2. 痉挛性截瘫步态

行走时双下肢强直内收，交叉呈剪刀样，故又称"剪刀步态"，主要见于先天性痉挛性截瘫和脑性瘫痪等患者（图3-5B）。

3. 共济失调步态

行走时两腿分开，因重心掌握困难，故左右摇晃，前扑后跌，不能走直线，方向不固定，上下身动作不协调，犹如酒醉，又称"醉汉步态"。小脑半球或前庭病变时向患侧偏斜，直线行走时尤甚。深感觉障碍时可有抬腿过高和落地过重，但睁眼时明显改善（图3-5C）。

4. 慌张步态

全身肌张力增高，起步和停步困难，走路时步伐细碎，足擦地而行，双上肢前后摆动的连带运动丧失。由于躯干呈前倾状而重心前移，致患者行走时不得不追逐重心而小步加速前冲，形似慌张不能自制，故又称"小步步态"或"前冲步态"，主要见于震颤麻痹（图3-5D）

5. 跨阈步态

周围神经病变时常出现足部下垂而不能背屈，行走时或是拖曳病足，或是将该侧下肢抬得很高，落脚时足尖先触地面，主要见于腓总神经麻痹（图3-5E）。

6. 摇摆步态

行走时有明显的脊柱前凸，常因臀中、小肌软弱而致骨盆部摇摆过度，称为摇摆步态，见于肌营养不良症（图3-5F）。

四、感觉系统检查

感觉系统检查是神经系统检查中最为冗长而又最容易发生误差的部分，需要耐心和细致。由于检查的结果主要根据患者表述，开始前应给患者解释检查的全过程和要求，以取得合作。检查中切忌暗示和提问，以免影响患者的判断。在检查中要注意两侧、近远的对比，一般从感觉缺失区向正常区进行检查。

（一）感觉检查

1. 浅感觉

（1）触觉：用一束棉絮在皮肤上轻轻掠过，有毛发处可轻触其毛发，嘱患者说出感受接触的次数。

（2）痛觉：以大头针轻刺皮肤，嘱患者感到疼痛时做出反应，须确定感觉到的是疼痛还是触觉。如发现痛觉减退或过敏的区域，需从各个方向用针尖在患区皮肤向外检查，以得到确切的结果。

（3）温度觉：用盛有冷水（5~10℃）及热水（40~45℃）试管交替接触皮肤，嘱患者报告"冷"或"热"。

2. 深感觉

（1）运动觉：患者闭目，检查者轻轻夹住患者指趾的两侧，上下移动5°左右，嘱其说出移动的方向，如发现有障碍可加大活动的幅度，或再试较大的关节。

（2）位置觉：患者闭目，将患者一侧肢体放一定位置，让患者说出所放位置，或用另一肢体模仿。

（3）振动觉：应用128 Hz的音叉，振动时置于患者的手指、足趾，以及骨隆起处如桡尺茎突、鹰嘴、膝盖、锁骨、髂前上棘、胸骨、脊椎棘突等，询问有无振动的感受，注意感受的时限，两侧对比。老年人足部振动觉常减退，并无明确的临床意义。

（4）压觉：用不同的物体交替轻触或下压皮肤，令患者鉴别。

3. 复合感觉（皮质感觉）

（1）触觉定位觉：患者闭目，以手指或其他物体轻触患者皮肤，嘱患者用手指点出刺激部位。

（2）两点辨别觉：患者闭目，用钝脚的两角规，将其两脚分开达到一定距离，接触患者皮肤，如患者能感觉到两点，则再缩小两脚的距离，一直到两脚的接触点被感觉成一点为止。正常身体各部位辨别两点的能力不尽一致：指尖为 2~4 mm，指背为 4~6 mm，手掌为 8~12 mm，手背为 2~3 cm，前臂和上臂为 7~8 cm，背部、股腿更大。检查时应注意个体差异，必须两侧对照。

（3）形体觉：患者闭目，可将常用物体如钥匙、纽扣、钢笔、硬币、圆球等放在患者一侧手中，任其用单手抚摸和感觉，并说出物体名称和形状，左、右分试。

（4）重量觉：用重量不同（相差50%以上）的物体先后放入一侧手中，令患者区别。有深感觉障碍者不做此检查。

（二）感觉障碍的类型

1. 周围神经型

为限于该神经支配皮肤区域内各种感觉的缺失。若损害是部分性的，则可表现为该区域中的感觉减退、感觉过度、感觉异常或自发性疼痛。多发性周围神经病变中，感觉障碍以四肢末端最为明显，呈手套、袜套型分布。

2. 后根型

脊神经后根的损害可产生区域性的感觉缺失、减退或过敏，其范围按节段分布。后根受到压迫或刺激时常有放射性疼痛。

3. 脊髓型

横贯性脊髓病变出现损伤平面以下各种感觉缺失，但脊髓不完全损害则可出现分离性感觉障碍，如白质前联合的病变损害两侧的痛、温觉交叉纤维，后角的病变损害一侧尚未交叉的痛、温觉纤维，相应地产生双侧或单侧的痛、温觉缺失，而其他感觉正常或仅轻度受损。周围神经病变也偶有分离性感觉障碍，但如障碍呈节段型分布，则病变应在脊髓。

4. 脑干型

脑桥下部和延髓病变也可发生分离性感觉障碍，偏外侧病变（主要包括三叉神经及其脊束核、外侧脊丘束）可产生同侧面部和对侧身体痛温觉缺失。中央的病变可能损害一侧或双侧内侧丘系产生深感觉障碍。到脑干上部，内侧丘系、三叉丘系和脊丘束已经聚合，则产生面部和半身麻木。

5. 丘脑型

丘脑病变感觉障碍的特征是偏身麻木、中枢性疼痛和感觉过度。

6. 内囊型

内囊病变也可以产生对侧偏身麻木，一般不伴有中枢痛。

7. 皮质型

顶叶感觉皮质的病变一般产生部分性对侧偏身麻木。复合感觉和深感觉的障碍比较严重，浅感觉变化轻微，分布也多不完整，往往仅限于一个肢体，即使偏身感觉障碍，也常以肢体远端部分明显。

五、反射系统检查

检查时应将被检查部位暴露，肌肉放松，并进行两侧反射的比较。在神经系统检查中，反射检查比较客观，但有时受到紧张情绪的影响，仍需患者保持平静、松弛。反射活动还有一定程度的个体差异，在有明显改变或两侧不对称时意义较大，一侧增强、减低或消失有重要的定位意义。

（一）深反射

深反射又称腱反射，强弱可用下列来描述：消失（−）、减弱（＋）、正常（＋＋）、增强（＋＋＋）、阵挛（＋＋＋＋）及持续阵挛（＋＋＋＋＋）。

1. 肱二头肌反射（$C_{5~6}$，肌皮神经）

患者坐或卧位，前臂屈曲90°，检查者以手指（右侧时中指，左侧时拇指）置于其肘部肱二头肌腱上，以叩诊锤叩击手指，反应为肱二头肌收缩，前臂屈曲（图3-6）。

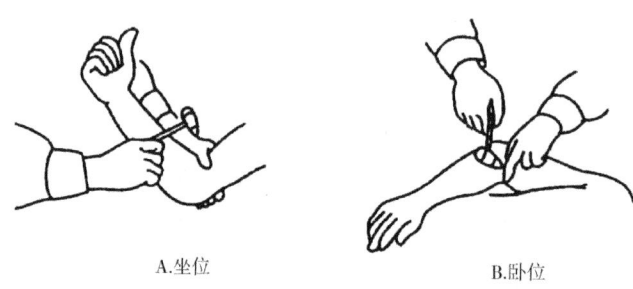

图 3-6 肱二头肌反射

2. 肱三头肌反射（$C_{6\sim7}$，桡神经）

患者坐或卧位，肘部半屈，检查者托住其肘关节，用叩诊锤直接叩击鹰嘴上方的肱三头肌腱，反应为肱三头肌收缩，肘关节伸直（图3-7）。

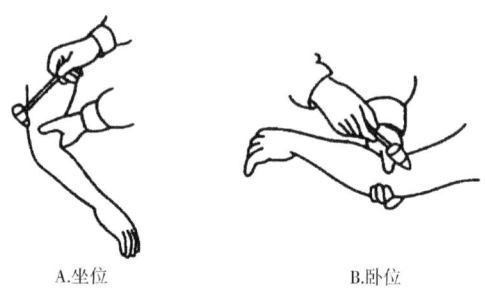

图 3-7 肱三头肌反射

3. 桡反射（$C_{5\sim6}$，桡神经）

桡反射又称桡骨膜反射。患者坐或卧位，前臂摆放于半屈半旋前位，叩击其桡侧茎突，反应为肱桡肌收缩，肘关节屈曲、旋前，有时伴有指部的屈曲（图3-8）。

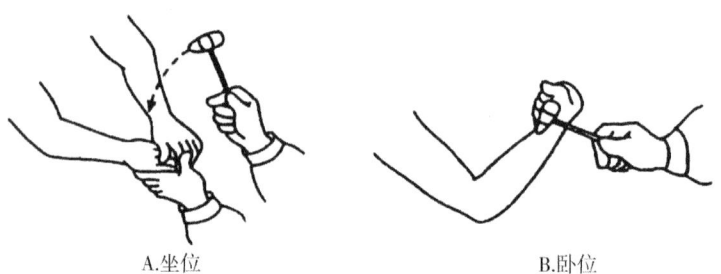

图 3-8 桡反射

4. 膝反射（$L_{2\sim4}$，股神经）

患者坐于椅上，小腿弛缓下垂与大腿成直角，或取仰卧位，检查者以手托起两侧膝关节，小腿屈成120°，然后用叩诊锤叩击膝盖下股四头肌腱，反应为小腿伸展。如患者对下腿注意过度不易叩出时，可一腿置于另一腿上，嘱其两手勾紧向两方用力牵拉，此为常用的加强方法（图3-9）。

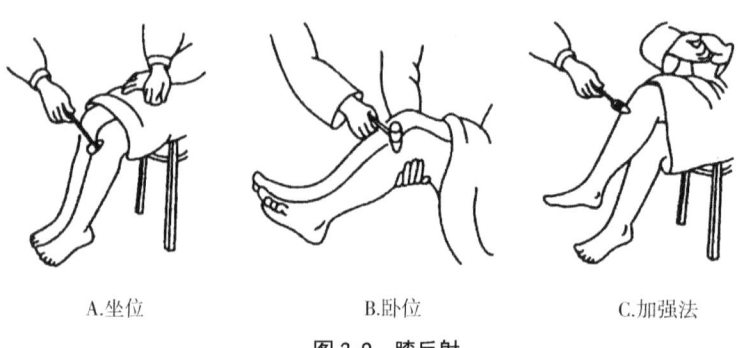

图 3-9 膝反射

5. 踝反射（$S_{1\sim2}$，胫神经）

踝反射又称跟腱反射。患者仰卧位，股外展，屈膝近90°，检查者手握足，向上稍屈，叩击跟腱，反应为足向跖侧屈曲。如不能引出，令患者俯卧，屈膝90°，检查者手的拇指和其他各指分别轻压两足足跖的前端，而后叩击跟腱。也可嘱患者跪于凳上，两足距凳约20 cm，检查者用手推足使之背屈，再叩击跟腱（图3-10）。

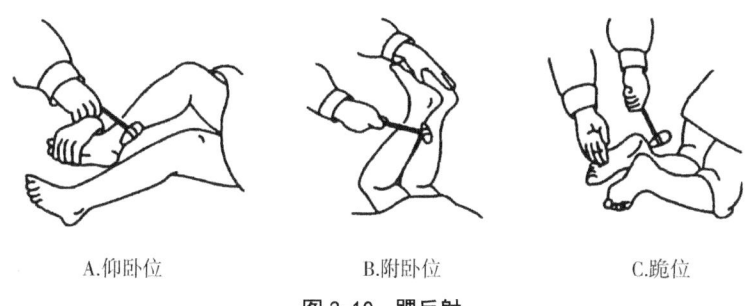

A.仰卧位　　　　B.附卧位　　　　C.跪位

图3-10　踝反射

（二）浅反射

1. 腹壁反射（$T_{7\sim12}$，肋间神经）

患者仰卧，下肢膝关节屈曲，腹壁完全松弛，双上肢置于躯体的两侧。检查以钝针或木签沿肋缘下（$T_{7\sim8}$）、平脐（$T_{9\sim10}$）及腹股沟上（$T_{11\sim12}$）的平行方向，由外向内轻划腹壁皮肤，反应为该侧腹肌的收缩，使脐孔略向刺激部位偏移（图3-11）。

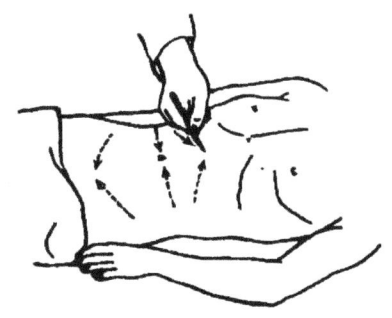

图3-11　腹壁反射

2. 提睾反射（$L_{1\sim2}$，生殖股神经）

用钝针或木签由上向下轻划上部股内侧皮肤，反应为同侧提睾肌收缩，睾丸向上提起。

3. 跖反射（$S_{1\sim2}$，胫神经）

膝部伸直，用钝针或木签轻划足底外侧，自足跟向前方至小趾根部足掌时转向内侧，反应为各个足趾的屈曲（图3-12）。

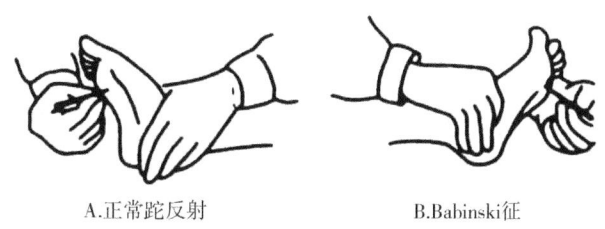

A.正常跖反射　　　　B.Babinski征

图3-12　跖反射和Babinski征的检查方法

4. 肛门反射（$S_{4\sim5}$，肛尾神经）

用大头针轻划肛门周围，反应为肛门外括约肌收缩。由于肛门括约肌可能受双侧中枢支配，故一侧锥体束损害，不出现肛门反射的障碍，而双侧锥体束或马尾等脊神经损害时，该反射减退或消失。

(三)病理反射

传统意义上病理反射有 Babinski 征、Chaddock 征、Oppenheim 征、Gordon 征、Schaeffer 征、Gonda 征等。但临床中把阵挛和牵张反射如 Hoffmann 征、Rossolimo 征等习惯上也列入病理反射之列。

1. Babinski 征

方法同跖反射检查,但足趾不向下屈曲,跗趾反而较缓地向足背方向背曲(也称跖反射伸性反应),可伴有其他足趾呈扇形展开,是为 Babinski 征阳性。一般认为本征为上运动神经元病变的重要征象,但也可见于两岁以下的婴儿和智能发育不全、昏迷、深睡、中毒、严重全身感染、足趾屈曲肌瘫痪、疲劳,甚至少数正常人。临床意义需结合其他体征一并考虑(图 3-12)。

2. Chaddock 征

用钝针或木签轻划外踝下部和足背外侧皮肤,阳性反应同 Babinski 征(图 3-13)。

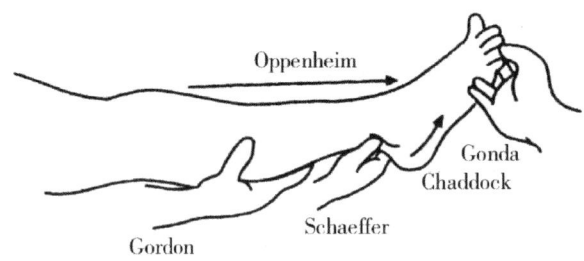

图 3-13 病理反射的各种检查方法

3. Oppenheim 征

以拇指和食指沿患者胫骨前面自上而下加压推移,阳性反应同 Babinski 征(图 3-13)。

4. Gordon 征

以手挤压腓肠肌,阳性反应同 Babinski 征(图 3-13)。

5. Schaeffer 征

以手挤压跟腱,阳性反应同 Babinski 征(图 3-13)。

6. Gonda 征

紧压足第 4、5 趾向下,数秒钟后再突然放松,阳性反应同 Babinski 征(图 3-13)。

以上六种测试,方法虽然不同,但阳性结果表现一致,临床意义相同。一般情况下,在锥体束损害时较易引出 Babinski 征,但在表现可疑时应测试其余几种以协助诊断。

7. Hoffmann 征

患者腕部略伸,手指微屈,检查者以右示、中指夹住患者中指第二指节,以拇指快速地弹拨其中指指甲,反应为拇指和其他各指远端指节屈曲然后伸直的动作。如检查者用手指从掌面弹拨患者的中间三指指尖,引起各指屈曲反应时,称 Trommer 征(特勒姆内征)(图 3-14)。

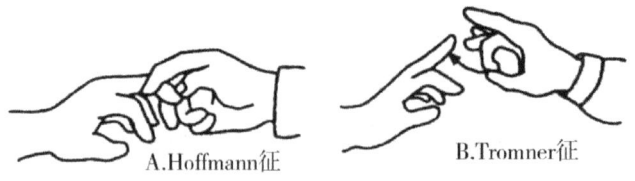

图 3-14 Hoffmann 征和 Trommer 征检查法

8. Rossolimo 征

患者仰卧,两腿伸直,用叩诊锤叩击足趾基底部跖面,亦可用手指掌面弹击患者各趾跖面,阳性反应同 Babinski 征(图 3-15)。

9. 阵挛

阵挛是在深反射亢进时,用一持续力量使被检查的肌肉处于紧张状态,则该深反射涉及的肌肉就会发生节律性收缩,称为阵挛。①髌阵挛:检查时嘱患者下肢伸直,医生用拇指和示指捏住髌骨上缘,用力向远端方向快速推动数次，然后保持适度的推力。阳性反应为股四头肌节律性收缩，致使髌骨上下运动，见于锥体束损害（图3-16）。②踝阵挛：嘱患者仰卧，髋关节与膝关节稍屈，检查者左手托住腘窝，右手握住足前端，突然推向背屈方向，并用力持续压于足底，阳性反应为跟腱的节律性收缩反应，见于锥体束损害（图3-16）。

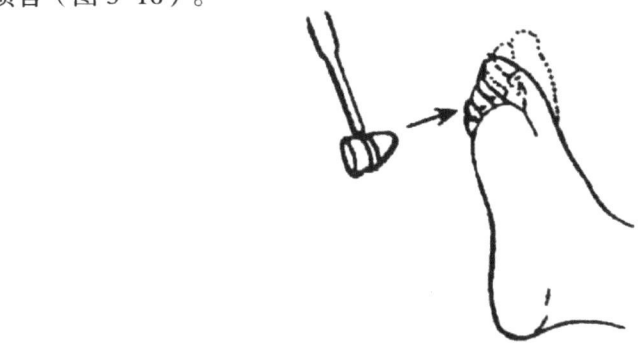

图3-15 Rossolimo征

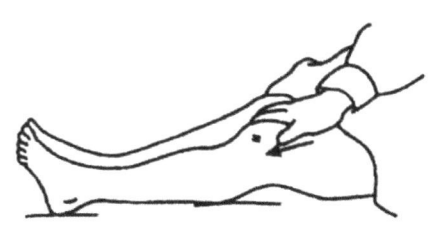 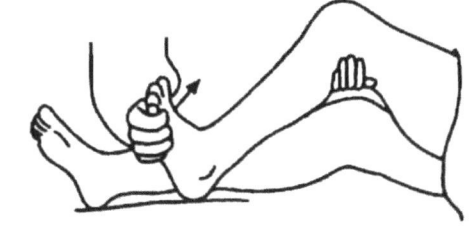

图3-16 阵挛的检查方法

六、自主神经（植物神经）功能检查

（一）一般观察

1. 皮肤与黏膜

注意观察以下内容：有无色泽变化，如苍白、潮红、红斑、紫绀、色素减少或沉着等；有无质地变化，如变硬、增厚、脱屑、潮湿、干燥等；有无水肿、溃疡、褥疮等。

2. 毛发与指甲

毛发有无过度增生或脱失，有无分布异常；指甲有无变脆、失去正常光泽和起条纹等。

3. 排汗与腺体分泌

观察有无局限性多汗或少汗、无汗，有无泪液和唾液等腺体分泌的过多或过少。

4. 体温、血压、呼吸、心率变化

注意24 h内体温变化情况，观察各种体位的血压变化，以及心率和呼吸在不同条件下的变化。

（二）括约肌功能

有无排尿障碍如尿急、费力、潴留、充盈性失禁、自动膀胱，有无膀胱膨胀及其膨胀程度，有无排便困难等。

（三）自主神经反射

1. 眼心反射

患者仰卧休息片刻后，数1 min脉搏次数，然后闭合眼睑，检查者将右手的中指及示指置于患者眼球的两侧，逐渐施加压力，但不可使患者感到疼痛，加压20～30 s后计数1 min脉搏次数，正常每分钟脉搏可减少6～8次，减少12次/min以上提示迷走神经功能增强，减少18～24次/min提示迷走神经功能明显亢进。如压迫后脉率不减少甚或增加，称为倒错反应，提示交感神经功能亢进。

2. 卧立位试验

在患者平卧时计数1 min脉搏数，然后嘱患者起立站直，再计数1 min的脉搏数，如增加10～12次/min为交感神经兴奋增强。由立位到卧位称为立卧试验，前后各计数1 min脉搏数，若减少 10～12 次 /min 为副交感神经兴奋增强。

3. 竖毛反射

将冰块放在患者的颈后或腋窝皮肤上数秒钟之后，可见竖毛肌收缩，毛囊处隆起如鸡皮状。竖毛反射受交感神经节段性支配，颈$_8$~胸$_3$支配面部和颈部，胸$_{4~7}$支配上肢，胸$_{8~9}$支配躯干，胸$_{10}$~腰$_2$支配下肢。根据反应的部位可协助交感神经功能障碍的定位诊断。

4. 皮肤划纹征

用钝针或木签适度加压在皮肤上画一条线，数秒以后皮肤就会出现白色划痕（血管收缩）并高起皮面，正常持续 1～5 min 即行消失。如果持续时间超过 5 min，提示有交感神经兴奋性增高。经钝针或木签划压后很快出现红色条纹，持续时间较长（数小时），而且逐渐增宽或皮肤隆起，则提示副交感神经兴奋性增高。

第二节　脑脊液检查

一、腰椎穿刺术

（一）指征

（1）当怀疑任何形式的脑炎或脑膜炎时，必须经腰穿做脑脊液检查。

（2）怀疑多发性硬化以及评价痴呆和神经系统变性病时，腰穿也是一种有用的检查。

（3）怀疑蛛网膜下腔出血时，不能做头颅 CT 或不能与脑膜炎鉴别时，有必要做腰穿。

（4）评价炎性神经病和多发性神经根病时，脑脊液检查可提有价值的信息。

（5）怀疑占位性病变时，腰脑脊液检查有时可以找到肿瘤标志。

（6）脊髓病变，需做脑脊液动力学检查。

（7）需要向椎管内注射药物时。

（8）通过腰椎穿刺术做特殊检查如气脑造影、脊髓造影或蛛网膜下腔镜。

（二）禁忌证

（1）实施腰穿取脑脊液时，一定要考虑是否有颅内压升高，如果眼底检查发现视盘水肿的话，一定要先做头颅 CT 或 MRI 检查。影像学上如脑室大小正常且没有移位，后颅凹没有占位征象，方可腰穿取脑脊液，否则不能做腰穿。

（2）病情危重已处于休克状态，心力衰竭以及呼吸功能严重障碍者。

（3）穿刺部位有化脓性感染。

（4）躁动不安难以合作者。

（5）凝血酶原时间延长、血小板计数低于 50 000/mm^3、使用肝素或任何原因导致的出血倾向，应该在凝血障碍纠正后行腰穿。

（6）脊髓压迫症做腰穿时应该谨慎，因为腰穿可以使脊髓压迫症状加重。

（7）开放性颅脑损伤或有脑脊液漏者。

（三）操作方法

1. 体位

合适的体位是决定腰穿成功与否的重要因素，有时医师对自己的穿刺技术过分自信而忽视了患者的体位，结果导致穿刺失败。患者要求侧卧位，至于左侧卧位还是右侧卧位对穿刺效果影响不大，身体尽可能靠近床边，屈颈抱膝以增加脊柱前屈，使得椎间隙张开，背部与检查床垂直，脊柱与检查床平行。如果患者不能配合做充分前屈体位，可以让助手在检查床另一侧帮助保持患者膝部和头颈部的正确体位。

2. 穿刺点

一般选择腰$_4$、腰$_5$椎间隙或腰$_5$、骶$_1$椎间隙作为穿刺点，如穿刺失败后可以选用腰$_3$、腰$_4$椎间隙为穿刺点。沿双侧髂嵴最高点作一连线，与脊柱中线相交处为腰$_4$棘突，其上为腰$_3$、腰$_4$椎间隙，其下为腰$_4$、腰$_5$椎间隙。

3. 消毒

同一般手术操作的皮肤消毒，用3%的碘酒消毒，75%的酒精脱碘。操作医师戴无菌手套，消毒完毕后在操作部位铺无菌洞巾。无论在病房、腰穿室、诊室还是在其他环境做腰穿，要保持环境的相对清洁，避免人员的走动，以减少感染机会。

4. 麻醉

用1%～2%的普鲁卡因或0.25%～0.5%的利多卡因1～2 mL在穿刺点做皮内、皮下麻醉，然后将针头刺入韧带后向外抽出，同时注入麻药。

5. 穿刺

操作者用左手固定穿刺部位的皮肤，右手持穿刺针，针头斜面向上刺入皮下，方向与背平面横轴垂直，针头略向头端倾斜，缓慢刺入，刺入韧带时可感受到一定阻力，当阻力突然减低时提示已刺入蛛网膜下腔，可抽出针芯让脑脊液流出，如没有脑脊液流出，可转动针尾180°，个别患者因压力过低可能需要用针筒吸一下。有时由于穿刺过浅或过深不能获得脑脊液，可将针芯重新插入后略微推进再拔出，观察有无脑脊液。如仍未见到脑脊液流出，可将穿刺针缓慢分几次退出少许，直到脑脊液流出为止。如实在没有脑脊液流出，可考虑重新穿刺。

6. 测压和留取脑脊液

穿刺流出脑脊液后，可接测压管或测压表做压力测定，测压时，让患者放松身体，伸直头和下肢，脑脊液压力上升到一定水平后可以看到压力随呼吸有轻微波动，此时可让患者咳嗽，见咳嗽时压力迅速上升，之后又迅速下降，这提示穿刺针没有黏堵或梗阻。测压完毕以后，拔出测压管或测压表，留取化验所需要的脑脊液。如果脑脊液压力过高时不要留取脑脊液，以防诱发脑疝。

留取的脑脊液送化验，不要超过1 h，如果时间过长，因以下因素会影响检测结果：①脑脊液放置时间过长，细胞可能被破坏或与纤维蛋白凝集成块，导致细胞分布不均匀，使得细胞计数不准确；②脑脊液中的细胞离体后迅速变形，而且逐渐消失，影响分类计数；③随着时间的延长，脑脊液中的葡萄糖分解，造成含糖量降低；④细菌在体外溶解，影响细菌的检出率，尤其以脑膜炎双球菌最为明显；⑤在室温下，一些抗体活性降低，影响抗体的阳性率。

7. 处理

留取脑脊液后，插入针芯，拔出穿刺针，用消毒纱布覆盖穿刺处，稍加压以防止出血，再用胶布固定。嘱患者去枕平卧4～6 h。

（四）并发症

1. 腰穿后头痛

腰穿后头痛是最常见的一种并发症，发生机制是由于腰穿放出脑脊液后使颅内血管扩张、充血或静脉窦被牵拉而引起的头痛，或者是由于放出脑脊液过多造成颅内压减低时由三叉神经感觉支支配的脑膜及血管组织牵拉、移位引起的头痛。腰穿后头痛多在腰穿后24 h出现，最迟发生于2～5 d。头痛以枕部及前额为著，为跳痛或胀痛，当坐起或站立、咳嗽、喷嚏、牵引时头痛加重，而头低位或平卧数分钟后头痛明显减轻。头痛剧烈时伴有恶心、呕吐、头晕、面色苍白、多汗、颈肩部疼痛，有时出现轻度脑膜刺激征，有时头痛持续5～8 d，最长可达8周。出现腰穿后头痛时，让患者取头低位，平卧休息，鼓励多饮水，必要时静脉滴注生理盐水。

2. 腰背痛及神经根痛

腰穿后的腰背痛多是由于穿刺造成局部软组织损伤所致，当穿刺不得当时，穿刺针斜面与韧带呈垂直方向时可切断韧带的纵行纤维，使韧带失去正常张力从而产生腰背部的酸痛，这种疼痛有时可持续数月之久。有时穿刺可以损伤神经根而引起急性根痛或感觉障碍，少数病例可遗留较长时间。

3. 脑疝

颅内压增高是腰穿的相对禁忌证，这是因为腰穿留取脑脊液时可使椎管内压力减低，颅内容物借压力差而被推向椎管方向，结果小脑蚓部组织嵌入枕骨大孔形成小脑扁桃体疝。脑疝是腰穿最危险的并发症，因此必须严格掌握腰穿的指征，如颅内压增高者必须做腰穿时，应该在腰穿前先用脱水剂。

4. 出血

一般腰穿有创伤性出血时，大多是刺破蛛网膜或硬膜的静脉，出血量少，很少引起临床症状。当刺破大血管，如马尾的根血管时，即可能产生大量出血，临床上类似原发性蛛网膜下腔出血。如果腰穿后患者主诉背部剧烈疼痛，迅速出现截瘫时，提示有硬膜下血肿的可能。因此对于有出血倾向的一定要在纠正凝血障碍后方可进行腰穿。

5. 感染

由于消毒不彻底或无菌操作不严格，可能导致腰穿时的感染，包括脊柱脊髓炎、椎间盘感染、硬膜外脓肿和细菌性脑膜炎。

6. 植入性表皮样肿瘤及神经根的带出

有文献报道，用无针芯的穿刺针时，将小的表皮栓子带入蛛网膜下腔，数年以后形成一个缓慢生长的植入性表皮样肿瘤。无针芯穿刺针穿刺撤出时可吸入一些神经根纤维，或者插入针芯时把神经根纤维夹入针孔内，带出硬膜外，引起疼痛。

7. 鞘内注入异物或药物造成的并发症

由于操作不慎，把一些异物或药物注入蛛网膜下腔可引起一系列临床表现，注入鞘内的异物和药物包括滑石粉、酒精、棉花纤维、麻醉药。这些物质进入蛛网膜下腔后可以引起急性化学性脑膜炎，慢性粘连性蛛网膜炎和惊厥发作。

二、侧脑室穿刺术

（一）指征

（1）因各种原因，不适于其他方法穿刺，而又急需了解脑脊液情况时。

（2）临床需要了解脑脊液情况，或需要与腰穿时的脑脊液情况做对比时。

（3）颅内压增高明显，需要放脑脊液减压时。

（4）需要做颅内压检测时。

（5）脑室内有血液需要清除时。

（二）禁忌证

（1）穿刺部位皮肤感染。

（2）因脑水肿导致脑室变得极小。

（三）操作方法

患者取仰卧位，剃发备皮，用3%碘酒消毒，75%酒精脱碘。患者头下铺消毒巾，操作医师戴无菌手套，消毒完毕后在操作部位铺无菌洞巾。麻醉用1%~2%的普鲁卡因或0.25%~0.5%的利多卡因1~2 mL局部浸润麻醉。选择的穿刺部位有三个，即侧脑室前角、后角和下角。

1. 侧脑室前角穿刺

用1%煌绿液在头皮上画出矢状缝及冠状缝线，穿刺点位于矢状缝外侧2 cm及冠状缝前2 cm处。在穿刺点用骨锥钻一个孔，穿刺针向与矢状缝平行方向刺入，针尖稍向后，即沿两侧外耳道方向前进，一般于5~5.5 cm处穿入脑室，拔出针芯，见有脑脊液流出。

优点是侧脑室额角较大，易刺中，且无脉络丛组织，便于操作脑室外持续引流术；其缺点是此处皮质血管较多。

2. 侧脑室后角穿刺

患者取侧卧位，用1%煌绿液画出矢状窦线及横窦线，横窦线是枕外隆凸至两侧外耳道的连线。穿刺点位于枕外隆凸沿矢状缝向前4~5 cm、向外侧3 cm处。在穿刺点用骨锥钻一个孔，穿刺针方向向同侧眼眶外上角，一般5~6 cm深即刺入脑室。

此部位的优点在于三角部最大，容易刺中，发生移位机会少，或不严重，而且此处脑皮质血管较少；缺点是穿刺时可能伤及脉络丛而引起脑室内出血，做脑室持续外引流时，引流管容易被头颅压迫而闭塞及伤口受压疼痛等。

3. 侧脑室下角穿刺

穿刺点位于外耳道向上3 cm、向后3 cm处,在穿刺点用骨锥钻一个孔,穿刺针针头与骨面垂直刺入,一般刺入4~5 cm时即是脑室。

(四)并发症

(1)颅内感染。

(2)刺破血管导致颅内出血。

(3)损伤脑组织,导致穿刺后癫痫。

三、脑脊液结果判断及临床意义

(一)压力

成人脑脊液压力正常值为腰椎穿刺(卧位)0.59~1.76 kPa(60~180 mmH$_2$O),脑室穿刺0.69~1.18 kPa(70~120 mmH$_2$O);不同年龄脑脊液压力也有差别,新生儿为0.13~0.64 kPa(13~65 mmH$_2$O),婴儿为0.29~0.79 kPa(30~80 mmH$_2$O),儿童为0.49~0.98 kPa(50~100 mmH$_2$O)。无压力计可测流速,正常在60滴/min以下。

临床意义:升高提示颅内炎症、出血性脑血管病、颈内动脉血栓、颅内占位病变、尿毒症、高血压脑病、胸腹腔内压力增高、良性颅内压增高等情况,降低提示脑脊液循环受阻、脑脊液鼻漏、分泌减少、良性低颅压、穿刺位置不当、反复穿刺放液、使用脱水药等情况。

(二)外观

正常应为无色透明。红色提示出血性脑血管病、穿刺外伤,黄色可能为陈旧出血、蛋白升高、重度黄疸,白色米汤样提示化脓性脑膜炎。

(三)比重

正常在1.005~1.009。升高见于脑膜炎、尿崩症、糖尿病等。

(四)蛋白

定性:Pandy试验阳性提示脑脊液中球蛋白含量增高。有脑组织和脑膜疾患时常呈阳性反应,脑出血时多呈强阳性反应,但穿刺损伤有血液混入时也可呈强阳性反应。

定量:因穿刺部位不同而有差别。脑池中正常值儿童为0.10~0.25 g/L(10~25 mg/dL),成人为0.15~0.25 g/L(15~25 mg/dL)。脑室中正常值为0.05~0.15 g/L(5~15 mg/dL)。脊髓腔中正常值新生儿为0.4~1.5 g/L(40~150 mg/dL),婴儿为0.4~0.8 g/L(40~80 mg/dL),儿童为0.16~0.56 g/L(16~56 mg/dL),成人为0.15~0.45 g/L(15~45 mg/dL)。脑脊液中的蛋白质80%为白蛋白,20%为球蛋白。

临床意义:脑脊液蛋白升高见于中枢神经炎症、脑血管疾病、颅内肿瘤、脊髓肿瘤、多发性硬化、Guillain-Barre综合征、糖尿病、甲状腺和甲状旁腺功能低下、铅中毒等,蛋白降低见于良性颅内压增高、低蛋白血症、慢性脑脊液漏、甲状腺功能亢进等。

蛋白电泳:白蛋白正常值为0.55~0.69(55%~69%),升高多见于颅内肿瘤、椎管梗阻、脑血管疾病。α_1球蛋白正常值为0.03~0.08(3%~8%),升高时见于炎症,降低多是在脑外伤急性期;α_2球蛋白正常值为0.04~0.09(4%~9%),升高时见于脑转移瘤、脑膜癌、胶质瘤;β球蛋白正常值为0.10~0.18(10%~18%),升高时见于多发性硬化、亚急性硬化性全脑炎、帕金森病、手足徐动、运动神经元病、胶质瘤;γ球蛋白正常值为0.04~0.13(4%~13%),升高时见于多发性硬化、亚急性硬化性全脑炎、病毒性脑炎、脑脓肿、Guillain-Barre综合征、浆细胞瘤、胶质瘤、结节病、脑外伤、血清γ球蛋白增高(肝硬化、结缔组织病、多发性骨髓瘤),降低则见于脑外伤急性期。

免疫球蛋白(Ig)正常值:IgA为0~6 mg/L(0~0.6 mg/dL),IgG为10~40 mg/L(1~4 mg/dL),IgM为0~13 mg/L(0~1.3 mg/dL)。免疫球蛋白(Ig)升高见于化脓性脑膜炎、亚急性硬化性全脑炎、神经梅毒、风疹脑炎、多发性硬化、病毒性和细菌性脑膜炎、小舞蹈病、红斑狼疮、急性化脓性脑膜炎、病毒性脑膜炎。

（五）葡萄糖

脑脊液葡萄糖正常值由于不同部位和不同年龄而有差别，成人腰穿脑脊液葡萄糖正常值为 450～800 mg/L（45～80 mg/dL），脑室脑脊液为 500～750 mg/L（50～75 mg/dL）。10 岁以下儿童腰穿脑脊液葡萄糖正常值为 350～850 mg/L（35～85 mg/dL），10 岁以上儿童为 500～800 mg/L（50～80 mg/dL），新生儿为 700～900 mg/L（70～90 mg/dL）。

脑脊液和血清葡萄糖比在新生儿和婴儿为 0.8～1.0，在成人为 0.6～0.7。

临床意义：升高时见于病毒感染、脑或蛛网膜下腔出血、丘脑下部病变、糖尿病、精神分裂症。早产儿及新生儿因血脑屏障通透性高故无临床意义。

降低时见于细菌或霉菌的颅内感染、脑寄生虫病、癌性脑膜病、神经梅毒、低血糖。

脑脊液和血清葡萄糖比降低可见于细菌性、霉菌性、梅毒性脑膜炎或癌性脑膜病，红斑狼疮，蛛网膜下腔出血（10 d 内）。

（六）氯化物

脑脊液中氯化物的含量高于血中，是血中氯化物含量的 1.2～1.3 倍。成人脑脊液氯化物的正常值是 197～212 mmol/L（700～750 mg/dL），儿童是 195～203 mmol/L（690～720 mg/dL）。

临床意义：脑脊液中氯化物升高见于麻痹性痴呆、脊髓腔肿瘤、小儿浆液性脑膜炎、尿毒症、肾炎等。脑脊液中氯化物降低见于结核性、化脓性及霉菌性脑膜炎、脑出血、急性梅毒性脑膜炎、流行性脑脊髓膜炎。

（七）白细胞计数

正常值因年龄不同而有差异，成人为 $(0～8)\times 10^6/L$（$0～8/mm^3$），儿童为 $(0～10)\times 10^6/L$（$0～10/mm^3$），婴儿为 $(0～20)\times 10^6/L$（$0～20/mm^3$）。其中淋巴细胞占 $(64.1\pm 9.1)\%$，单核细胞占 $(33.8\pm 8.3)\%$，中性粒细胞占 $(0.4\pm 0.6)\%$，组织细胞占 $(1.2\pm 1.4)\%$。

临床意义：淋巴细胞计数增高见于结核性、霉菌性及病毒性脑膜炎，麻痹性痴呆、乙型脑炎恢复期、脊髓灰质炎、脊髓痨、脑膜血管梅毒、脑肿瘤。单核细胞增多见于脑肿瘤。中性粒细胞增多见于化脓性脑膜炎、乙型脑炎急性期。组织细胞增多见于浆液性脑膜炎。

四、动力试验

颅内无淋巴系统，静脉为唯一的回流通路。压迫颈静脉时脑脊液回流受阻，颅内压迅速上升。压迫腹腔使脊髓静脉丛淤滞，脊髓蛛网膜下腔压力增高。颅内压增高为禁忌证。

（一）压腹试验（Stookey 试验）

以手用力压腹部 15 s，脑脊液压力迅速上升，放松后在 15 s 内下降至原有水平。如压力不上升表明腰穿局部蛛网膜下腔有阻滞。此时不需再做压颈试验。

（二）压颈试验（Quec Kenstedt 试验）

分别压两侧颈静脉 15 s，然后再同时压双侧颈静脉 15 s，脑脊液压力迅速上升至 2.95～3.9 kPa（300～400 mmH$_2$O），比初压高 0.98～2.95 kPa（100～300 mmH$_2$O）。放松后应在 15 s 内下降至原有水平。或用血压计围于患者颈部，充气至 2.67 kPa（20 mmHg），每 5 s 报告一次压力，至不再上升为止，或维持 30 s。迅速放气降压，仍每 5 s 报告一次压力，至降到原水平为止。而后再分别加压到 5.33 kPa（40 mmHg）及 8.0 kPa（60 mmHg）重复试验。

临床意义：①无梗阻，加压 15 s 脑脊液压力上升至最高点，放松后 15 s 内降至原水平；②部分梗阻，颈静脉加压后，腰穿处脑脊液压力上升及下降均缓慢，或上升快而下降慢，或解除压力后不能降至原水平；③完全梗阻，加压至 60 mmHg（8.0 kPa），压力仍无变化；④若一侧颈静脉加压后脑脊液压力不上升，而压对侧或双侧均可使脑脊液压力上升，压力不上升侧可能有横窦血栓形成。

（三）Ayala 指数

Ayala 指数 = 终压 × 放出脑脊液量（毫升）*/初压

* 不少于 10 mL

正常值 5～7。小于 5 提示脑脊液储量小，常见于蛛网膜下腔梗阻或脑瘤使脑脊液循环通路有梗阻时，如梗阻性脑积水；大于 7 提示脑脊液储量大，常见于交通性脑积水、脑萎缩、脑膜炎（尤其是浆液性脑膜炎）。

第三节　周围神经活检术

一、适应证

周围神经活检主要用来显示病变的轴索和髓鞘，因此，活检的目的是明确周围神经病变性质和病变程度，如糖尿病性周围神经病、急慢性脱髓鞘神经病、类淀粉沉积症、血管炎等。

二、取材

一般取表浅、后遗症轻微的神经进行活检，如腓肠神经、枕大神经、前臂外侧皮神经等。但一般临床患者的活检取材主要是取小腿的腓肠神经，腓肠神经的走行比较表浅，易于手术取材，手术取材后无大的感觉和运动障碍，对疾病的预后无直接影响。手术时常规消毒，局麻，沿神经走行切开皮肤，找出神经，切取 2～3 cm。

三、实验室技术

（一）固定

（1）用石蜡切片 HE 染色，采用中性缓冲甲醛液固定 24～48 h。

（2）用于髓鞘染色的采用 Flemming 液固定 3～6 d。

（3）用于半薄切片和超薄切片的采用戊二醛及锇酸双重固定。

（二）脱水与包埋

1. 用于石蜡切片

常规 HE 染色和 Flemming 染色需石蜡包埋，包括纵横两个切面。

2. 用于半薄和超薄切片

采用环氧树脂混合液包埋。

（三）切片和染色

电镜采用超薄切片 0.5～1.0μm。

1. 石蜡切片

（1）HE 染色髓鞘和纤维组织染成红色，细胞核染成蓝色。

（2）Masson 三色染色胶原纤维染成蓝色，弹力纤维染成棕色，肌纤维、纤维素及红细胞染成红色，细胞核染成黑蓝色。临床用于显示脱髓鞘后胶原纤维的增生。

（3）Flemming 染色周围神经及正常的髓鞘染成黑色，变性纤维不着色。

2. 半薄切片

甲苯胺蓝染色正常脂肪和髓鞘呈黑色，变性髓鞘不着色

第四节　肌肉组织活检术

一、适应证

（1）代谢性肌病：不但提供组织学证据，还可获得生化改变的依据，如线粒体肌病、脂质沉积性肌病等。

（2）先天性肌病：如中央轴空病等。

(3) 局部或弥漫性炎症性肌病：如多发性肌炎等。
(4) 鉴别神经源性与肌源性损害：如进行性肌营养不良与脊髓性肌萎缩的鉴别。
(5) 不明原因的静止性或进行性肌无力。
(6) 确定病情严重程度及累及范围。

二、取材

（一）活检部位

多数肌病以肢体近端肌肉受累为重，故临床上多首选上肢肱二头肌和下肢股四头肌外侧肌，上述肌肉活检后较少影响患者活动。对急性肌病如多发性肌炎，应选压痛明显或肌无力较重的部位；对慢性肌病应选中等损害的部位，因为萎缩严重的部位肌纤维常常被脂肪组织代替，如肌营养不良患者，股四头肌受累较重，则选肱二头肌。另外，肌电图改变明显的部位也可作为参考条件，但不宜在肌电图检查的部位活检，可在肌电图检查的对侧取活检，以免针电极对肌组织的损伤造成病理判断上的困难而影响结果。

（二）手术

按常规外科无菌手术操作，获得肌肉组织标本大小为 0.5 cm×1 cm×0.5 cm，取材时注意局部麻醉药不能注射到肌肉，切取肌肉标本时动作要轻柔，不可过度牵拉或挤压肌肉，避免钳夹，一般用刀背分离肌肉，然后两端用线结扎后再用刀片切断。

需从送电镜的一端留取少许，放入戊二醛固定液中为电镜检查备用，其余部分快速冰冻切片供光镜检查使用。

三、实验室技术

（一）制片技术

为避免肌肉中的酶被破坏，目前多采用液氮快速冷冻法制片。冰冻过程是肌肉活检的关键步骤，肌肉组织中水分含量高，制片过程中易出现冰晶，给诊断造成困难。使用异戊烷间接制冷可防止冰晶伪差的形成。在恒冷箱式冰冻切片机（-20℃）条件下切片，厚度 8~10μm，免疫组化为 5μm。

（二）染色

根据不同需要做免疫组化染色。

第五节　脑血管造影术

一、适应证

(1) 脑血管疾病，如动脉瘤、血管畸形、动静脉瘘及脑血管栓塞和狭窄。
(2) 弄清某些颅内外病变的血供情况，如颈动脉瘤、头皮血管畸形，及脑膜瘤等的血供和回流静脉。
(3) 血管内介入治疗手术。

二、禁忌证

(1) 患有严重出血倾向者。
(2) 对老年性动脉硬化者要慎重。
(3) 有严重肝、肾、心脏疾病患者。
(4) 对碘过敏者。
(5) 脑疝或脑干功能衰竭或休克者。

三、术前准备

(1) 应做好出、凝血时间检查，普鲁卡因和碘过敏试验。

（2）将造影的一些情况向患者及家属交代清楚，取得患者的配合和家属的同意签字。

（3）穿刺部位皮肤准备。

（4）术日禁食、除去假牙及发夹，术前半小时注射苯巴比妥和阿托品。

（5）不合作者或患儿拟用全麻。

四、造影技术

动脉穿刺部位有颈动脉、肱动脉、腋动脉、锁骨下动脉以及股动脉等，常用为颈动脉和股动脉。

1. 经皮颈动脉造影

患者仰卧位，肩下垫薄枕，头略低，颈伸展，皮肤常规消毒，铺消毒孔巾。穿刺部位于胸锁乳突肌内缘甲状软骨水平或稍下，颈总动脉搏动处。局麻后以左手食指、中指固定动脉或稍加压将动脉远端固定，右手持穿刺针（普通腰穿针刺入1~2 cm，在针头感觉到血管动脉前后壁，退出针芯后，再缓慢退出针鞘，一旦针尖退入动脉内即有鲜血喷出，此时将针鞘送入动脉内1~2 cm，插入针芯。以后按需要注入造影剂或药物）。

若要经颈动脉行脑血管造影时，待摄影准备就绪后，左手固定穿刺针，右手拔出针芯，换上装有含碘水溶液的注射器用50%泛影酸钠或60%泛影葡胺、60%康锐（conray）等8~10 mL，在2 s钟内迅速注入动脉内，立即摄影，即为颈动脉造影的动脉期。摄影前将头置屈曲位，使下颌尽量接近胸骨柄，以免眼眶干扰影像，注药后2 s钟时摄影为毛细血管及皮质静脉期。注药后4~5 s时摄影为静脉期。动脉造影常规投照位置为颅前后位和侧位。

2. 腹股沟股动脉穿刺置导管造影术（血管内治疗）

患者平仰卧，下肢略外展，穿刺部位在腹股沟韧带下方2~3 cm股动脉搏动处，通常需要局麻下先用尖刀于进针点作一小切口，用Seldinger技术套针将导管插入股动脉，随后在电视或荧光增强屏监视下将导管送进颈总动脉或椎动脉系统，作颈动脉或椎动脉造影。椎动脉造影的投照位置为头颅前半轴（汤氏）位和侧位。还可用此法进行脊髓血管造影。

第四章 神经外科疾病的定位诊断

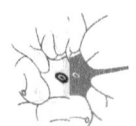

第一节 大脑皮层病变的定位诊断

一、额叶病变的定位诊断

额叶控制机体的随意运动、语言、情感和智能，并与自主神经功能的调节和共济运动的控制有关，额叶前部与精神智能有关，额叶后部与运动有关。额叶损害的主要表现有以下几点。

（一）运动障碍

中央前回皮质运动中枢（4区）受损，早期出现典型的运动障碍。毁坏性病变表现为以对侧上肢、下肢或颜面部为主的局限性的不全或完全性瘫痪（单瘫）。当双侧旁中央小叶受损时，可引起双下肢的上运动神经元性瘫痪，并伴有小便障碍。刺激性病变表现为以对侧上肢、下肢或颜面部损害为主的局限性癫痫发作，肌肉抽搐由身体某部位开始，逐渐向邻近或全身的肌群扩散，引起全身痉挛性大发作（Jackson癫痫），继之出现Todd麻痹。

运动前区（6区），位于中央前回前方，为锥体外系和部分自主神经的高级中枢。此区受损时，出现对侧肢体共济运动障碍、肌张力增高、自主神经功能紊乱、强握反射及摸索现象等释放症状。额中回后部为额叶的同向侧视（凝视）中枢，此区受刺激时，出现眼和头向病灶对侧的痉挛性抽动或同向痉挛性斜视；如为毁坏性病变，则出现两眼向患侧偏斜和对侧凝视麻痹。优势半球的额中回后部为书写中枢，受损时出现书写不能（失写症）。

（二）语言障碍

优势半球的额下回后部（44区，亦称Broca区）为语言运动中枢，受损时产生运动性失语，完全丧失讲话能力。部分运动性失语者，具有一定语言功能，但词汇贫乏，言语迟缓而困难。

（三）精神障碍

额叶前部的额叶联合区（9、10、11、12区）为精神和智能的功能区，与精神状态、记忆力、判断力和理解力等有密切的关系。当双侧额叶受损时，出现明显的额叶性精神障碍，表现为淡漠迟钝，记忆力和注意力减退，定向力不全，性格行为异常。情绪不稳定，常自夸、滑稽、幼稚、欣快、不洁、易冲动，尿便失禁，随地大小便，对自己所处状态缺乏认识，对疾病的严重性估计不足，出现智力衰退等。

二、顶叶病变的定位诊断

顶叶位于中央沟和顶枕裂之间，其下界为外侧裂，包括中央后回（3、2、1区）、顶上小叶（5、7区）、缘上回（40区）、角回（39区），与躯体感觉功能、自身位置觉的认识及语言功能有关，顶叶损害的主要表现如下。

（一）感觉障碍

中央后回的刺激性病变引起对侧身体发作性的感觉异常（感觉性Jackson癫痫），出现蚁走感、麻木感或串电感。破坏性病灶引起对侧身体的位置觉、震颤觉、压觉、实体觉、两点分辨觉严重障碍，而痛、温、触觉障碍较轻。

（二）失读症

优势半球顶叶角回为阅读中枢，受损后出现阅读能力的丧失，同时伴有书写能力障碍，并可出现词、字、句法和语法上的错误。

（三）失用症

优势半球顶叶缘上回为运用中枢，受损后出现双侧肢体失用，患者虽无瘫痪，但不能完成复杂而有目的的动作，自己不能穿衣、扣纽扣，对日常工具的使用亦发生障碍。

（四）Gerstman综合征

见于优势半球顶叶后下部的角回、缘上回及邻近枕叶的病损，出现手指认识不能、左右认识不能、计算力障碍和书写不能等症状。

三、颞叶病变的定位诊断

颞叶功能区是听觉、嗅觉中枢，亦是语言、声音和记忆的储存中枢，颞叶损害时可出现下列症状。

（一）感觉性失语

优势半球的颞上回后部（42区）为感觉性语言分析中枢，此区受损后患者具有能听到声音和自动说话的能力，但丧失了语言理解的能力，听不懂别人的话语，也听不出自己话语中的错误（错语症）。

（二）命名性失语

优势半球颞叶后部和顶叶下部（37区）损害时，患者对熟悉的物品只能说出其用途，而道不出其名称，丧失了对物品的命名能力。

（三）颞叶刺激征

颞叶各中枢受刺激后可出现幻听、幻嗅、幻味、幻视等现象，常为癫痫发作的先兆。钩回发作为海马沟回受刺激出现一过性嗅幻觉，如其邻近的味觉中枢受到刺激，可伴有幻味，幻视为视放射受损之症状，幻听为听觉中枢病损所致。

（四）精神运动性发作

颞前内侧部损害时常出现发作性的精神障碍，表现为一种特殊的意识混乱状态，出现狂躁、兴奋，甚至攻击行为，部分患者表现为自动症、睡梦或幻觉状态。

（五）视野缺损

颞后深部病变，累及视放射，出现病灶对侧的同向偏盲（半侧性或象限性偏盲），或对物体大小的错误认识。

第二节 间脑病变的定位诊断

间脑位于大脑和中脑之间，第三脑室位于其中央，其两侧壁即间脑之内壁，丘脑下沟将间脑分为上方的丘脑部和下方的丘脑下部。间脑系由许多不同的灰质块所组成。间脑包括丘脑部、丘脑下部和第三脑室。

一、丘脑病变的解剖生理与定位诊断

（一）丘脑的解剖生理

丘脑为一卵形的灰质核团块，两侧之间有一灰质横桥，称为中间块。其背面是侧脑室，外侧为尾状核和内囊，下侧通过丘脑底部与中脑相连接。丘脑后部有一隆起，称为丘脑枕，内藏枕核，其下方为内侧膝状体和外侧膝状体。在丘脑后部的后方有缰三角、后连合及松果体，合称丘脑上部。

丘脑在水平断面上被V形的白质纤维板（名为内髓板）分隔成3个核团，即前核、外侧核及内侧核。

1. 前核

前核位于丘脑前方的背部，主要与嗅觉通路有关，嗅觉路径先和丘脑下部的乳头体产生联系，再由乳头丘脑束与前核联系，然后由前核发出纤维至大脑半球的扣带回，管理内脏活动。

2. 外侧核

外侧核分为背、腹两部，背部向后与丘脑枕连接，腹部向后与内、外侧膝状体连接。腹部又分为腹前核、腹外侧核、腹后核三部分。腹前核接受由苍白球来的纤维。腹外侧核接受由小脑经结合臂来的纤维，再发出纤维至大脑皮质运动区，与维持姿势有关。腹后核又分为腹后外侧核及腹后内侧核，腹后外侧核接受脊髓丘脑束及内侧丘系的纤维，腹后内侧核接受三叉丘系的纤维，由此二核再发出纤维至中央后回皮质感觉区。外侧核的背部又分为背外侧核及后外侧核，此二核接受上述各丘脑核发出的纤维，并与顶叶后部的顶上小叶及楔前叶发生联系。

3. 内侧核

内侧核又分为背内侧核及中央核，发出一小部分纤维至丘脑下部，大部分接受其他丘脑核来的纤维，再发出纤维与额叶发生联系。

丘脑各核之间、丘脑与端脑（嗅脑、基底节、大脑皮质）之间及与皮质下结构之间，均有复杂的纤维联系。从进化程序上看，丘脑的核团可分为古、旧、新三部分，各有其特殊的纤维联系。

（1）古丘脑：丘脑的中线核、内髓板核、背内侧核的大细胞部（内侧部）、腹前核及网状核等是丘脑进化中较古老的部分，有人认为无直接进入大脑皮质的向心纤维，但与嗅脑、纹状体、丘脑下部、网状结构等都有往返的联系。有人认为它们接受来自网状结构的非特异性冲动的上行纤维，再发出纤维至大脑皮质的广泛区域。古丘脑又称"丘脑网织系统"，其功能似与完成躯体与内脏间复杂反射的整合作用有关。

（2）旧丘脑：在进化中较新，接受脊髓和脑干发出的外部感受和本体感受的冲动，它们又发出纤维经内囊至大脑皮质的特定区域，故丘脑各核团又称"驿站核"，包括以下诸核。

腹后外侧核：接受内侧丘系和脊髓丘系的上行纤维，投射到中央后回一般感觉区的腿区和臂区。

腹后内侧核：接受三叉丘系的纤维，投射到中央后回一般感觉的面区。

外侧膝状体核：接受视束的纤维，发出纤维投射到枕叶皮质的视区。

内侧膝状体核：接受外侧丘系的听觉纤维，发出纤维至颞叶皮质的听区。

腹外侧核：接受结合臂来的纤维，发出纤维至大脑皮质中央前回运动区。

（3）新丘脑：丘脑进化中最新的部分，与古、旧丘脑核均有联系，发出纤维投射到大脑运动皮质及感觉皮质以外的皮质区域，这些核团又称"联络核"。

外侧核背侧组核团：接受丘脑其他核团的纤维，发出纤维投射到顶上小叶。

枕核：接受内、外侧膝状体的纤维，发出纤维至顶下小叶、枕叶和颞叶后部皮质。

背内侧核小细胞部：接受丘脑其他核团的纤维，发出纤维至额叶前部皮质。

丘脑前核：接受乳头体来的纤维，发出纤维至扣带回皮质。

综上所述，丘脑有交替及传导痛、温、触觉冲动的功能，大脑皮质接受精细的感觉。

丘脑的血液供应：丘脑接受颈内动脉系统和椎基底动脉系统的血液供应，其中绝大部分来自椎基底动脉系统。①颈内动脉系统：脉络膜前动脉的丘脑支和枕支，大脑前动脉的丘脑前动脉，大脑中动脉的豆状核丘脑动脉，后交通动脉的丘脑结节动脉。②椎基底动脉系统：大脑后动脉的丘脑膝状动脉及丘脑穿动脉。

丘脑各部的血液供应：①丘脑外侧核，由丘脑膝状动脉、丘脑穿动脉和豆状核丘脑动脉供应。②丘脑内侧核，由丘脑穿动脉、脉络膜前动脉的丘脑支供应。③丘脑前核，由豆状核丘脑动脉、丘脑前动脉供应。④丘脑枕核，由脉络膜前动脉枕支、丘脑膝状动脉供应。⑤内髓板核，主要由丘脑穿动脉供应。

（二）丘脑病变的临床表现

1. 丘脑综合征

（1）对侧半身感觉障碍：①对侧半身感觉缺失。各种感觉均缺失，是丘脑外侧核，特别是腹后核的损害。②感觉障碍程度不一致。上肢比下肢重，肢体远端比近端重。③深感觉和触觉障碍比痛、温觉重。可出现深感觉障碍性共济失调。④实体感觉障碍。出现肢体的感觉性失认。

（2）对侧半身自发性剧痛：为内髓板核和中央核受累所致，病灶对侧上、下肢出现剧烈的、难以忍受和形容的自发性疼痛。呈持续性，常因某些刺激而加剧，常伴感觉过敏和过度。疼痛部位弥散，难以定出准确位置，情感激动时加重。

（3）对侧半身感觉过敏和过度：丘脑病变的常见典型症状，尤其感觉过度更是丘脑病变的特征，患者对任何刺激均极为恐怖，还可出现感觉倒错。

（4）丘脑性疼痛伴有自主神经症状：如心跳加快、血压升高、出汗增多、血糖增高等。

（5）对侧面部表情运动障碍：为丘脑至基底节联系中断所致，病灶对侧面部表情运动丧失，但并无面瘫。

（6）对侧肢体运动障碍：在急性病变时出现瞬息的对侧偏瘫，亦可出现对侧肢体的轻度不自主运动。

2. 丘脑内侧综合征

病变位于丘脑内侧核群，为穿通动脉闭塞引起。

（1）痴呆及精神症状：为丘脑投射至边缘系的纤维中断所致。

（2）睡眠障碍：为上行网状激活系统经丘脑前核及内侧核向大脑皮质投射路径中断所致。

（3）自主神经功能障碍：出现体温调节障碍、心血管运动障碍、胃肠运动失调等。

（4）自发性疼痛：为内髓板核及中央核受损所致。

3. 丘脑红核综合征

病变部位在丘脑外侧核群的前半部，多为丘脑穿动脉闭塞所致。

（1）小脑性共济失调：为腹外侧核病变，小脑发出的结合臂纤维在此处中断，不能投射到大脑皮质中央前回运动区，使小脑失去了大脑皮质的支配所致。

（2）意向性震颤：发生机制同上。

（3）舞蹈徐动样运动：为腹前核受损所致，多为短暂性。

（三）丘脑病变的定位诊断和鉴别诊断

丘脑是皮质下感觉中枢，损害时感觉障碍是其最主要、最突出的症状，其外侧核受损时更为明显，一切感觉均受损，故当发现患者有偏身感觉障碍时总应想到是否有丘脑的病变，偏盲、偏身感觉性共济失调及偏身感觉障碍等三偏征为丘脑病变的特征，有偏身自发性疼痛亦提示丘脑病变的可能，偏身感觉过度及过敏亦是丘脑病变的典型症状。因感觉障碍出现于偏身者可以是器质性的，也可以是功能性的，病变的部位也不单是在丘脑，因此根据一些感觉障碍特征在考虑丘脑病变同时，总得排除其他部位的病变甚至功能性疾病引起的偏身感觉障碍。如偏身感觉障碍，尤其是深感觉及实体觉障碍明显，仅伴有轻度的偏身运动障碍，则提示病变在丘脑的可能性最大，但也要排除顶叶的病变。内分泌及自主神经功能障碍通常为丘脑下部的病变所引起，也要注意是否为丘脑病变的影响。至于嗜睡、痴呆、精神症状等引起的病变部位很多，单凭这些症状不能确定病变的部位在丘脑，如合并一些感觉症状，则丘脑引起的可能性很大。丘脑与基底节及中脑有密切联系，部位接近，当出现中脑及基底节症状时也要注意是否有丘脑的病变。

二、丘脑下部病变的定位诊断

（一）丘脑下部的解剖生理

1. 外形

丘脑下部为间脑在丘脑下沟以下的结构，分为三个部分。

（1）丘脑下视部：为丘脑下部的前部，包括灰结节、漏斗、垂体、视交叉等。

（2）丘脑下乳头部：主要为两个乳头体，呈半球形，在灰结节后方。

(3) 丘脑底部：为大脑脚和中脑被盖向前的延续，腹侧与丘脑下视部连接，其中有丘脑底核（路易氏体）、红核前核以及红核和黑质的延伸。

2. 内部结构及功能

(1) 核团。核团分4个区，从前向后为：①视前区。为第三脑室最前部的中央灰质，内有视前核。②视上区。在视交叉上方，内有视上核、室旁核及前核。③灰结节。在漏斗后方，内有腹内侧核、背内侧核。④乳头体区。在乳头体部，内有乳头体核、后核。

垂体主要分前叶和后叶，前叶为腺垂体部，是甲状腺、胰腺、肾上腺、生殖腺等靶腺的促成激素的分泌腺体；后叶是神经垂体部，为神经组织。在前叶与后叶之间有一中间叶。

(2) 纤维联系：①传入纤维。海马有纤维至穹隆，由穹隆来的纤维终止于乳头体。额叶皮质、苍白球及脑干网状结构等均有纤维止于丘脑下部。②传出纤维。自乳头体发出乳头丘脑束，止于丘脑前核。自丘脑下部发出下行纤维至中脑被盖部，还有一些下行纤维止于脑干内脏运动核团。③与垂体的联系。视上核和室旁核分泌的垂体后叶素（包括抗利尿激素及催乳素）经丘脑下部垂体束输送到垂体后叶，根据身体生理需要再释放入血液。丘脑下部还有7种释放激素，刺激垂体前叶腺细胞分泌相应的激素，它们是促甲状腺素释放激素、促肾上腺皮质素释放激素、生长激素释放激素、促滤泡素释放激素、促黄体化素释放激素、促泌乳素释放及抑制激素、黑色素细胞扩张素释放激素等。丘脑下部与垂体前叶之间没有直接的神经纤维联系，而是通过垂体门静脉系统进行沟通。

(3) 丘脑下部的功能：丘脑下部是人体较高级的内分泌及自主神经系统整合中枢，控制交感神经和副交感神经系统的活动。①水分平衡。视上核和室旁核根据生理需要分泌抗利尿激素，控制肾脏对水分的排出与再吸收；损害丘脑下部与垂体后叶的系统可引起尿崩症。②调节自主神经。丘脑下部前区和内侧区与副交感神经系统有关，丘脑下部后区和外侧区与交感神经系统有关，通过丘脑下部以调节交感和副交感神经的功能。③调节睡眠与糖的代谢。丘脑下部视前区损害后出现失眠，丘脑下部后方损害后出现睡眠过度，丘脑下部对血糖的高低有调节作用。④调节进食功能。丘脑下部腹内侧核的内侧部有一饱食中枢，腹内侧核的外侧部有一嗜食中枢，通过这两个中枢调节进食功能。腹内侧核损害时出现肥胖症。⑤调节体温。丘脑下部通过使散热和产热取得平衡而保持体温相对恒定，散热中枢位于丘脑下部的前部，产热中枢位于丘脑下部后部。⑥调节消化功能。丘脑下部与胃肠功能有密切关系，丘脑下部损害后可引起消化道出血。⑦调节内分泌功能。丘脑下部能产生多种促垂体素释放激素，丘脑下部能直接调节垂体的一些内分泌功能。

(二) 丘脑下部病变的临床表现

丘脑下部解剖结构复杂，生理功能又极为重要，其重量虽只有4 g左右，但其核团却多至32对，此处的病变多种多样。

1. 内分泌及代谢障碍

(1) 肥胖症：丘脑下部两侧腹内侧核破坏时，可引起肥胖症，破坏室旁核也可引起肥胖，而且丘脑下部前部、背侧部、视交叉上部、视束前部都与肥胖的产生有关。引起肥胖的机制可能与三个方面有关：进食量异常增加，运动减少，脂肪沉积；基础代谢降低。

(2) 水代谢障碍：视上核与室旁核病变时尿量显著增加，产生尿崩症，此部功能亢进时产生少尿症。

(3) 盐类代谢异常：破坏腹内侧核可引起高钠血症，破坏室旁核时尿中排钠增多，并伴有多尿。

(4) 性功能异常：可表现为性早熟及性功能不全。丘脑下部结节漏斗核与性功能有关，此核发出结节垂体束，影响垂体的性腺激素的排出量。

性早熟：临床上按性早熟的程度分为三种，即外观上类似性早熟、不完全性早熟、完全性早熟等。外观上类似性早熟表现为新生儿或儿童期乳房发育和子宫出血，早期生长阴毛；完全性早熟应有睾丸或卵巢发育成熟，有成熟的精子或卵胞，有月经排卵，有早熟妊娠，性激素达到成人水平。性早熟女性多于男性。

丘脑下部病变引起的性早熟主要为损伤了第三脑室底部及丘脑下部的后部，除性早熟表现外尚有精神异常、智力低下、行为异常、情绪不稳、自主神经症状等。松果体病变尤其是肿瘤常引起性早熟，是由于压迫了丘脑下部所致。

Albright综合征：病因不明，临床上有四个特点：①弥散性纤维性骨炎。多为偏侧性，有骨质脱钙、骨纤维变性及囊肿形成。②皮肤色素沉着。在骨质变化的皮肤上出现色素沉着。③性早熟。多呈完全型，主要见于女性。④可合并甲状腺功能亢进、神经系统有锥体束征、先天性动静脉瘘、大动脉狭窄及肾萎缩等。

性功能发育不全：系指青春期生殖系统不发育或发育不完善而言，分为丘脑下部性、垂体性、性腺性等三种。

丘脑下部病变的性功能发育不全：伴有肥胖症，有两个综合征：①Frohlich综合征。临床症状有性功能低下，生殖系统发育不良，男性多见，伴有智力低下、肥胖、生长发育迟滞、多尿、其他发育畸形、头痛等。②Laurence-Moon-Biedl综合征。表现有肥胖、外生殖器发育不良、生长障碍、尿崩症、智能障碍、视网膜色素变性及多指症或指愈合畸形等。此等症状可呈完全型或不全型。

垂体病变的性功能发育不全：表现为侏儒症、性功能发育不全、垂体功能失调等，男、女皆可发生。垂体促性腺激素特异性缺乏为促性腺激素不足所致。男性阴毛稀疏，类似女性，第二性征不明显，睾丸与外生殖器很小，无精子，此为肾上腺雄性激素分泌明显不足引起。在女性如雌性激素分泌明显不足时，表现乳头、乳晕、乳房、外阴、子宫等发育不良，呈女童型，阴毛发育正常。

性腺病变的性功能发育不全：表现为第二性征缺乏、先天畸形等。

（5）糖代谢异常：动物试验刺激室旁核、丘脑前核、腹内侧核、后核时血糖增高，丘脑下部肿瘤常有血糖升高，视交叉水平或视束前区损害时血糖降低。

2. 自主神经症状

（1）间脑性癫痫：其诊断依据主要为有发作性的自主神经症状，可伴有意识障碍；病史中或发作间歇期有某些丘脑下部症状；临床上有客观证据提示有丘脑下部损害，脑电图提示有癫痫表现。

（2）间脑病：包括下列四个方面：①代谢障碍：糖代谢障碍可出现糖尿、糖耐量试验和胰岛素敏感试验异常。脂肪代谢异常可出现肥胖、消瘦、血中脂肪酸增高。水代谢异常表现为口渴、多饮、多尿、少尿、浮肿等。②内分泌障碍：表现为性功能障碍、肾上腺功能障碍、甲状腺功能障碍等。此与代谢障碍有密切关系。③自主神经功能障碍：表现为体温调节障碍，心血管运动障碍，胃肠功能障碍，尿便排泄障碍，汗液、唾液、泪液、皮脂等分泌障碍。④精神与神经障碍：精神障碍可表现为情绪不稳、易激动、抑郁、恐惧、异常性冲动、梦样状态、神经官能症状态等，神经症状的出现均为丘脑下部附近脑组织损害引起。

（3）体温调节障碍：丘脑下部后区为产热中枢。前区为散热中枢，前区损害时产生持久高热，后外侧区损害时引起体温过低，丘脑下部病变引起的体温调节障碍，可表现为中枢性高热、发作性高热、中枢性低温、体温不稳等四种类型。

（4）循环调节障碍：丘脑下部前部损害时血压升高，后部破坏时血压下降，两处均损害或损害不均时血压不稳。

（5）呼吸调节障碍：刺激视前区的前部可使呼吸受到抑制，引起呼吸减慢及呼吸幅度变小；刺激丘脑下部中间部亦可出现呼吸抑制，甚至呼吸暂停。

（6）瞳孔改变：刺激丘脑下部后部时瞳孔散大，刺激丘脑下部前部时瞳孔缩小。

（7）消化道症状：可引起胃及十二指肠病变，主要表现为胃肠道出血。

三、丘脑下部病变的定位诊断和鉴别诊断

丘脑下部是一个内分泌及自主神经系统的中枢，丘脑下部损害的诊断依据主要根据有代谢、内分泌及自主神经功能障碍的存在。仅有其中某些临床症状，难以确定是丘脑下部病变引起；如这几方面的症状均有一些，同时又有精神意识障碍及一些神经系统的有关局灶体征，则诊断比较容易肯定。病变有些是原发于丘脑下部的，有些可能是原发附近脑组织，以后蔓延到丘脑下部的，也可能是丘脑下部未受到直接侵犯，仅在功能上受到一定影响。这要根据临床症状出现的顺序、严重的程度及可能的病因来判断。

如其他定位症状出现早，而且很突出，而内分泌自主神经症状出现较晚较轻，病情是逐渐加重的，则病灶原发于丘脑下部的可能性不大，而是由附近脑组织扩展而来的，病因很可能是肿瘤；如伴有颅内压增高，则肿瘤的可能性更大。反之，如内分泌自主神经症状出现很早很突出，而其他症状是次要的，则首先要考虑原发于丘脑下部的病变，如丘脑下部症状和其他脑症状同时出现，常提示两者同时受到侵犯，尤其在一些急性病变，如血管病、炎症、外伤等，患者常有昏迷、局灶体征及明显的丘脑下部症状，此种情况提示病情非常严重。对单有内分泌自主神经症状的患者可进行一些脑部的辅助检查，以明确有无丘脑下部或垂体的病变；还可做一些内分泌功能的检查，以明确障碍的严重程度；同时还要进行有关靶腺的检查，以明确内分泌代谢障碍引起的部位。对丘脑下部的病变，还要根据其临床表现来判断病变的主要部位，因为丘脑下部病变本身无明确定位体征，它与整个神经系统及全身都有广泛而密切的联系，因此在诊断丘脑下部有无病变时应进行综合考虑。

第三节　脑干病变的定位诊断

一、脑干的解剖生理

脑干位于小脑幕下的后颅凹内，上端与间脑相连，下端与脊髓相接，背侧为第四脑室和小脑。除第Ⅰ、Ⅱ脑神经外，其余脑神经核均位于脑干内。

脑干由三部分组成：延髓、脑桥和中脑。延髓在最下端于枕大孔水平与脊髓相连，脑桥居中间，中脑位于脑干顶端与间脑相邻。

（一）脑干的外形（图4-1、图4-2）

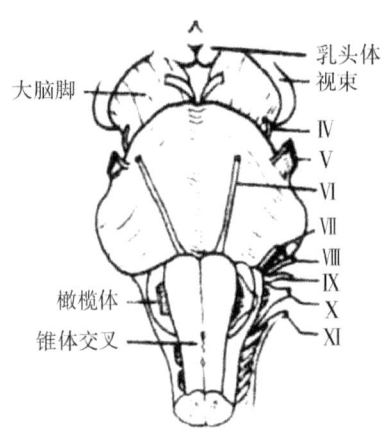

图4-1　脑干腹面观

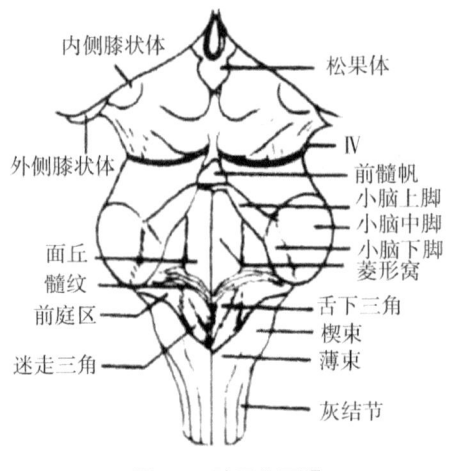

图4-2　脑干背面观

1. 延髓

延髓为脊髓的延续，为锥形，在枕大孔水平，以第1脊神经分界，全长2.8～3.0 cm。最下端宽0.9～1.2 cm，最上端横径可达2.4 cm。其外形特征与脊髓外形十分相似，亦有前正中裂、后正中沟、前外侧沟、后外侧沟及中间沟，尾端也有脊髓中央管的延续。至延髓中部开始，中央管的背侧板向两侧延伸，至脑桥时则扩展成三角形的隐窝，构成第四脑室底的延髓部，后者表面覆盖有室管膜上皮与有丰富血管的软膜相融合。双侧外隐窝向下延伸到脑室下角相连处称为闩。由前后裂和沟使延髓分成左右对称的两半，在其尾端可见斜行交叉的纤维束，称为锥体交叉。在锥体的外侧为橄榄体（其内为下橄榄体），在前外侧沟有舌下神经出脑。在舌下神经的背外侧可见舌咽神经、迷走神经和副神经发出。在后正中沟与后外侧沟之间为后索，即薄束与楔束，其首端成棒状体及楔形结节，其内有薄束核及楔束核。此部再向上外延伸与小脑下脚（绳状体）相连接。

2. 脑桥

脑桥位于延髓上方，形如一条宽带，长为2～3 cm，宽为3～3.6 cm，在两侧成粗索状为小脑中脚（脑桥臂），以桥上、下沟与延髓和中脑的大脑脚之间构成明显分界。腹侧面为宽阔的横行隆起称为基底部，背侧为延髓的延续称为背盖部，且与延髓共同成为菱形窝构成第四脑室底，在其上可见由外侧至中线的髓纹，亦为脑桥和延髓在背侧的分界线，底面中线为中央沟，其外侧有与之平行的外界沟。在腹侧之基底部下缘与延髓分界之沟内，自中线向外依次可见外展神经、面神经和听神经发出，三叉神经经小脑中脚出脑。

3. 中脑

中脑位于脑桥上方，全长1.5～2.0 cm，其末端为脑桥的上部所遮盖，背部为顶盖，腹侧面变粗大为一对大脑脚，内有锥体束走行，两大脑脚之间为脚间窝亦称脚间池，动眼神经由大脑脚内侧的动眼神经沟出脑。背部有四叠体，为一对上丘和一对下丘。松果体卧于其中间。上丘为皮质下视觉反射中枢，下丘为皮质下听觉反射中枢。滑车神经在下丘下方出脑。在中脑顶盖部中央有大脑导水管连接第三脑室和第四脑室。

（二）脑干的内部结构

1. 脑神经核团

（1）延髓的脑神经团（图4-3）。

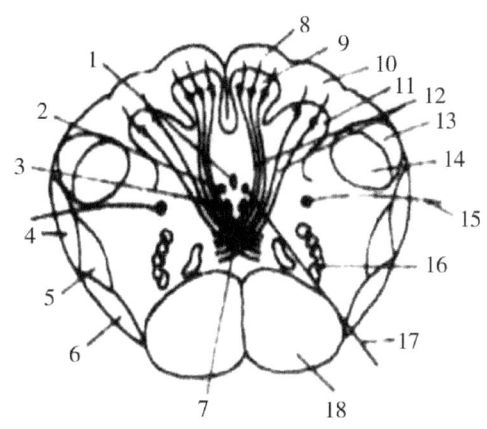

图4-3 延髓横断面

1. 中央管；2. 舌下神经核；3. 内侧纵束；4. 脊髓小脑后束；5. 外侧脊髓丘脑束；6. 脊髓小脑前束；7. 内侧丘系交叉；8. 薄束；9. 薄束核；10. 楔束；11. 楔束核；12. 内侧弓状纤维；13. 三叉神经脊髓束；14. 三叉神经脊髓核；15. 副神经脊髓根；16. 下橄榄核；17. 舌下神经；18. 锥体。

舌下神经核：位于第四脑室底近中线旁，发出纤维组成舌下神经走向腹侧，在锥体外侧出延髓。

迷走运动运动背核：位于舌下神经核之背外侧，参与组成舌咽神经、迷走神经，在延髓背外侧出脑。

疑核：位于延髓背外侧，由此发出运动纤维参与组成舌咽神经、迷走神经和副神经。

三叉神经脊束核：位于延髓背外侧区内，接受来自迷走神经的感觉纤维及三叉神经的感觉支。

孤束核：位于迷走神经运动背核之前外侧，其纤维组成舌咽神经和迷走神经的感觉支。

下涎核：位于延髓上部中心附近，组成舌咽神经的一部分。

耳蜗神经核：位于延髓上部绳状体的外侧，耳蜗神经终止于此核，从此核发出的纤维由同侧及对侧上行组成外侧丘系。

前庭神经核：位于第四脑室底前庭区的深部，占据延髓、脑桥两部分，由4个亚核组成，即前庭神经上核、下核、内侧核和外侧核。由它们发出的纤维主要参与内侧纵束，并与小脑、脊髓及脑神经核发生联系。

（2）脑桥的脑神经核团（图4-4）。

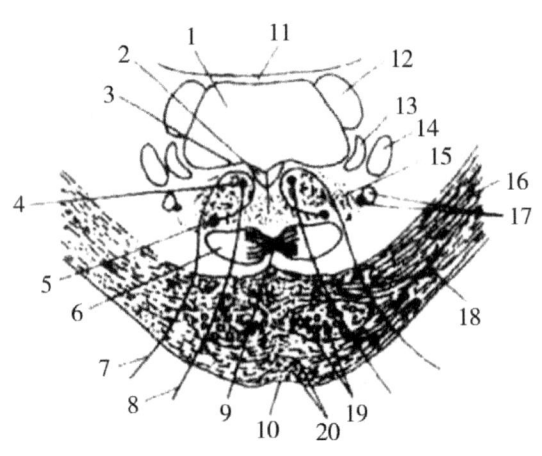

图4-4　脑桥横断面

1.第四脑室；2.内侧纵束；3.面神经丘；4.外展神经核；5.面神经运动核；6.内侧丘系；7.面神经；8.外展神经；9.斜方体；10.基底动脉沟；11.上髓帆；12.小脑上脚；13.前庭核；14.小脑下脚；15.网状质；16.小脑中脚；17.三叉神经脊髓束核；18.脑桥横行纤维；19.皮质脊髓束和皮质延髓束；20.脑桥核

面神经核：位于三叉神经脊束核及脊束之内侧，发出纤维组成面神经，经背侧向上行，并绕过外展神经核，再外侧行出脑，支配面部表情肌。

孤束核（上部）：位于迷走神经背核外侧，组成面神经味觉支，专司舌前2/3的味觉。

上涎核：位于网状结构的外侧部，其下端在延髓为下涎核组成舌咽神经一部分，而此核之纤维参与组成面神经，支配泪腺、颌下腺和舌下腺，司泪液和唾液之分泌。

三叉神经运动核：位于脑桥中部背盖部外侧三叉神经感觉主核的内侧，其纤维组成三叉神经下颌支的运动支，支配咀嚼肌、颞肌和翼内外肌。

三叉神经感觉主核及三叉神经脊髓束核：在运动核之外侧组成三叉神经眼支、上颌支和下颌支，接受头面部皮肤黏膜、牙齿等部位的痛、温度觉和触觉。

外展神经核：位于脑桥中下部内侧隆起的外侧部，发出纤维组成外展神经，支配外直肌，司眼球外展。

前庭核：位于绳状体背侧，组成听神经的前庭纤维，接受内耳前庭及半规管的平衡功能。

耳蜗核：位于绳状体的外侧，分为耳蜗背核和耳蜗前核，组成听神经的耳蜗纤维，接受内耳螺旋器的听觉。

旁正中桥网状质：位于外侧神经核腹内侧，和眼快速扫视运动有关。

（3）中脑的脑神经核团（图4-5）。

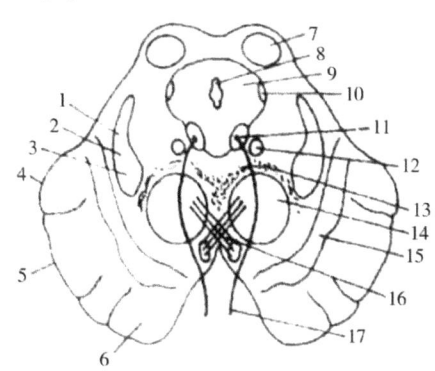

图4-5 中脑横断面

1. 三叉丘系；2. 脊髓丘系；3. 内侧丘系；4. 颞叶脑桥纤维；5. 皮质脊髓束和皮质延髓束；6. 额叶脑桥纤维；7. 上丘；8. 大脑导水管；9. 中央灰质；10. 三叉神经中脑核；11. 动眼神经核；12. 内侧纵束；13. 网状质；14. 红核；15. 黑质；16. 红核脊髓束交叉；17. 动眼神经

动眼神经核：位于中脑上丘平面，大脑导水管腹侧，中央灰质中线旁；其纤维组成动眼神经之大部分，支配上睑提肌、上直肌、内直肌、下直肌和下斜肌。

缩瞳核：亦称Edinger-Westphal核（EW核）。位于中央灰质前方，其纤维组成动眼神经的一部分，支配瞳孔括约肌，专司瞳孔的缩小与扩大。

玻利亚核（perlia核）：位于中央灰质腹侧正中的单一核，发出纤维至两眼的内直肌，司双眼聚凑运动。

滑车神经核：位于中脑下丘平面中央灰质的前部，内侧纵束的背面，发出纤维组成滑车神经，支配上斜肌，专司眼球向下外方向注视。

黑质和红核：黑质为一色素层，位于大脑脚背侧，再背侧为红核。

2. 传导束

（1）延髓的传导束（图4-3）。

锥体束：为起于额叶中央前回经放射冠专司运动的下行性传导束，至延髓则位于腹侧面之锥体。锥体束行于脑干时分成皮质脑干束和皮质脊髓束两部分。皮质脑干束在下行之中分别依次止于双侧各个脑神经之运动核团，但在延髓的舌下神经核只接收对侧单侧之皮质脑干束支配。皮质脊髓束下行至延髓锥体交叉处大部分神经纤维交叉至对侧脊髓侧索，形成皮质脊髓侧束下行，终止于脊髓前角。小部分神经纤维在锥体交叉处不交叉，直接在脊髓前索下行，形成皮质脊髓前束，在各平面上陆续交叉终止于对侧脊髓前角。还有少数神经纤维始终不交叉，在脊髓侧索中下行陆续止于同侧脊髓前角。

脊髓丘系：位于三叉神经脊髓束的腹侧，传导痛、温觉和部分触觉，系来自脊髓侧索中的脊髓丘脑束，和脊髓顶盖束组成脊髓丘系，途经脑干继续上行，止于感觉中枢中央后回。

内侧丘系：在锥体束背侧中线旁，传导深感觉，接受来自脊髓后索之薄束和楔束的上行纤维，止于延髓背部之薄束核和楔束核，再发出纤维在中央灰质腹侧交叉至对侧锥体束背侧中线旁，称内侧丘系，再继续上行至丘脑和感觉中枢中央后回。

其他延髓内纤维束：内侧束，位于延髓背内侧。此处尚有腹侧和背侧脊髓小脑束，内侧和外侧红核脊髓束，内和外侧前庭脊髓束和下行的交感神经通路。

（2）脑桥的传导束（图4-4）。

锥体束：位于脑桥腹侧面，纤维束由集中改成散在分布。皮质脑干束在下行至脑桥时依次分别止于双侧相应脑神经运动核团，但面神经核的下半部（其发出纤维支配下半部面部表情肌）只接受对侧的皮质脑干束支配。皮质脊髓束下行至延髓经过锥体交叉后大部分在脊髓侧索中继续下行。

脊髓丘系：为上行性纤维束，在脑干均位于周边部分，上行经丘脑腹后外侧核至感觉中枢中央后回，传导痛、温觉和部分触觉。

内侧丘系：亦为上行性传导束。起自延髓之薄束核及楔束核，发出纤维向腹侧形成弓状纤维在中线处交叉到对侧，在锥体束背侧上行，至脑桥则位于中线旁，上行经丘脑腹后外侧核至感觉中枢中央后回，传导深感觉。

三叉丘系：位于脑桥背外侧之三叉神经感觉主核及三叉神经脊髓束核发出纤维越过对侧组成三叉丘系，伴随脊髓丘脑束上行，经丘脑腹后内侧核再上行，至感觉中枢中央后回，传导面部（包括角膜、鼻腔黏膜、牙齿、口腔黏膜等）痛、温觉和触觉。

外侧丘系：起自绳状体外侧之耳蜗神经核（包括前核和背核），所发出纤维大部分通过斜方体交叉到对侧上行，小部分在同侧上行称外侧丘系，经内侧膝状体至颞横回，司听觉传导。

其他脑桥内纤维束：内侧束，位于背内侧。其他有腹侧脊髓小脑束、外侧顶盖脊髓束、红核脊髓束和皮质-脑桥-小脑束。

（3）中脑的传导束（图4-5）。

锥体束：在大脑脚运动纤维的排列为额桥束在最内侧的1/3，顶桥、颞桥、枕桥束位于外侧1/3，皮质脊髓束占中间的1/3～2/5，且支配面部的纤维在内侧，支配下肢的纤维在外侧。

脊髓丘系：实际是脊髓丘脑束通过脑干的部分。在中脑则位于红核之背外侧继续上行。

内侧丘系：在中脑位于脊髓丘系邻近。

外侧丘系：在中脑靠近周边，于内侧丘系之背侧再上行。

中脑束：包括齿状核-红核-丘脑束、内侧顶盖束、后联合等。

3. 脑干网状结构

脑干内有广泛的网状结构，主要位于脑干的中部，在解剖上的联系非常广泛，生理功能也十分重要。其含有大小不等的细胞，密集或分散排列，纤维交织成网，故称为网状结构。

（1）网状结构的核分为内侧部分和外侧部分。

内侧部：位于脑干被盖部中央偏腹内侧的部分，主要由大、中型细胞组成，包括腹侧网状核（在延髓下部）、巨细胞网状核（在延髓上部）、脑桥尾侧网状核（在脑桥下部）、脑桥嘴侧网状核（在脑桥前部）和中脑被盖核。

外侧部：位于脑干被盖部中央偏背外侧部，包括背侧网状核（在延髓下部）、小细胞网状核（在延髓上部和脑桥下部）、楔状核（在中脑顶盖腹外侧）等。

（2）网状结构主要的纤维联系：包括上行、下行和中间三部分。

上行部分：是网状结构向上与大脑皮质相联系的纤维，包括网状丘脑束、顶盖丘脑束和由脊髓上升的感觉束侧支与网状结构的联系（图4-6）。

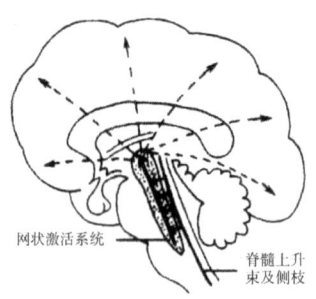

图4-6 网状结构上行部分

中间部分：是网状结构与锥体外系核、脑神经核和上行感觉束等结构的纤维联系，为网状结构的小细胞，其联系很广泛，几乎所有通过脑干的传导束均以侧支与其联系。它与邻近的第Ⅴ～Ⅻ对脑神经核也有联系，参与各种反射，因此网状结构又成为许多反射路的中转站。

下行部分：是由网状结构向下传导到脊髓的纤维。网状结构内的大细胞接受来自红核和纹状体的纤维，于此更换神经元，发出的纤维为网状脊髓束，沿脊髓的侧索和前索下行，属于锥体外系的一部分。功能上与肌张力的调节有关，使肌肉保持一定的张力。

在脑干网状结构的前内侧部有纵行的条状区，称为抑制区。当其受刺激时可抑制或减弱脊髓反射，大脑皮质下行纤维的活动也可被此区的兴奋所抑制。

（3）网状结构的生理功能：生命中枢（图4-7）：脑干网状结构，特别是延髓的网状结构，有一些内脏的基本调节中枢，即生命中枢，包括心跳加速和血管收缩中枢、心跳减慢和血管舒张中枢、吸气中枢、呼气中枢、长吸中枢及呼吸调节中枢等。这些中枢的反射性调节活动，对维持机体的正常生命活动是十分重要的。如果延髓受损，破坏了这些生命中枢的生理活动，就可引起心跳、血压、呼吸的严重障碍，可导致死亡。

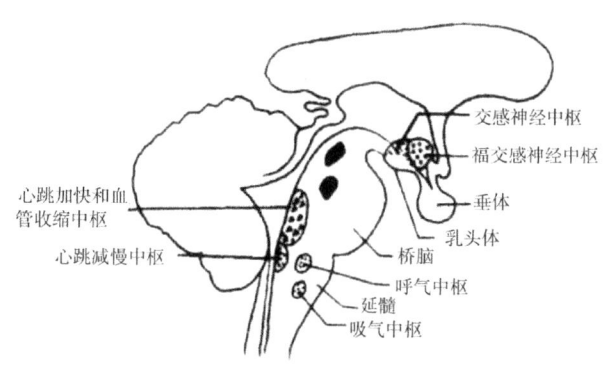

图4-7 生命中枢

调节躯体运动（图4-8）：脑干网状结构调节躯体运动功能主要是通过网状脊髓束对脊髓的反射活动调节来完成的，包括对躯体肌张力的易化和抑制两种作用，易化作用是通过间脑、中脑、脑桥和延髓的易化冲动来实现的。起自间脑和中脑易化冲动，是通过多触突经络实现；起自脑桥和延髓的易化冲动，是通过网状脊髓束下行到脊髓来完成的；抑制作用有大脑皮质的抑制作用和小脑对肌张力的抑制作用，也都通过脑干网状结构抑制区来实现的。

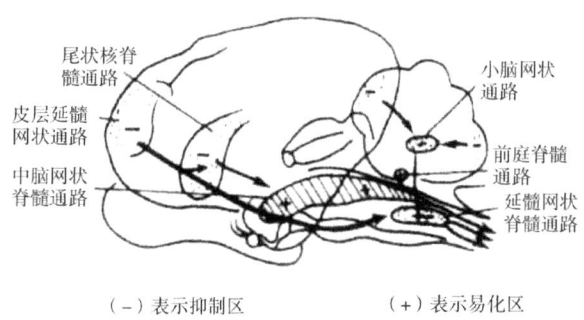

图4-8 网状结构对骨骼肌活动的作用途径（猫脑）

维持觉醒状态：脑干网状结构接受各种感觉的特异冲动，并将其转为非特异冲动，上达大脑皮质的广泛区域，以维持觉醒状态；这种特殊作用称为上行激活作用，其传导系统称为上行激活系统。

（三）脑干的血液供应

脑干主要接受椎-基底动脉系统的血液供应（图4-9）。

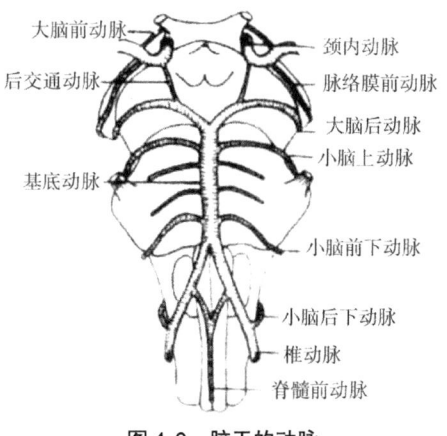

图4-9 脑干的动脉

两侧椎动脉直径为 0.92～4.09 mm，在脑桥沟处结合成基底动脉，走行在脑桥腹侧面基底动脉沟内。随着年龄增长基底动脉常变得迂曲和延长而偏离中线，垂直行走者仅占25%，双侧椎动脉管径常不一致，左侧多大一些，有时发现一侧椎动脉细如丝状，甚至可闭锁，这时基底动脉血流主要来自对侧椎动脉；还可有一侧椎动脉至小脑后下动脉而终止，另一侧椎动脉延续为基底动脉。

1. 延髓的血液供应（图 4-10）

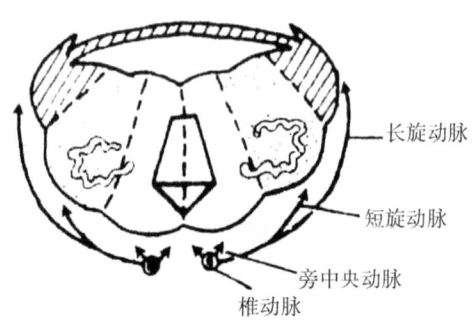

图 4-10　延髓的动脉供应

延髓的血液供应主要来自两侧椎动脉及其分支。

（1）脊髓前动脉：在两侧椎动脉结合成基底动脉处，同时向下发出脊髓前动脉，可下行至颈部脊髓、供应延髓内侧部的结构：锥体、锥体交叉、内侧纵束、顶盖脊髓束、舌下神经核、孤束、孤束核、迷走神经背核等。

（2）脊髓后动脉：多自小脑后下动脉发出，如此动脉缺如，则由小脑后下动脉直接供应，供应延髓的结构：薄束、楔束及其核团，绳状体的尾侧及背侧部。

（3）小脑后下动脉：为椎动脉的最大分支，位于延髓外侧与小脑二腹叶之间，并发出细小分支到延髓外侧及后外侧。约有4%的人小脑后下动脉缺如，此时血液直接由椎动脉供应。其供应的延髓结构有脊髓丘系、三叉神经脊髓束核、三叉丘系、疑核、绳状体、前庭外侧核等。

2. 脑桥的血液供应（图 4-11）

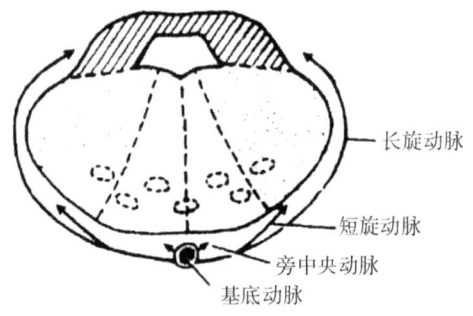

图 4-11　脑桥的动脉供应

脑桥血液供应来自基底动脉桥支。

（1）旁中央动脉：供应脑桥中线旁结构，包括皮质脊髓束、内侧丘系、脑桥小脑束、内侧纵束及外展神经核等。

（2）短旋动脉：供应脑桥前外侧面的一个楔形区，包括面神经核、听神经核、三叉神经核及其纤维、前庭神经核、耳蜗神经核及脊髓丘脑束等。

（3）长旋动脉：发自基底动脉，与小脑上动脉及小脑前下动脉一起供应背盖部和脑桥臂大部分，包括三叉神经核、外展神经核、面神经核、内侧丘系、脊髓丘系、绳状体、小脑中脚和网状结构等。

3. 中脑的血液供应（图 4-12）

中脑的血液供应与脑桥相似。

（1）旁中央动脉：来自后交通动脉，也来自基底动脉上端分叉处和大脑后动脉的近端，在脚间窝形成广泛的血管丛，进入后穿质，供应脚间窝底，包括动眼神经核、滑车神经核、内侧纵束的缝隙区域、红核及脚底的最内侧部。前脉络膜动脉的分支也发出类似的血管供应脚间窝的最上部和视束的内侧。

（2）短旋动脉：一部分来自脚间丛，一部分来自大脑后动脉及小脑上动脉的近端部分，供应大脑脚底的中部和外侧部、黑质及被盖的外侧部。

（3）长旋动脉：主要来自大脑后动脉，最重要的为四叠体动脉，主要供应上丘和下丘。还有来自下脉络丛动脉和小脑上动脉的长支参与顶部的血流供应。

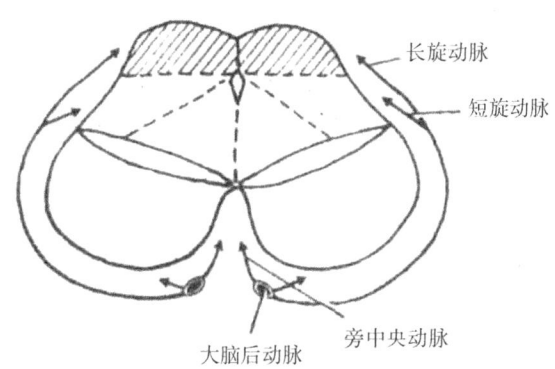

图4-12　中脑的动脉供应

二、脑干病变的定位诊断原则

脑干的结构比较复杂，再加以病变的部位、水平及病变范围大小不同等因素，故定位有时较为困难，必须结合脑干的解剖、生理特点作为病变定位诊断的指导。脑干病变的定位诊断基本原则有下列几点。

（一）确定病变是否位于脑干

由于第Ⅲ至Ⅻ对脑神经核都位于脑干内，都由脑干发出纤维，而且脑神经核彼此又相当接近，因而在脑干损害时，至少有一个或一个以上的脑神经核及其根丝的受累。脑神经核或其根丝受损均在病灶的同侧，在另一侧有一个或几个传导束功能障碍，即所谓的"交叉性"病变。即病变同侧的脑神经麻痹，病变对侧传导束型感觉障碍或偏瘫，这是脑干病变特有的体征。具备"交叉"性的特点就提示为脑干的病变。

（二）确定脑干病变的水平

受损的脑神经核或脑神经足以提示这种病变在脑干中的部位。例如，一侧动眼神经麻痹，另一侧偏瘫（包括中枢性面、舌瘫），则提示病变位于动眼神经麻痹侧的中脑大脑脚水平；一侧周围性面神经麻痹及外展神经麻痹，对侧偏瘫（包中枢性舌瘫），提示病变位于面神经、外展神经麻痹侧的脑桥腹侧尾端。

（三）确定病变在脑干内或是在脑干外

鉴别病变在脑干内或是在脑干外的要点如下。

（1）脑干内病变交叉征明显，而脑干外病变交叉征不明显，有时或不存在。

（2）脑干内病变脑神经麻痹与肢体瘫痪发生时间相近，而脑干外病变脑神经麻痹发生早而多，对侧肢体如有偏瘫也往往出现较晚，程度也较轻。

（3）鉴别脑神经麻痹是核性或是核下性有助于确定脑干内或是脑干外病变。例如，动眼神经核组成复杂，故脑干内动眼神经核病变，表现动眼神经麻痹常属不完全性，而脑干外核下病变多为完全性，故可帮助鉴别。

（4）注意有无纯属脑干内结构损害的征象，如内侧纵束损害时出现眼球同向运动障碍等。

（5）脑干内病变病程较短、进展快，而脑干外病变病程较长、进展缓慢。

（6）脑干内病变常为双侧性脑神经受损，而脑干外病变常先是一侧单发性，渐为多发性脑神经损害。

（7）脑神经刺激性症状多见于脑干外颅底的病变，如面部神经痛为三叉神经干病变，耳鸣常常是耳蜗神经的刺激性征象。

三、脑干综合征及定位诊断

（一）延髓综合征及定位诊断

1. 延髓前部综合征（Dejerine 综合征）

延髓前部综合征常因脊髓前动脉或椎动脉阻塞，造成同侧锥体束、内侧丘系、舌下神经及其核的缺血性损害，产生下列症状。

（1）病灶侧舌下神经麻痹，引起同侧舌肌瘫痪，伸舌偏向病灶侧，舌肌萎缩和肌纤维震颤。

（2）病灶侧锥体束受损，引起对侧肢体偏瘫。

（3）病灶侧内侧丘系受损，引起对侧半身深感觉障碍，但痛、温度觉保留。若无此症状，即称 Jakson 综合征。

2. 延髓外侧综合征

延髓外侧综合征常因小脑后下动脉或椎动脉阻塞，造成延髓外侧和下小脑损害，产生下列症状。

（1）病灶侧三叉神经脊束核及束、脊髓丘脑束受损，引起病灶侧面部痛、温度觉减退（呈核性分布），对侧躯干和肢体痛、温度觉减退。

（2）病灶侧疑核受损，引起同侧软腭咽和声带麻痹，伴吞咽困难和声音嘶哑。

（3）病灶侧下行的交感神经受损，引起同侧的 Horner 综合征。

（4）病灶侧前庭神经核受损，出现眩晕、恶心及呕吐，眼球震颤。

（5）病灶侧小脑下脚和小脑受损，出现同侧小脑症状和体征。

（二）脑桥综合征及定位诊断

1. 脑桥腹侧综合征

（1）Millard-Gubler 综合征（图 4-13），为脑桥腹外侧单侧病损所致，累及脑桥基底部和外展神经、面神经两对脑神经，表现为以下几点：①由于病灶侧锥体束损害，引起对侧肢体偏瘫和中枢性舌瘫。②病灶侧外展神经麻痹，引起同侧外直肌麻痹，眼球不能外展，处于内收位，注视病灶侧可出现复视。③病灶侧面神经麻痹，引起同侧周围性面瘫。

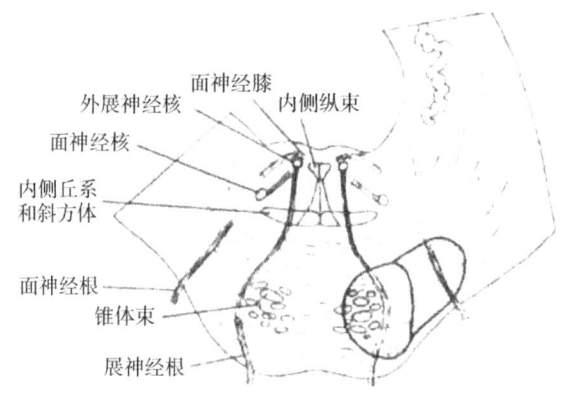

图 4-13 Millard-Gubler 综合征

（2）Raymond 综合征，脑桥腹侧单侧病损，累及同侧外展神经束和锥体束，但面神经幸免，表现为"交叉性外展偏瘫"。①病灶侧外展神经束受损，出现同侧外直肌麻痹。②病灶侧锥体束受损，出现对侧肢体偏瘫和中枢性舌瘫。

（3）闭锁综合征（Locked-in Syndrome），双侧脑桥腹侧病变（梗死、肿瘤、出血、外伤等）引起，表现为以下几点：①由于双侧皮质脊髓束受损，出现四肢瘫。②由于支配后组脑神经的皮质脑干束受损，出现发音不能，吞咽困难（假性延髓性麻痹）。③由于中脑网状质和面神经正常，神志清醒，垂直眼球运动和眨眼正常。

2. 脑桥背侧综合征

常见的是 Foville 综合征（图 4-14），为脑桥尾端 1/3 背部的顶盖病损所致，表现为以下几点。

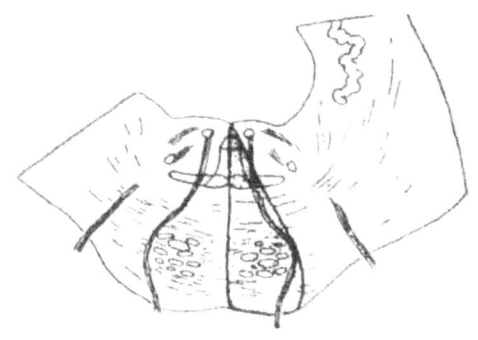

图 4-14 Foville 综合征

（1）由于皮质脊髓束和皮质延髓束受损，出现对侧肢体偏瘫和中枢性舌瘫。

（2）由于病灶侧面神经核和束受损，出现同侧周围神经面瘫。

（3）由于旁正中脑桥网状质和外展神经核受损，出现同侧外展神经麻痹，两眼向病灶侧的水平协同运动麻痹。

（三）中脑综合征及定位诊断

一侧中脑局限病变产生典型综合征如下。

1. 中脑腹侧综合征

一侧大脑脚中局限性病变引起动眼神经束和锥体束损害，产生病灶侧动眼神经麻痹和对侧中枢性偏瘫（包括中枢性面瘫和中枢性舌瘫），也称为大脑脚综合征或 Weber 综合征（图 4-15）。

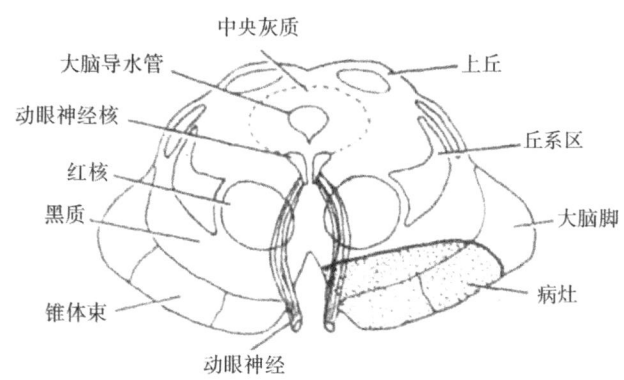

图 4-15 大脑脚综合征（Weber 综合征）

2. 中脑被盖综合征

中脑被盖病变损害被盖中的动眼神经核或动眼神经束、红核、内侧纵束和内侧丘系，产生病灶同侧动眼神经麻痹和对侧肢体的不自主运动（震颤、舞蹈、手足徐动症等）及偏身共济失调。

由于临床表现的差异，而有不同的命名，若主要表现为病灶侧动眼神经麻痹和对侧偏身共济失调，称为 Nothnagel 综合征。若主要表现为病灶侧动眼神经麻痹，对侧偏身共济失调及对侧不自主运动，称为 Claude 综合征。若主要表现为病灶侧动眼神经麻痹和对侧不自主运动及轻偏瘫，称为 Benedikt 综合征。

3. 中脑顶盖综合征

病变损及上丘或下丘，引起眼球垂直联合运动障碍。但病变可损害其他结构，合并出现中脑损害的其他征象而构成不同的综合征。

若病变在上丘水平，产生 Parinaud 综合征，表现为眼球向上和/或向下联合运动瘫痪。也可伴中脑的其他症状。

若病变在下丘，产生病灶同侧共济失调、Horner 征，对侧痛、温度觉或各种感觉障碍，听觉障碍。

若病变在大脑导水管，产生大脑导水管综合征，表现为垂直性注视麻痹，回缩性眼球震颤（眼球各方向注视时出现向后收缩性跳动）或垂直性眼球震颤，聚合运动障碍，瞳孔异常（双眼近点视时会聚不能，眼球分离，伴瞳孔扩大），眼外肌麻痹等。

第四节 小脑病变的定位诊断

小脑位于颅后窝内，约为大脑重量的1/8，在脑干的桥脑、延髓之上，构成第四脑室顶壁，主要是运动协调器官，病变时主要表现为共济失调及肌张力低下。

一、小脑的解剖生理

（一）大体观察

上面：较平坦，紧位于小脑幕之下，中间凸起，称为上蚓。自前向后，上蚓又分五部分：最前端是小脑小舌，其次为中央叶，最高处称山顶，下降处为山坡，最后为蚓叶。在此上蚓部的后1/3有伸向外前方，略呈弓形的深沟，称原裂。原裂之前两侧为小脑前叶，中间为山顶。原裂之后的两侧为小脑半球的两侧部。

下面：两侧呈球形，为小脑两半球，中间凹陷如谷，谷底有下蚓部。下蚓部自后向前分四部分：蚓结节、蚓锥、蚓垂和小结。蚓垂两侧为小脑扁桃体。小结是下蚓的最前部，它的两侧以后髓帆与绒球相连，共称绒球小结叶。在绒球之内前方，紧邻桥臂。双侧桥臂之间，稍向前有结合臂及前髓帆。综观上、下两面，中间为蚓部，两侧为半球。从进化上看，蚓部为旧小脑而半球为新小脑，前面介于上、下两面之间的桥臂稍后之绒球小结叶为古小脑。

（二）内部结构

小脑皮层结构各处基本一致，镜下分为三层由外向内为：①分子层：细胞较少，表浅部含小星形神经细胞，较深层为较大的"篮"状细胞（"basket" cell）。它们的轴突均与蒲肯野（Purkinje）细胞接触，其纤维为切线形走行。某些纤维负责联系小脑两半球。②蒲肯野细胞层：主要由这层细胞执行小脑功能。这个层次很明显，细胞很大。其粗树突走向分子层，呈切线位，像鹿角的形象向上广泛伸延；其轴突穿过颗粒层，走向小脑核群。蒲肯野细胞接受脑桥与前庭来的冲动。③颗粒层：为大片深染的球形小神经细胞，本层接受脊髓和橄榄体来的冲动。

在小脑髓质内有四个核，均成对。在额切面上用肉眼即可看到，由外向内是：①齿状核：呈"马蹄形"，细胞群呈迂曲条带状，向内后方开口，称核门。此核接受新小脑的纤维，将冲动经结合臂及红核，并经丘脑传至大脑皮层。②栓状核：形状像一个塞子，位于齿状核"门"之前，它接受新小脑与古小脑的纤维之后，也发出纤维到对侧红核。③球状核：接受古小脑的纤维，之后也发出纤维到对侧红核。④顶核：接受蚓部与古小脑来的冲动，发出纤维到前庭核与网状结构。

（三）小脑的联系通路

小脑与脑干有三个联结臂或称脚，在横切面上很易辨认，从下向上说，这三个臂是：①绳状体：称小脑下脚，联系小脑与延髓。②桥臂：称小脑中脚，联系桥脑与小脑。③结合臂：称小脑上脚，联系外脑与中脑。小脑的这三个臂（或脚）是向小脑与离小脑的纤维。

在绳状体内有：①背侧脊髓小脑束（Flechsig束）：起于脊髓的后柱核；不经交叉，终止于蚓部的前端；传递本体感觉冲动。②橄榄小脑束：起于延髓橄榄体。经交叉，终于小脑皮层。橄榄体之冲动可能来自苍白球。③弓状小脑束：由同侧楔核的外弓状纤维形成，其中还有三叉脊髓感觉核来的纤维。④网状小脑束：起自盖部网状核。此束含有起自小脑的小脑网状束。⑤前庭小脑束：在绳状体内侧部行走，一部终止于顶核，一部终止于绒球小结叶。也有顶核与前庭核联系的小脑前庭束。

在桥臂内几乎全部为脑桥小脑纤维。脑桥纤维为水平方向行走，起自桥核细胞。后者是额桥小脑束与颞桥小脑束的中转站。桥小脑纤维大部分终止于对侧小脑半球。

结合臂有离小脑的纤维。小脑红核丘脑束起自齿状核与栓核，有交叉（Wernekink交叉）；部分止于对侧红核（从红核再起红核脊髓束），部分直接到达对侧丘脑的腹外侧部。在结合臂内也有走向小脑的束。腹侧脊髓小脑束与背侧脊髓小脑束一样也起自脊髓后柱核，不交叉，终止于小脑蚓部。

可将小脑的主要联络概括如下：①小脑接受脑桥的纤维（大部分到达小脑半球），通过桥核细胞接受大脑皮层的冲动，接受脊髓的纤维（到达蚓部），从脊髓接受本体感受刺激，接受前庭核的纤维，向绒球小结叶传递前庭冲动，接受下橄榄体的纤维，到达小脑的整个皮层，这组纤维可能传递来自纹状体的冲动。纹状体经丘脑与下橄榄体联系。这个通路称为丘脑橄榄束。最后，小脑还广泛地接受网状结构的纤维，以保证运动的协调。②小脑的离心纤维有到前庭核的，到红核的和到脊髓的。还有经过丘脑到大脑两半球皮层和纹状体的传导通路。③凡小脑发出纤维所要到达的部位，均有纤维再向心地走向小脑。

（四）小脑的功能区分

（1）基底部第四脑室顶壁的下部，包括蚓结节、蚓垂、蚓锥、绒球及顶核。功能是维持平衡，为小脑的前庭代表区。

（2）中部两半球上面的中间部，中线稍向两侧、原裂前方，前叶之后部区域。此区主要是通过内侧膝状体和外侧膝状体与听和视功能有联系。病变时发生何种症状尚不清楚。

（3）前部为小脑上面的前上区域，主要是前叶，在中部以前。此部主要是控制姿势反射和行走的协同动作。

（4）外侧部小脑上下面的后外侧两半球，主要功能是控制同侧肢体的技巧性随意动作。

由此可见，小脑的功能定位，如 Bolk 曾指出的，身体不分两侧的部分（躯干）由小脑不分两侧的部分（蚓部）支配，蚓部前端支配头部肌肉，后部支配颈部和躯干的肌肉。肢体的肌群则由同侧小脑半球支配，前肢在上面，后肢在下面。这个定位原则虽较简单，但目前临床上还只能大体如此定位。小脑的某些部位如蚓部外侧与半球之间的某些部位，病变时无定位体征，仅在病程发展到一定阶段时发生颅内压增高，应予注意。

二、小脑病变的临床表现

（一）小脑功能丧失症状

1. 共济失调

由于小脑调节作用缺失，患者站立不稳、摇晃，步态不稳，为醉汉步态，行走时两腿远分，左右摇摆，双上肢屈曲前伸如将跌倒之状。

患者并足直立困难，一般不能用一足站立，但睁眼或闭眼对站立的稳定性影响不大。

检查共济失调的方法主要是指鼻试验与跟-膝-胫试验。做这种动作时常发现患者不能缓慢而稳定地进行，而是断续性冲撞动作。

笔迹异常亦是臂、手共济失调的一种表现，字迹不规则，笔画震颤。小脑共济失调一般写字过大，而帕金森病多为写字过小。

2. 暴发性语言

暴发性语言为小脑语言障碍的特点，表现为言语缓慢，发音冲撞、单调，鼻音。有些类似"延髓病变的语言"，但后者更加奇特而粗笨，且客观检查常有声带或软腭麻痹，而小脑性言语为共济运动障碍，并无麻痹。

3. 辨距不良或尺度障碍

令患者以两指拾取针线等细小物品，患者两指张展奇阔，与欲取之物品体积极不相称。此征也称辨距过远。如令患者双手伸展前伸手心向上迅速旋掌向下，小脑病变一侧则有旋转过度。

4. 轮替动作障碍

轮替动作障碍指上肢旋前旋后动作不能转换自如，或腕部伸屈动作不能转换自如，检查轮替动作障碍，当然要在没有麻痹或肌张力过高的情况下，才有小脑病变的诊断意义。

5. 协同障碍

如令正常人后仰，其下肢必屈曲，以资调节，免于跌倒。小脑疾病患者，胸部后仰时其下肢伸直，不做协同性屈曲运动，故易于倾倒。又如令患者平卧，两臂紧抱胸前，试行坐起。正常人必挺直下肢，支持臀股才能坐起；但小脑患者缺乏下肢协同伸直动作，试行坐起时，往往下肢上举，呈"两头跷"状态。

6. 反击征

令患者用全力屈曲其肘，检查者在前臂给予阻力，尽力向外拉其前臂，然后突然放松之。正常人在外拉力突然放松时，其前臂屈曲即行停止，不致反击到患者自己的胸壁，在小脑病变时，则屈曲不能停止，拉力猛止，则患肢可能反击至患者胸部或面部。因而检查者应置一左手于被检查肢体与患者胸壁之间，加以保护。

7. 眼球震颤

许多人认为它并非小脑体征，而是小脑肿瘤或脓肿时压迫脑干所致。可能是小脑前庭核间的联系受累所致。

（二）肌张力变化

小脑病变时肌张力变化较难估计。张力调节在人类有很大变异，而且还因病变部位与病变时期而有所不同。但有如下临床事实可供参考。

（1）一侧小脑病变（外伤、肿瘤）发生典型的同侧半身肌张力降低。表现为肌肉松弛无力，被动运动时关节运动过度，腱反射减弱。如令患者上肢下垂，医生固定其上臂，在患者完全放松肌肉的情况下，击其下垂之前臂使其被动摇摆，可见患侧摇摆幅度比健侧为大。所谓膝腱摇摆反射也是张力低的表现。

（2）两侧对称性小脑病变者，一般无明显的肌张力改变。

（3）在某些小脑萎缩的病例（皮层与橄榄、脑桥、小脑型）可见渐进性全身肌张力增高，可出现类似帕金森病的情况。但在尸检时，发现病灶限于小脑。许多观察证明，在小脑核（特别是齿状核）和所谓张力中枢（红核和苍白球）之间有密切的功能联系。

（三）小脑体征的定位意义

（1）小脑病变时体征在病变同侧的肢体，表现为共济失调、辨距不良、轮替动作障碍、反击征等，并可能出现同侧肢体肌张力低下、腱反射减弱等。

（2）如病变限于蚓部，症状多为躯干共济失调与言语障碍。肢体异常较少，张力也正常。但目前有一值得注意的事实，即大部分（慢性）弥散性小脑萎缩的病例，蚓部与半球之退行性病变的程度相等，而临床上主要是躯干共济失调与言语障碍，肢体异常较轻。这说明大脑通过大量投射联系对新小脑发生了代偿。如病变呈急性病程，代偿作用则很少发生。

（3）如病变仅限于齿状核（特别是齿状核合并下橄榄），最常见的症状是运动过多，节律性运动失常（肌阵挛），偶尔也可见肌张力过高。孤立性齿状核病变（或合并一侧结合臂）一般是发生同侧性典型动作震颤（或称意向震颤）。

（4）关于暴发性语言的定位意义：需两侧病变或中间的蚓部病变才导致此类言语障碍，特别是蚓部与两半球前部病变时，有人报告个别局限性小脑萎缩病例仅有蚓部前部及半球的邻近部分病变，临床上即有严重的暴发性语言。

第五节　脊髓病变的定位诊断

一、脊髓的解剖生理

（一）外部结构

脊髓是脑干向下的延伸部分，其上端在枕骨大孔水平与延髓相连，下端形成脊髓圆锥，圆锥尖端伸出终丝，终止于第一尾椎的骨膜。

脊髓呈微扁圆柱形，自上而下共发出31对脊神经：颈段8对，胸段12对，腰段5对，骶段5对，尾神经1对，因此，脊髓也分为31个节段，但其表面并没有界限。脊髓有两个膨大，即颈膨大和腰膨大。颈膨大相当于$C_5 \sim T_2$水平，发出支配上肢的神经根；腰膨大相当于$L_1 \sim S_2$水平，发出支配下肢的神经根。

成人脊髓全长42～45 cm，仅占据椎管上2/3。因此，脊髓各节段位置比相应脊椎为高，颈髓节段较颈椎高1节椎骨，上、中胸髓节段较相应胸椎高2节椎骨，下胸髓则高3节椎骨，腰髓相当于第

10~12胸椎水平，骶髓相当于第12胸椎和第1腰椎，由此可由影像学（X线、CT、MRI）所示的脊椎位置来推断脊髓的水平（图4-16）。

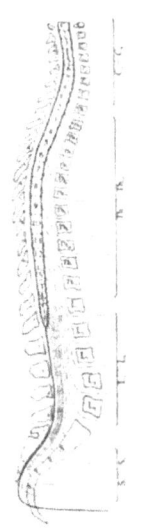

图4-16 脊髓、脊神经节段与脊柱的关系

脊髓由三层结缔组织的被膜所包围。最外层为硬脊膜，硬脊膜外面与椎骨的骨膜之间的空隙为硬膜外腔，其中有脂肪组织和静脉丛，此静脉丛在脊髓转移性肿瘤及栓塞的发生中具有重要意义；最内层为软脊膜，紧贴于脊髓表面；硬脊膜与软脊膜之间为蛛网膜，蛛网膜与硬脊膜之间为硬膜下腔，其间无特殊结构；蛛网膜与软脊膜之间为蛛网膜下隙，与脑内蛛网膜相通，其中充满脑脊液（图4-17）。

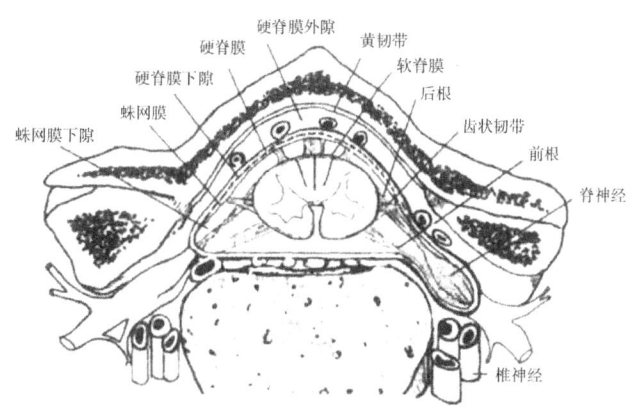

图4-17 椎管的内外结构脊神经

（二）内部结构

在脊髓横断面上，中央区为神经核团组成的灰质，呈蝴蝶形或"H"形，其中心有中央管；灰质外面为由上、下行传导束组成的白质。

灰质：其"H"形中间的横杆称为灰质联合，两旁为前角和后角，C_8~L_2及S_2~S_4尚有侧角。前角含有前角细胞，属下运动神经元，它发出的神经纤维组成前根，支配各有关肌肉；后角内含有后角细胞，为痛、温觉及部分触觉的第二级神经元，接受来自背根神经节发出的后根纤维的神经冲动。C_8~L_2侧角内主要是交感神经细胞，发出的纤维经前根、交感神经径路支配和调节内脏、腺体功能。C_8~T_1侧角发出的交感纤维，一部分沿颈内动脉壁进入颅内，支配同侧瞳孔扩大肌、睑板肌、眼眶肌，另一部分支配同侧面部血管和汗腺。S_2~S_4侧角为脊髓的副交感中枢，发出的纤维支配膀胱、直肠和性腺。

白质：分为前索、侧索和后索三部分，主要由上行（感觉）和下行（运动）传导束组成。如上行传导束主要有脊髓丘脑束、脊髓小脑前后束、薄束、楔束等，下行传导束主要有皮质脊髓束（锥体束）、红核脊髓束、顶盖脊髓束等。脊髓丘脑束传递对侧躯体皮肤的痛、温觉和轻触觉至大脑皮层；脊髓小脑前、后束传递本体感觉至小脑，参与维持同侧躯干与肢体的平衡与协调；薄束传递同侧下半身深感觉与识别性触觉，楔束在 T_4 以上才出现，传递同侧上半身深感觉和识别性触觉；皮质脊髓束传递对侧大脑皮质的运动冲动至同侧前角细胞，支配随意运动（图4-18）。

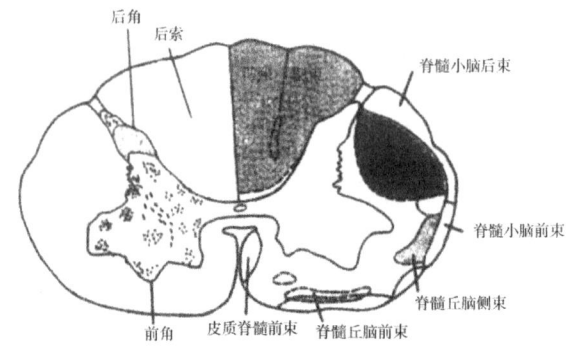

图4-18 脊髓内部结构（$C_7 \sim C_8$ 水平横切图）

二、脊髓损害的临床表现及定位诊断

脊髓是脑和脊神经之间各种运动、感觉、自主神经传导的连接枢纽，也是各种脊髓反射的中枢。脊髓的损害将引起病变水平以下的各种运动、感觉、自主神经的功能障碍可以是全部的，也可以是部分的。在临床诊断应从脊髓横向和纵向两方面去定位，横向定位诊断，必须根据脊髓内各部分灰质细胞的解剖和功能，前根、后根、前索、后索和侧索内的主要传入、传出通路的受损表现来确定；纵向定位诊断，则主要从感觉障碍的节段水平、运动、反射和自主神经节段性支配的功能障碍来推断。

（一）灰质节段性损害

1. 前角损害

前角细胞发出的轴突组成前根，支配相应的肌节（Myotome）。当前角细胞损害后将出现所支配骨骼肌的下运动神经元性瘫痪，无感觉障碍。慢性进行性病变早期，受累肌肉中可见肌束颤动，这是由于尚未破坏的运动神经元受刺激的结果。单纯前角损害见于脊髓灰质炎、运动神经元病等。

2. 后角损害

后角损害后将产生同侧皮肤节段性痛、温觉障碍而深感觉及部分触觉仍保留（分离性感觉障碍），是由于深感觉及部分触觉纤维不经后角而直接进入后索。单纯后角损害见于脊髓空洞症（图4-19）。

3. 前联合损害

前联合损害后将破坏至两侧脊髓丘脑束的交叉纤维，表现为双侧对称性节段性痛、温觉障碍，而触觉有未交叉的纤维在肝素及前索中直接上升，故无明显障碍，称为感觉分离现象，常见于脊髓空洞症、脊髓内肿瘤、脊髓血肿等（图4-19）。

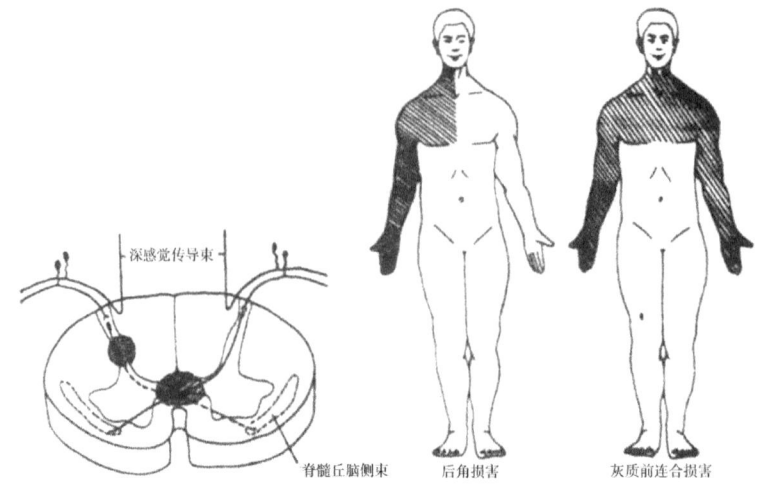

图4-19 脊髓后角与前连合损害

4. 侧角损害

$C_8 \sim T_1$ 侧角受损时产生同侧霍纳（Horner）征，常见于脊髓空洞症、脊髓内肿瘤等。其他节段的侧角损害，则表现为同侧相应节段的血管运动、发汗、竖毛、皮肤和指甲的营养改变等。

（二）传导束损害

1. 后索损害

后索损害时病变水平以下同侧深感觉和识别性触觉减退或缺失，行走犹如踩棉花感，有感觉性共济失调。薄束损害严重者以下肢症状为主，楔束损害严重者则以上肢症状为主，可见于脊髓压迫症、亚急性联合变性、脊髓痨和糖尿病。

2. 脊髓丘脑束损害

一侧脊髓丘脑束损害时出现损害平面以下对侧皮肤痛、温觉缺失或减退，触觉及深感觉保留。

3. 皮质脊髓束损害

皮质脊髓束损害时损害平面以下出现同侧上运动神经元性瘫痪，见于原发性侧索硬化。

（三）脊髓半侧损害

脊髓半侧损害导致一组临床症状称脊髓半切综合征（Brown-Sequard syndrome），主要表现为损害平面以下同侧上运动神经元性瘫痪，同侧深感觉障碍，对侧痛、温觉缺失，病变同侧相应节段的根性疼痛及感觉过敏，见于髓外肿瘤早期和脊髓外伤（图 4-20）。

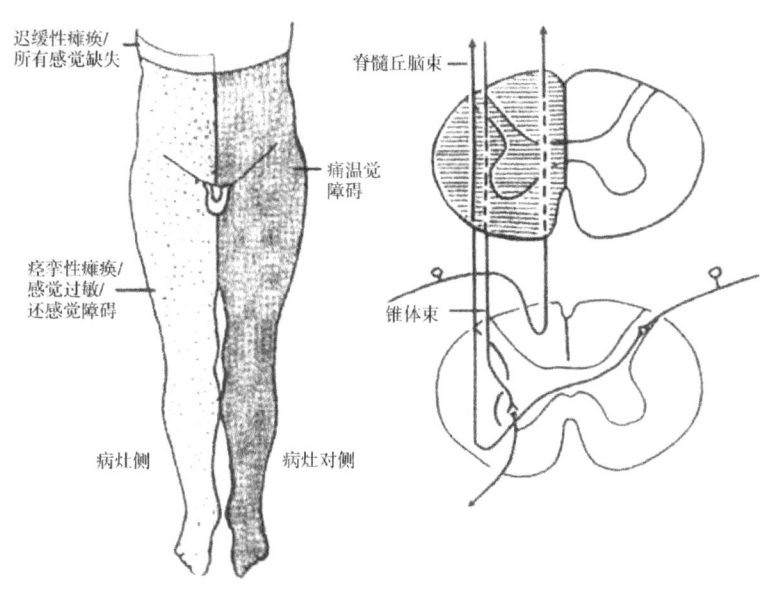

图 4-20　Brown-Sequard 综合征的临床表现

（四）脊髓横贯损害

脊髓横贯损害表现为脊髓的"三大功能障碍"，即受损节段以下双侧运动、感觉障碍和自主神经功能障碍。当脊髓受到急性严重的横贯性损害时，早期呈脊髓休克（spinal shock），表现为肌张力低，腱反射降低或消失，病理反射阴性等。一般持续 2~4 周，以后逐步转为肌张力增高，腱反射亢进，病理反射出现及反射性排尿。

脊髓病变纵向定位（受损哪些节段），主要依据根痛或根性分布的感觉障碍、节段性肌萎缩、反射改变、肢体瘫痪、棘突压痛及叩击痛等来判断，尤其是感觉障碍的平面对纵向定位帮助最大。脊髓主要节段横贯性损害的临床表现如下。

1. 高颈髓（$C_1 \sim C_4$）

高颈髓病变时，病损平面以下各种感觉障碍，四肢呈硬瘫，括约肌障碍，四肢躯干多无汗。根痛位于枕及颈后部，常有头部活动受限。$C_3 \sim C_5$ 受损将出现膈肌瘫痪，腹式呼吸减弱或消失，当三叉神经脊束核（可低达 C_3）受损，则出现同侧面部外侧痛、温觉丧失。如副神经核（可降至 $C_1 \sim C_5$）受累，则表现为同侧胸锁乳突肌及斜方肌无力和萎缩。此外，如病变由枕骨大孔波及后颅凹，可引起延髓及小脑症状，如吞咽困难、饮水呛咳、共济失调、眩晕及眼球震颤等，甚至累及延髓的心血管呼吸中枢，导致呼吸循环衰竭而死亡。

2. 颈膨大（$C_5 \sim T_2$）

颈膨大病损时双上肢呈软瘫，双下肢呈硬瘫。病变水平以下各种感觉缺失，括约肌障碍，可有向肩及上肢的神经根痛。$C_8 \sim T_1$ 侧角受损时产生同侧 Horner 征。上肢腱反射的改变有助于病变节段的定位：如肱二头肌反射减弱而肱三头肌反射亢进，提示病变在 C_5 或 C_6，肱二头肌反射正常，而肱三头肌反射减弱或消失，提示病变在 C_7。

3. 胸体（$T_3 \sim T_{12}$）

胸段脊髓病损时两上肢正常，两下肢呈硬瘫（截瘫），病变水平以下各种感觉缺失，出汗异常，大小便障碍，受累节段常伴有根痛或束带感。胸髓节段较长，感觉障碍水平及腹壁反射消失有助于定位：如 T4 相当于男性乳头水平，T_6 齐剑突水平，T_8 齐肋缘水平，T_{12} 在腹股沟水平；上、中、下腹壁反射对应的脊髓反射中枢分别为 $T_7 \sim T_8$、$T_9 \sim T_{10}$、$T_{11} \sim T_{12}$。T_4、T_5 水平血供较差是最易发病的部位。

4. 腰膨大（$L_1 \sim S_2$）

腰膨大受损时双下肢出现软瘫，双下肢及会阴部各种感觉缺失，括约肌障碍。神经根疼痛，在腰膨大上段受累时位于腹股沟区或下背部，下段受损时呈坐骨神经痛。损害平面在 $L_2 \sim L_4$ 时膝反射消失，在 $S_1 \sim S_2$ 时踝反射消失，$S_1 \sim S_3$ 受损出现阳痿。

5. 脊髓圆锥（$S_3 \sim S_5$）和尾节

脊髓圆锥和尾节受损时无下肢瘫及锥体束征，肛门周围及会阴皮肤感觉缺失，呈马鞍状分布，髓内病变可见分离性感觉障碍。脊髓圆锥为括约肌功能的副交感中枢，故圆锥病变可有真性尿失禁。

6. 马尾神经根

马尾和脊髓圆锥病变的临床表现相似，但马尾损害时症状、体征可为单侧或不对称，根性疼痛和感觉障碍位于会阴部、股部或小腿，下肢可有软瘫，括约肌障碍常不明显。

（五）脊髓髓内与髓外病变的定位诊断

对于脊髓病变特别是脊髓压迫症，在确定了纵向定位（损害的上下水平）后，还应进行横向定位，鉴别病变位于脊髓的髓内或髓外；如位于髓外，应明确系在硬膜内抑或硬膜外，这同样重要，因为这对病变性质和预后的判断、治疗方法的选择等有着密切的关系。髓内、髓外硬膜内及硬膜外病变的鉴别如下。

1. 髓内病变

神经根痛少见，症状常双侧性。痛、温觉障碍自病变节段开始呈下行性发展（首先损害了脊髓丘脑束排列在内侧的纤维），常为分离性感觉障碍，有马鞍回避；节段性肌肉瘫痪与萎缩明显，括约肌功能障碍出现早且严重。椎管梗阻出现较晚，常不完全，CSF 蛋白含量增加多不明显。脊柱 X 线平片较少阳性发现。慢性髓内病变多为肿瘤或囊肿，急性病变多为脊髓出血，可由脊髓血管畸形或肿瘤出血引起。

2. 髓外硬膜内病变

神经根刺激或压迫症状出现早，在较长时间内可为唯一的临床表现。痛、温觉障碍自足开始呈上行性发展。括约肌障碍出现较晚。椎管梗阻较早而完全，CSF 蛋白明显增高。脊柱 X 线可见骨质破坏。髓外硬膜内病变主要为"良性"肿瘤，尤其是脊膜瘤及神经纤维瘤最常见，病程进展缓慢，脊髓损害往往自一侧开始，由某部分、半切逐渐发展为横贯性损害。

3. 髓外硬膜外病变

可有神经根刺激症状，但更多见局部脊膜刺激症状。痛、温觉障碍亦呈上行性发展。括约肌障碍出现较晚。CSF 蛋白增高不明显。硬膜外病变与脊柱密切相关，故脊柱 X 线片常有阳性发现。髓外硬膜外病变可由肿瘤、脓肿、脊柱外伤（如骨折、脱位、血肿）或结核、椎间盘脱出等所引起，其中的肿瘤多为恶性，因此病程发展常较髓外硬膜内病变快。

总之，在进行脊髓疾病的定位诊断时，还应酌情结合有关检查，如 CSF、脊柱 X 线摄片、脊髓造影、CT、MRI 等，尤其是 MRI 能清晰显示解剖层次、椎管内软组织病变轮廓，可提供脊髓病变部位、上下缘界限及性质等有价值的信息。

第五章 常规开颅术及方法

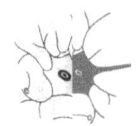

第一节 常规开颅手术步骤

一、术前用药和麻醉

（一）术前用药

手术前根据患者的全身情况选择用药。如颅内压高、脑水肿患者给予脱水和激素治疗，以缓解头痛，改善症状。术前有下丘脑和垂体功能障碍者，或手术接近此部位的患者，也应给予激素治疗。感染性手术，应在术前给予抗生素，控制感染，对无菌性手术患者，也常在术前或术中给予抗生素预防感染。

对营养不良、贫血、低蛋白血症、糖尿病、高血压、水电解质紊乱和心、肝、肾、肺等重要脏器功能失调的患者，都要给予纠正，以增加手术的安全性和成功率。

（二）麻醉

麻醉前为减轻患者精神负担和完善麻醉效果，在入手术室前可常规使用一些药物，如镇静、催眠药和抗胆碱药，通常在术前一天晚上给予镇静剂，使患者能安静入睡休息好。术前半小时肌肉注射苯巴妥 0.1~0.2 g 和阿托品 0.5 mg。

（三）局部麻醉

局部麻醉适用于一些简单的手术，如头皮肿物、颅骨骨瘤、慢性硬膜下血肿等钻孔引流术和部分椎管手术。表浅的颅内肿瘤手术，如患者不能耐受全麻的患者，也可利用局麻开颅，但术中常需辅以基础麻醉。

常用的麻醉药是 0.5% 普鲁卡因溶液，为减少出血，每 200 mL 内可加入 0.1% 肾上腺素 0.5 mL，在切口浸润的同时，也可行手术区神经干的阻滞麻醉以增加局麻的效果。

（四）全身麻醉

在目前临床工作中，绝大多数开颅手术和脊髓手术均需全身麻醉，常用的方法有下述三种。

（1）基础麻醉。

（2）静脉复合麻醉：① 1% 普鲁卡因溶液静脉滴注，再给予冬眠合剂、硫喷妥钠等药物。② γ-羟基丁酸钠静脉滴入。③硫喷妥钠、异丙酚、依妥味脂等。

（3）静吸复合麻醉：静脉用以上药物，一种或几种，加上吸入药物，包括氨氟醚、异氟醚、氧＋笑气等。

另外，氟哌啶、芬太尼和硫喷妥钠等均可作为静脉麻醉用药。

二、皮肤准备

术前一天剃头发、洗净，手术前再补剃 1 次；也可在手术室完成麻醉、插管后再剃头。备皮范围可限于切口局部，四周黏以塑料薄膜。

如术区有皮肤感染、痤疮等，应提前用药包括全身使用抗生素和局部涂碘酒、酒精等药物，待感染消除后，再手术。

消毒前首先用龙胆紫在头部标画手术切口和邻近的重要功能区位置。

开颅手术多为无菌性手术，故皮肤消毒应格外认真，通常首先涂以3%碘酒，待其自然干后，再用乙醇溶液纱布消毒三遍。目前碘附应用日渐广泛。消毒范围至少要超过切口5 cm。

头部消毒后辅以无菌塑料薄膜，可减少感染机会。

三、患者体位

病变部位不同，采取体位也不同，主要应达到的目的是手术野暴露好，有利于手术操作。手术中头部位置不宜过低，否则易出血，过高易引起空气进入静脉造成栓塞。

（1）仰卧位：主要适用于额、颞和鞍区病变的开颅手术，头部可偏向对侧，使手术部位向上（图5-1）。

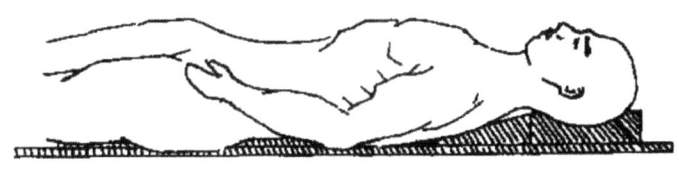

图5-1 仰卧位

（2）侧卧位：适用于颞、顶、枕、后颅窝和脊髓手术，对某些后颅窝和脊髓的手术，可增加侧卧的角度，呈侧俯卧位（图5-2）。

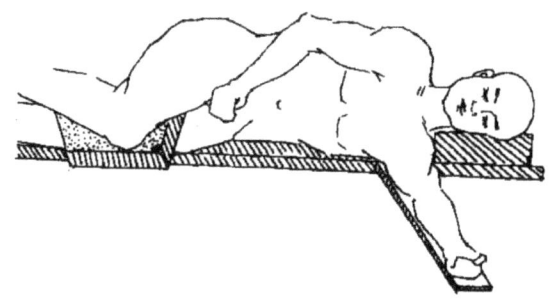

图5-2 侧卧位

（3）俯卧位：适用于枕部、后颅窝、松果体区和脊髓的手术（图5-3）。

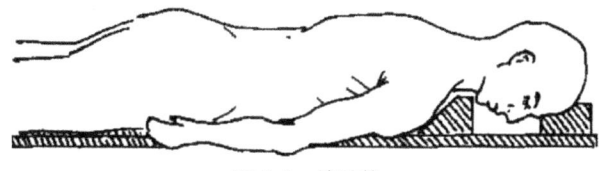

图5-3 俯卧位

（4）坐位：

①半坐位：适用于经蝶窦鞍区手术（图5-4）。

②坐位：用于后颅窝手术和高颈段脊髓手术（图5-5）。

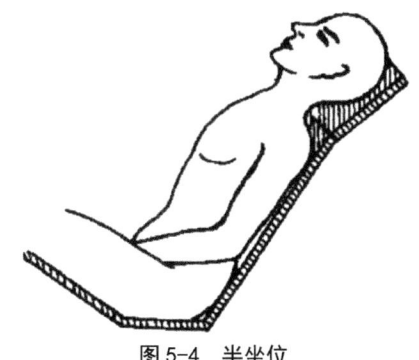

图5-4 半坐位

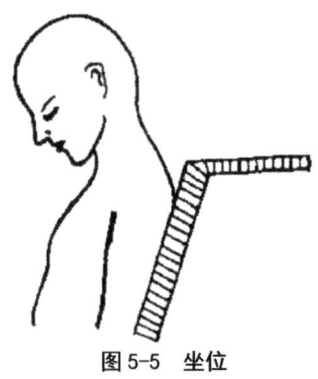

图 5-5 坐位

四、头皮浸润麻醉

用于局麻下开颅手术，即使是全麻患者，在开颅前为增加麻醉效果和减少头皮出血，也使用头皮浸润麻醉。

通常用 0.25% 普鲁卡因溶液，为减少出血也可在 200 mL 麻醉剂中加 0.1% 肾上腺素 0.5 mL（高血压患者慎用），总的 1 次剂量不宜超过 200 mL。

在马蹄形切口的两角处，用长针沿切口在皮下、骨膜下和帽状腱膜下分层注射，皮下注射时最好能使皮肤呈橘皮样，这样在切开皮肤后可减少皮缘渗血。如皮瓣与肌骨瓣分开时，在整个皮瓣的帽状腱膜下也注射麻醉药，以利于分离，如皮瓣、肌瓣与骨瓣分开，则在整个瓣的骨膜下注入麻醉药。

后颅窝和脊柱手术的浸润麻醉除上述方法外，还应在整个枕骨鳞部和棘突、椎板两侧注入麻醉药物，以利分离、止血。

五、常用手术入路的皮瓣和骨瓣的设计

选择手术入路时应选择距离近、避开重要结构和功能区、能获得最佳视野的手术入路，同时还要考虑皮瓣的血液供应和美容问题；幕上开颅多采用基底朝向供血动脉方向的马蹄形切口，其基底宽度不应小于 5 cm，横与直径的比例不宜超过 1∶1.25，切勿呈倒烧瓶状皮瓣，以防止皮瓣边缘缺血坏死。

各部位的开颅方法略有不同，如额部手术多采用瓣前翻、肌骨瓣翻向颞侧，而硬脑膜翻向中线。而颞部切口常为皮瓣、肌瓣、骨瓣一同翻向颞下方。现在许多术者喜欢皮、肌瓣一起翻开，而将骨瓣游离，单独拿下，术后再打小孔用粗丝线或钢丝固定。

（1）额部开颅切口：用于额叶肿瘤、垂体瘤、嗅沟脑膜瘤、鞍结节脑膜瘤和三脑室前部肿瘤等，如考虑美容，可开冠状皮瓣，单额骨瓣开颅（图 5-6），也可双额骨瓣开颅（图 5-7）。肌骨瓣翻向颞侧，剪开硬膜，翻向中线。根据具体病变位置不同，骨瓣位置可高可低，如溴沟脑膜瘤和垂体瘤开颅时应注意额窦位置，在骨瓣尽可能低的同时，又避免将额窦打开。如额后部病变或三脑室前部病变需经侧脑室入路时骨瓣应靠后一些。

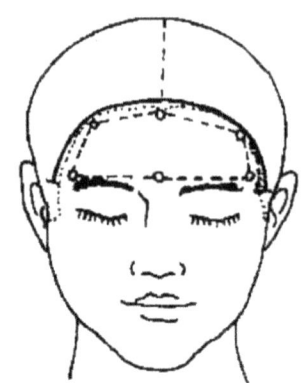 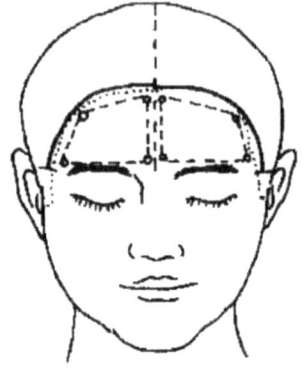

图 5-6 冠状皮瓣，双额骨瓣开颅　　图 5-7 冠状皮瓣，双额骨瓣开颅（保留骨桥）

（2）额、颞部切口：大的额叶肿瘤或侵及颞叶，如蝶骨嵴脑膜瘤、海绵窦内肿瘤、向鞍旁侵袭的垂体瘤和前循环的动脉瘤等，均需经额颞入路手术，手术切口暴露额颞叶和侧裂区（图5-8）。

（3）颞部切口：适用于颞叶肿瘤、高血压性基底节区血肿、部分鞍背和上斜坡区病变和桥、中脑腹侧病变（需切开天幕）（图5-9）。

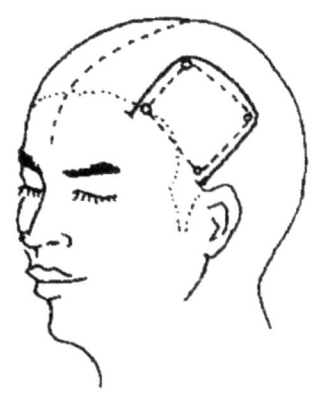

图5-8　额颞部开颅　　　　　图5-9　颞部切口

切口有马蹄形和弧形切口。颞部马蹄形切口，多皮、肌、骨瓣一同翻开，根据病变位置可前可后。

弧线形切口，一般在外耳孔前2 cm颧弓上，根据病变位置确定弧线方向，也可为直线，多用于颞肌下减压、高血压性血肿清除和三叉神经节前纤维切断术（图5-10）。

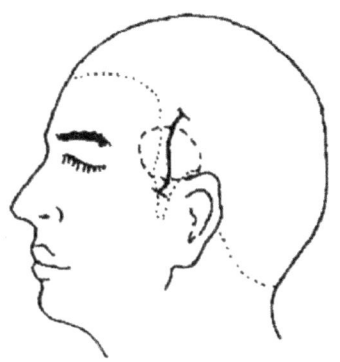

图5-10　颞部弧形切口

（4）顶部切口：根据病变位置不同，可选择外侧、近中线和跨中线切口。因此处已无顶肌，故多翻开皮瓣后游离骨瓣，术后再复位、固定，顶部切口基底可朝颞方也可朝枕下（图5-11、图5-12）。

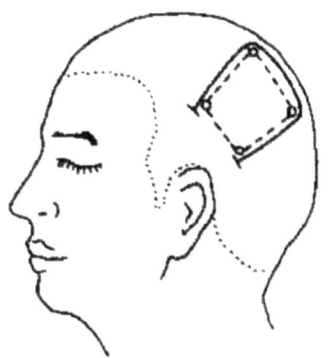
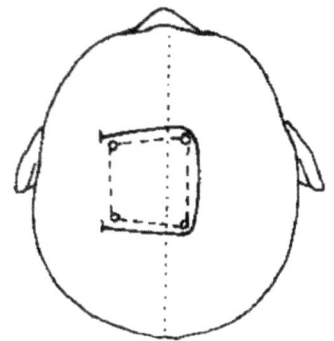

图5-11　顶部开颅切口　　　　　图5-12　顶部跨中线切口

（5）枕部切口：用于枕叶病变，松果体区手术和部分小脑上部病变手术（需切开天幕）。皮瓣基底部多朝向枕下，开颅时应格外注意，勿损伤上矢状窦和横窦（图5-13、图5-14）。

（6）后颅窝切口：根据病变位置不同，选取以下切口。

①正中切口：自枕外隆凸上2 cm沿中线向下止于颈4棘突，截除双侧枕骨鳞部和寰椎后弓，适用于

小脑蚓部、小脑半球及第Ⅳ脑室病变（图5-15）。

②钩形切口：自乳突与枕外隆凸连线的中内1/3处起，向外侧达乳突后缘，然后折转向下方，达下颌角水平，多用于桥小脑角手术（图5-16）。

③反钩形切口：自颈4棘突延中线至枕外隆凸，然后折转达一侧乳突缘，同时咬开环椎，手术损伤较大，多用于较大的小脑外侧、桥小脑角病变（图5-17）。

④旁正中切口：自上项线上2 cm向下达颌角水平，其位置可在乳突与枕外隆凸连线中点，也可近乳突处（远外侧），可用于小脑半球手术和桥小脑角手术（图5-18）。

⑤弓形切口：自一侧乳突后缘下方，向上约5 cm，经上项线和枕外隆凸，达对侧相同位置，两侧对称。但因手术损伤大，目前很少用（图5-19）。

后颅窝开颅均为骨截除术，一般情况下不需缝合硬膜。

（7）幕上、下联合切口：随着神经外科的进展，手术技巧的提高，幕上、下切口使用得越来越多，常用于斜坡区占位性病变、天幕缘脑膜瘤和某些向天幕上侵犯的桥小脑角病变，某些跨横窦的血肿需做幕上、下联合开颅（图5-20）。

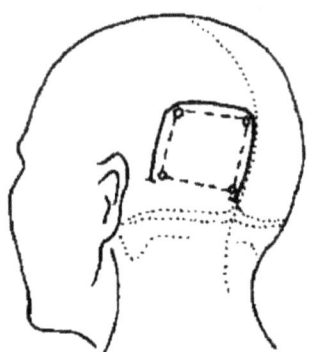
图5-13 枕部切口，基底朝向枕下

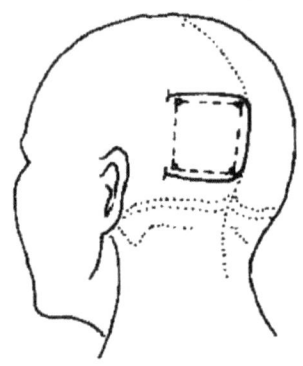
图5-14 枕部切口，基底朝向颞侧

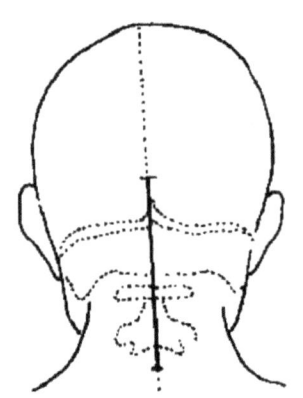
图5-15 后颅窝正中切口

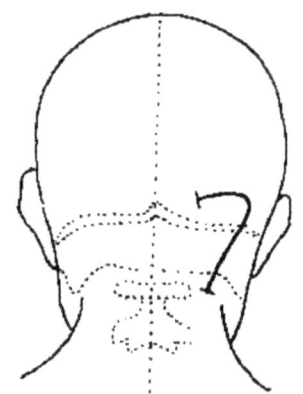
图5-16 钩形切口

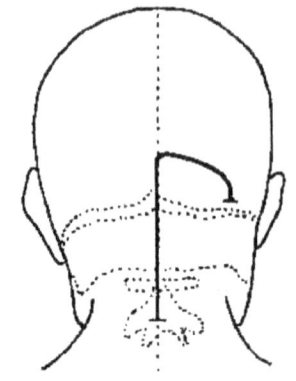
图5-17 反钩形切口

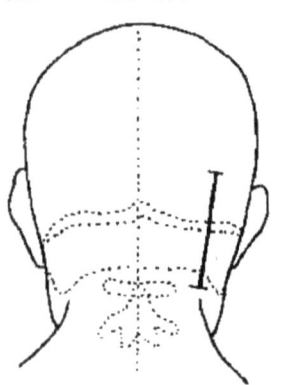
图5-18 旁正中切口

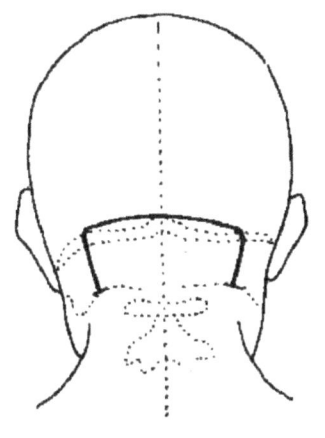
图 5-19 弓形切口

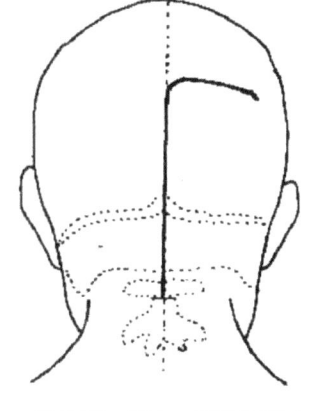
图 5-20 幕上、下联合切口

六、标准开颅术

（1）头皮切开：头皮局部浸润麻醉后，先用刀尖在切口上每隔 3～5 cm 做一划痕，以便缝合时对位准确。术者和助手每人用一只手，手指并拢盖在切口两旁的纱布垫上，稍用力，一次切开皮肤的长度不应超过手指所控制范围，深度应经皮肤达帽状腱膜下层，如用钳夹应夹在帽状腱膜层，每隔 1 cm 用 1 把止血钳，内侧用直止血钳，外侧用弯止血钳，每 5～6 把止血钳用橡皮筋扎在一起（图 5-21）。如用头皮夹，应夹上头皮和帽状腱膜的游离缘，止血效果佳。如皮瓣与骨瓣分开，则可在皮肤-腱膜瓣下用手术刀锐性分离，也可钝性分离，直到皮瓣基底。电凝皮瓣的出血点后，皮瓣下填一纱布卷，防止急性转折而引起的血管闭塞，盐水纱布覆盖，翻向颅底侧（图 5-22）。

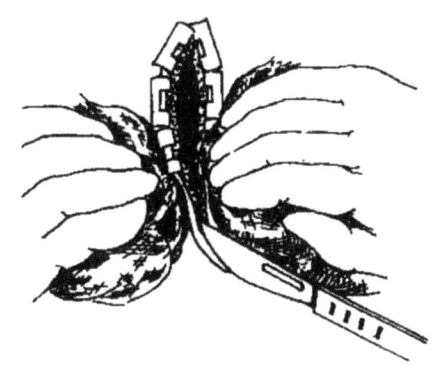
图 5-21 切开头皮，止血

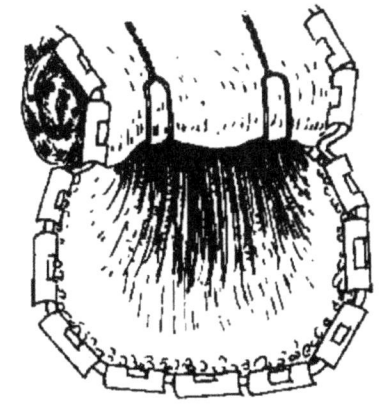
图 5-22 翻开皮瓣

（2）颅骨切开：切开远侧骨外膜，保留肌蒂侧肌肉和骨膜，分别打骨孔，一般打孔 4～5 个，肌蒂两侧的骨孔应稍近些，不易出血的部位先钻孔，近静脉窦和脑膜中动脉处最后再钻孔。目前常用手摇钻和电钻钻孔。钻孔时，钻头应与颅骨垂直，当电钻钻透颅骨后会自动停钻，比较安全，而手摇钻常需更换钻头，包括尖钻、圆钻头，切勿用力过猛，刺入脑内。在相邻的两个孔骨间穿入线锯导板，带入线锯。拉锯时应向外偏斜，使骨瓣的外板大于内板，在骨瓣复位时，不致下陷。肌蒂侧骨一般不需锯开，常以骨剪或咬骨钳咬开一段距离后，术者在锯缝中插入撬骨器，而助手用手指压住骨蒂根部，使其折断，修剪骨缘，骨蜡涂止血。也有的术者，将骨膜连同皮、肌瓣一同翻开，打一骨孔后，用电铣刀将骨环形切开，游离骨瓣。此方法在术后常需在骨缘打小孔，用丝线或钢丝固定骨瓣。骨瓣翻开止血后，用一盐水纱布包好，翻向肌蒂侧。

（3）脑膜切开：在切开硬脑膜前，应将术野冲洗干净，清除骨沫，更换干净的无菌纱布，切口边缘铺湿棉片，术者也应洗净手套上的血迹。

切开硬膜的方法很多，如"U"形切开，去骨瓣减压术的放射状切口，后颅窝的"Y"形切开等，但其原则是勿损伤附近的大静脉窦,所以"U"形切开硬膜时,其基底应朝向静脉方向。

在切开硬膜前,首先电凝欲切开部位的小血管,如血管粗大,可用银夹夹闭,以免过多电凝止血而造成硬膜回缩致使术终时缝合硬膜困难。当硬膜张力很高时,应先降低颅内压力,如静脉滴入脱水剂,穿刺脑室和瘤囊等。选取非功能区,避开大血管,用脑膜钩挑起硬膜,尖刀切一小口,伸入槽针,沿槽针切开硬膜,或用脑膜剪伸入硬膜内剪开硬膜,在切开硬膜时勿损伤脑皮层和血管。当颅内压高时,应快速翻开硬膜,以免脑组织从小的硬膜开口处挤出。

硬膜的切口应距骨缘 0.5 ~ 0.8 cm,切开后检查硬膜边缘,彻底止血。翻开的硬膜用湿棉片敷盖。

(4) 脑切开:翻开硬膜后,仔细观察脑表面,包括蛛网膜及皮层颜色、搏动、沟回深浅、血管分布,以确定病变部位。如病变较深,可用湿润手指触摸皮层,以感觉脑组织的质地变化。在切开脑皮层前,也可用脑穿针穿刺病变,亦可确定病变位置,还可抽出病变囊液,降低颅压。确定病变位置后,以湿棉片保护好四周正常脑组织,双极电凝切开皮层表面的小血管,然后剪开脑皮层,用脑压板沿切开的脑皮层向深处分离,遇有小血管感到阻力后,电凝后剪断,也可用脑压板牵开皮层,以小吸引器划开脑组织,逐渐深入,切开的脑组织两侧应以棉片保护。

脑组织的切开部位,应选在非重要功能区和距离病变最近的部位,两者应兼顾。脑组织内的操作,一定要轻柔、准确,止血以双极电凝为好,因其较单极电凝损伤小。重要部位使用电凝后,马上用生理盐水冲洗,减少周围组织因烧灼而造成损伤。

手术结束时,应用生理盐水冲洗,至水变清亮为止;并向麻醉医师询问患者血压,与开颅时血压相比较,不宜在低血压时缝合伤口,以免术后出血形成血肿。

(5) 缝合伤口:减压性手术和后颅窝手术,硬膜可不予缝合。缝合硬膜时,先将硬膜对位缝合 2 ~ 3 处,然后每 3 ~ 5 mm 缝合一针,可连续或间断缝合(图 5-23)。硬膜应每隔 5 cm 左右与骨缘或骨膜悬吊缝合一针,以免形成硬膜外血肿,如硬膜与颅骨间出血,可垫吸收性明胶海绵条止血。当硬膜有缺损应首先缝合功能区处硬膜,余下部位可修补。修补硬膜的材料可用骨膜、帽状腱膜、颞筋膜、阔筋膜和人造硬膜代用品。

骨瓣复位后,将骨膜对位缝合数针,防止骨瓣移位。如为减压的漂浮骨瓣手术,勿缝合骨膜。如游离骨瓣或手术中扩大骨窗而留有骨缺损时,应打几个小孔,以粗丝线固定骨瓣。

肌肉、帽状腱膜和皮肤,每隔 1 cm 一针,分层缝合,在去骨瓣减压性手术时,务必缝合严密,防止脑脊液漏的发生。

骨瓣成形术在缝合伤口时,多在硬膜外放置一引流管,此管可从切口中引出,也可在切口外打孔引出,与一引流瓶相接,术后 24 ~ 48 h 内拔除(图 5-24)。

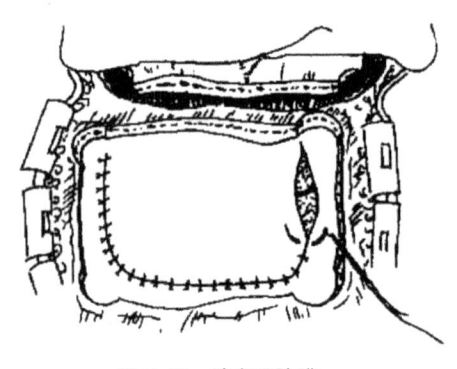

图 5-23 缝合硬脑膜

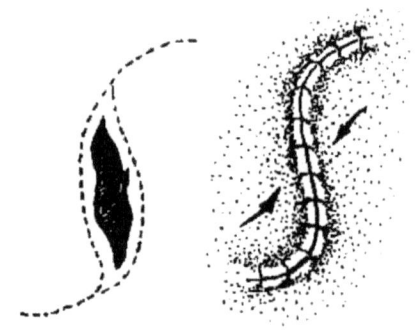

图 5-24 引流管可从切口引出,或另打孔引出

七、去骨瓣减压术

(1) 单额、双额去骨瓣减压术:适用于脑干外伤,单、双额脑挫裂伤或脑水肿明显者。去除骨瓣范围,皮切口应从耳前、颧弓上连至中线,切口后界位于中央沟前 4 cm,前界于眉间上 1 cm,保留 1 cm 眶上颧骨以利日后修补,中线侧勿损伤上矢状窦,外侧尽可能向颞底方向咬除颞骨,使减压

充分。硬膜剪开后翻向中线，也可放射状剪开。减压性手术脑组织均较肿胀，故不用悬吊硬膜，间断缝合肌肉，帽状腱膜和皮肤。如为双额减压手术，切口可延至对侧，范围相同。

（2）颞肌下减压术：额部去骨瓣减压术，减压充分，损伤也较大。而颞肌下减压术，减压效果不如前者，但其去骨瓣范围小，且有颞肌保护，故对外观影响不大。多适用于一侧颞叶挫裂伤、高血压性基底节血肿手术以及脑囊虫病等，减压可单侧，也可双侧。手术切口可取直线切口，也可取马蹄形切口。

直线切口：耳前 2 cm，自颧弓上，向上呈弧形，长 8～10 cm，向上弧度越大，切除骨范围就大，减压越充分。切开皮肤、皮下，剪开颞肌筋膜，最好将颞筋膜充分游离后在其附着点下横行切断，呈"T"形，以使减压充分。沿肌纤维方向分离或剪断颞肌，将颞肌从颞骨分离，牵向两侧。在颞骨上钻孔，扩大骨窗，尽量咬除颞骨，至中颅窝底，使减压充分。硬膜呈放射状剪开。术后间断缝合肌肉，颞肌筋膜勿缝。

马蹄形切口减压效果好，方法同颞部开颅术。

（3）后颅窝减压术：适用于小脑病变、先天性畸形等，方法同后颅窝开颅术，多选用中线直切口。

第二节　幕上开颅术

1. 适应证

（1）幕上各部位的肿瘤，包括大脑半球内或脑外的肿瘤、脑室内肿瘤及鞍区肿瘤。

（2）创伤性或幕上血管性疾病致颅内血肿（包括硬脑膜外、硬脑膜下和脑内血肿）。

（3）颅脑感染，主要为大脑半球的脑脓肿，也包括某些颅内局限性的炎性病变，如局限性硬脑膜下或硬脑膜外脓肿、颅内炎症的后遗症（局限性蛛网膜粘连等）、各种寄生虫病。上述疾病产生严重颅内压增高及局灶症状者。

（4）某些先天性疾病，如先天性脑积水、先天性颅骨缺损（脑膜脑膨出）、脑脊液漏等。

（5）功能神经外科，如各种癫痫的外科治疗和锥体外系疾病的外科治疗、定向手术以及原发性三叉神经痛为主的各种脑神经止痛手术。

（6）血管性疾病手术，如动脉瘤的夹闭术、脑缺血性疾病的旁路手术以及脑动脉畸形、海绵窦动静脉瘘等手术。

2. 麻醉方式

全身麻醉，气管内插管。

3. 手术体位

根据手术部位而定，有仰卧、侧卧、侧俯卧、俯卧和坐位。

4. 手术切口

根据手术部位常有冠状切口、额部和额颞部切口、颞部和颞顶部切口、额顶部切口、顶枕部切口、翼点入路切口等。

5. 手术用物

（1）器械：开颅手术器械包，或颅内血肿清除手术器械包，或颅骨钻孔手术器械包。

（2）布类：胸部手术布类包、敷料包、手术衣。

（3）其他：吸收性明胶海绵、骨蜡、5 mL 注射器及针头、橡皮膜及橡皮引流管、单双极电凝、一次性显微镜套（必要时）、止血纱布。

6. 手术步骤及配合

（1）手术步骤：手术野皮肤常规消毒、铺单。

手术配合：递消毒钳，钳夹皮肤消毒剂纱布，消毒头部皮肤，递治疗巾、中单，贴神经外科手术粘巾、铺大孔被。

（2）手术步骤：切开皮肤、皮下及帽状腱膜。

手术配合：沿切口线两侧铺干盐水垫，递手术刀切开皮肤及帽状腱膜层，每切一段，递头皮夹钳钳夹头皮夹，头皮止血。出血部位递双极电凝止血，切开头皮后，递手术刀或纱布，钝性或锐性分离帽状腱膜下疏松组织层，向皮瓣基底部翻转。皮肤腱膜瓣内面用双极电凝止血，递盐水垫垫于基底部外面，递湿的盐水纱布覆盖其内面。

（3）手术步骤：骨瓣形成。

手术配合：递20°手术刀和骨膜分离器，沿切口内侧切开和剥离骨膜。递颅骨钻钻孔，递小刮匙刮除孔内内板碎片，也可用电动颅骨钻和铣刀。递线锯导引条和线锯锯开颅骨。递骨膜分离器插入骨瓣下，向上翻起骨瓣。递骨蜡或脑棉片或双极电凝止血。骨瓣用盐水纱布包裹。

（4）手术步骤：切开硬脑膜。

手术配合：递洗疮器吸生理盐水冲洗硬脑膜。递双极电凝或吸收性明胶海绵彻底止血后，递11#手术刀在硬脑膜上切一小口，递脑膜钩、脑膜有齿镊、脑膜剪剪开硬脑膜。

（5）手术步骤：颅内病灶处理。

手术配合：见各具体手术。

（6）手术步骤：缝合硬脑膜。

手术配合：清点器械和脑棉片。递6×14圆针、1#丝线缝合硬脑膜，放置脑膜引流管于硬膜外或硬膜下。

（7）手术步骤：缝合颅骨骨膜。

手术配合：放回骨瓣，递6×14圆针、4#丝线缝合骨膜。

（8）手术步骤：缝合帽状腱膜及皮肤。

手术配合：递皮肤消毒剂纱布消毒切口周围皮肤，递7×17三角针、4#丝线或递2#-0#慕丝线缝合帽状腱膜，递9×24三角针、1#丝线缝合皮肤。切口再次用消毒剂消毒。

（9）手术步骤：包扎伤口。

手术配合：递敷料覆盖切口，绷带包扎。

第三节　颅后窝开颅术

1. 适应证

（1）颅后窝肿瘤，包括小脑、小脑桥脑角、第四脑室、脑干、枕大孔区、颈静脉孔区、松果体区等部位的肿瘤。

（2）颅后窝其他病变，如动脉瘤、动静脉畸形、炎性病变、先天性畸形、外伤性血肿、寄生虫病等手术。

（3）某些止痛手术，如三叉神经痛、舌咽神经痛等；某些脑积水的手术，如侧脑室-枕大池分流术。

2. 麻醉方式

全身麻醉，气管内插管。

3. 手术体位

侧卧位、俯卧位或坐位。无论采用何种体位，均要求头部尽量前屈，以利显露。

4. 手术切口

有正中线直切口、旁中线直切口、钩状切口、倒钩形切口。此节以最典型和最常用的枕下正中切口颅后窝开颅术为例，枕后正中直线切口，上起自枕外隆凸上3~4cm，下至第3或第4颈椎棘突水平。

5. 手术用物

（1）器械：开颅手术器械包、后颅窝手术器械包。

（2）布类：胸部手术布类包、敷料包、手术衣。

（3）其他：吸收性明胶海绵、骨蜡、5mL注射器及针头、橡皮膜及橡皮引流管、单双极电凝、一次性显微镜套（必要时）、止血纱布。

6. 手术步骤及配合

（1）手术步骤：手术野皮肤常规消毒、铺单。

手术配合：递消毒钳，钳夹皮肤消毒剂纱布，消毒皮肤，递治疗巾、中单，贴神经外科手术粘巾、铺大孔被。

（2）手术步骤：切开皮肤与斜方肌之半棘头肌。

手术配合：递20#手术刀、有齿镊，切开皮肤，递头皮夹钳及头皮夹，钳夹切缘止血。递单极电刀切开枕骨粗隆以上骨膜和其下正中白线，向深层至枕大孔边缘。递骨膜分离器向两侧分离附着于枕骨的肌肉及肌腱，显露寰椎后结节和枢椎棘突，递7#手术刀、脑膜有齿镊及耳鼻喉分离器分离寰椎后弓骨膜，递宽骨刀向外剥离枢椎棘突及两侧椎板上的肌肉。递双极电凝及骨蜡止血，用后颅窝牵开器撑开切口。

（3）手术步骤：颅骨开窗。

手术配合：递颅骨钻在一侧枕骨鳞部钻一孔。递咬骨钳将枕骨逐步咬除。咬除范围：上至横窦，侧至乙状窦，下至枕骨大孔后缘，必要时咬开环椎后弓。

（4）手术步骤：切开硬脑膜。

手术配合：递脑膜有齿镊、脑膜剪，剪开硬脑膜。递双极电凝止血。硬脑膜"Y"形切开后向上及两侧悬吊牵开。

（5）手术步骤：显露颅后窝。

手术配合：显露颅后窝结构。颅内操作见各具体手术。

（6）手术步骤：缝合切口。

手术配合：清点器械及脑棉片，递6×14圆针、1#丝线缝合硬脑膜（减压时不缝），放置引流管，递7#丝线、7×17圆针或2#-0#慕丝线间断严密缝合枕下肌肉，6×14圆针、4#丝线分层缝合项筋膜和皮下组织，7×17三角针、1#丝线缝合皮肤。

（7）手术步骤：包扎切口。

手术配合：递敷料覆盖切口，绷带包扎。

第六章 闭合性颅脑损伤

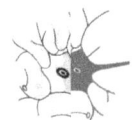

第一节 头皮损伤

绝大多数的颅脑损伤首先直接伤及头皮，故头皮损伤在颅脑损伤中最多见，其重要性不限于头皮本身，而是推断颅内损伤的可靠依据。头皮是颅脑最表浅的软组织，由皮肤、皮下组织、帽状腱膜、腱膜下层和骨膜组成。颞部还有颞筋膜、颞肌覆盖。头皮损伤的类型是多样的，颅脑创伤中，头皮损伤最为常见，大体可以概括为闭合性及开放性两大类，前一类主要指头皮血肿，后一类包括头皮裂伤、撕脱伤等。一般认为，单纯头皮损伤不易引起严重后果，但在临床诊断和处理时，仍应重视以下几点：①头皮损伤部位与程度对分析受伤机制、判断伤情和颅内血肿定位都很重要。②头部血液供应丰富，外伤后创口出血不易自行停止，如不及时处理可以导致失血性休克，儿童尤易发生。③头皮静脉经导血管与颅内静脉系统相交通，因此头皮感染可延及颅内。④头皮大面积缺损，尤其颅骨直接暴露时，如果处理不当，可引起颅骨坏死和颅内感染等严重并发症。根据头皮损伤程度不同，可分为多种类型，其处理原则和方法也各不相同。

一、头皮擦伤

（一）诊断

损伤仅限于头皮表层，创面不规则，少量出血或血清渗出。

（二）处理

剪除局部头发，清洁消毒创面，外涂刺激性小的皮肤消毒液后暴露以保持创面干燥。

二、头皮挫伤

（一）诊断

损伤累及头皮全层，除可有擦伤外，皮下渗血、肿胀，局部头皮肿胀后血肿形成。但头皮完整性未被破坏。

（二）处理

局部处理与头皮擦伤相同，创面较大时可行消毒包扎，口服云南白药、三七片和抗菌药物治疗。

三、头皮裂伤

（一）诊断

损伤引起头皮完整性破坏，组织断裂。锐器伤创缘整齐，形状规则。钝器伤创缘参差不齐，形态多样或有部分组织缺损。若帽状腱膜断裂，则创口哆开。

（二）处理

（1）尽快止血，出血多者须用无菌纱布填塞创口后加压包扎，或直接用大角针暂时间断全层缝合头皮。

（2）防止进一步污染，用无菌纱布覆盖，保护创口。

（3）注射破伤风抗毒素。

（4）清创缝合术。

四、头皮血肿

（一）血肿的类型

头皮血肿多因钝力损伤致头皮内细小血管出血而形成，按血肿出现的部位分为以下三种。

（1）头皮下血肿：由于皮下层与皮层和帽状腱膜层都连接得很紧，使出血受到一定的限制，因此这种血肿体积较小，较局限。血肿中央有波动感，四周组织因水肿而变厚，触诊时有凹陷感。

（2）帽状腱膜下血肿：因为出血发生在帽状腱膜层与蜂窝组织层之间，所以易于扩散，甚至充满整个帽状腱膜下腔使整个头皮肿胀，头围显著增大，其含量可达数百毫升。新生儿帽状腱膜下血肿亦称"产瘤"。

（3）骨膜下血肿：由于伤及骨膜或颅骨所致，如新生儿产伤、婴幼儿乒乓球样凹陷骨折、成人线状骨折等。因骨膜在颅缝处附着牢固，血肿范围常不超过颅缝。新生儿的骨膜下血肿如未及早治疗，可以演变为骨囊肿，X线片可以确诊。

以上三种血肿可以同时发生或混杂存在。部分皮下血肿由于中央部分较软，触诊时有下陷感，常易误诊为凹陷性骨折，有时需摄片予以区别。

（二）处理

（1）皮下血肿不需要特殊处理，数日后可自行吸收。

（2）帽状腱膜下血肿和骨膜下血肿早期可冷敷和加压包扎，小血肿可自行吸收。如果血肿逐渐增大或一周后仍未见明显吸收，应剃发后，在无菌条件下经皮穿刺血肿，抽出积血加压包扎。加压包扎对防止血肿复发很重要，可应用宽胶布、弹力绷带或石膏帽。

（3）多次穿刺仍复发的头皮血肿，应考虑是否合并全身出血性疾病，并做相应检查头皮血肿需要切开止血或皮管持续引流。

（4）头皮血肿继发感染者，应立即切开排脓，放置引流，创口换药处理。

（5）儿童巨大头皮血肿，出现严重贫血或血容量不足时，应及时发现并输血治疗。

五、头皮撕脱伤

强大暴力拉扯头皮，将大片头皮自帽状腱膜下层或连同骨外膜撕脱，甚至将肌肉双侧耳郭、上眼睑一并撕脱。

（一）现场急救处理

（1）防止失血性休克，立即用大块无菌棉垫、纱布压迫创面，加压包扎。

（2）防止疼痛性休克，使用强镇痛剂。

（3）注射破伤风抗毒素。

（4）在无菌、无水和低温密封下保护撕脱头皮并随同伤者一起，送往有治疗条件的医院。

（二）头皮撕脱伤的治疗

原则是根据创面条件和头皮撕脱的程度，选择显微外科技术等最佳手术方法，以达到消灭创面、恢复和重建头皮血运的目的，从而最大限度地提高头皮存活率。

（1）撕脱头皮未完全离体，有良好血液供应剃发彻底清创、消毒后将撕脱头皮直接与周围正常皮肤缝合，留置皮管负压引流，创面加压固定包扎。

（2）撕脱头皮完全离体，无血液供应，应行自体头皮再植术，薄层或中厚皮片一期植皮或择期行二期植皮，颅骨暴露范围大而无法做皮瓣和筋膜转移者，可行大网膜移植联合植皮术。

（3）头皮、创面严重挫伤和污染。

①撕脱头皮严重挫伤或污染，而头部创面条件较好者，可从股部和大腿内侧取薄层或中厚皮片，行

创面一期植皮。

②头部创面严重挫伤或污染而无法植皮者，彻底清创消毒后可以利用周围正常头皮做旋转皮瓣覆盖创面，皮瓣下留置引流管，供皮区头皮缺损一期植皮。

③创面已感染者，应换药处理。待创面炎症控制，肉芽生长良好时行二期植皮。

第二节 颅骨骨折

颅骨骨折在颅脑损伤中较为常见。在闭合性颅脑损伤中，其发生率为15%～40%，在重型颅脑损伤中可达70%。颅骨骨折是外力直接或间接作用于颅骨所致，其伤势轻重主要取决于外力的大小、性质、速度及作用于颅骨部位的结构等因素。颅骨损伤的重要性不在于骨折本身，而在于骨折所造成的脑膜、脑膜血管、脑、脑血管及颅神经的损伤。

颅骨骨折的分类：①按创伤的性质分为闭合性及开放性骨折，依骨折是否与外界交通相区别。②按骨折形态分为线形骨折、凹陷性骨折、粉碎性骨折和穿入性骨折。③按骨折部位分为颅盖骨折和颅底骨折。一般经头颅X线片可确诊。

一、闭合性骨折

闭合性线状骨折最为多见，约占颅盖骨折的2/3以上。如病人无神经系统症状者，不需特殊处理。有骨折线通过硬膜血管沟或静脉窦时，应警惕颅内血肿。骨折线通过旁鼻窦时应给抗炎药物。

（一）诊断要点

（1）骨折局部头皮有挫伤或血肿。

（2）颅骨X线平片，骨折线呈线状或星形放射状，边缘清晰、锐利，宽数毫米。骨折线的走行多与外力的方向一致，通过着力点，几乎均为全层骨折。

（3）外伤性骨缝分离的情况也属线形骨折，以人字缝为多见。骨缝哆开2 mm即为骨缝分离；若两侧对称的骨缝宽度相差1 mm以上，则该增宽的骨缝即为骨缝分离，如果骨折处伴头皮损伤，更有利于诊断。

（4）线形骨折应与骨缝相区别；外板骨缝呈曲线状，有一定位置；内板骨缝为直线状，在X线照片上可见"双萤"颅缝线，不应误认为线状骨折。有5%～10%的正常人终生额缝保留；还有人在人字缝尖端的颅缝间有缝间骨存在；小儿枕乳缝常较平直，显影较黑，小儿的蝶枕缝在鞍背下方的斜坡上呈现一横条形裂隙。这些正常结构勿与骨折混淆。

（二）治疗原则

（1）单纯的线形骨折无须特殊处理。

（2）骨折线通过硬脑膜血管沟（如脑膜中动脉）、静脉窦（如横窦）时，应警惕发生硬膜外血肿。

（3）骨折线通过鼻窦或岩骨时，应注意是否有硬脑膜破裂产生脑脊液漏的可能。

二、凹陷骨折

骨折片陷入颅脑不超过1 cm，神经系统无症状，或婴幼儿一般凹陷骨折，可不做手术。

（一）诊断要点

（1）骨折局部有明显的软组织损伤。

（2）着力点可触及颅骨下陷，但应与某些头皮血肿相鉴别。

（3）颅骨X线平片：陷入骨折片的边缘呈环形、锥形或放射形的内陷。伤部切线位能清楚显示其凹陷深度。骨折片内陷完全或部分与颅盖骨脱离、错位，陷入骨折片在脑膜与颅骨之间。广泛大片的颅骨凹陷可提示脑受压、中线结构移位等影像学改变。

（二）治疗原则

多数颅骨凹陷性骨折应采取手术治疗。手术的目的在于清创、清除骨片对脑组织的压迫改变局部血循环，修补硬脑膜以及减少癫痫的发生率等。

（三）手术适应证

（1）骨折片陷入颅腔 1 cm 以上者。

（2）大面积骨折片陷入颅腔，使颅腔缩小并引起颅内压增高者。

（3）因骨折片压迫脑组织引起神经系统体征或癫痫者。

（4）整形及解除心理负担，特别是对于前额广泛凹入有明显畸形者。

（5）涉及上矢状窦、横窦、乙状窦的凹陷骨折如未引起神经体征或颅内压增高，可考虑不做手术，反之则需手术。手术时应高度提防发生难以制止的大出血。

（四）手术禁忌证

（1）非功能区的轻度凹陷骨折。

（2）静脉窦区有凹陷骨折，但无脑受压症状及血液回流障碍者。

三、粉碎性骨折

骨折线向周围裂开或相互交叉，将颅骨分离成游离的不规则碎片。如骨片无凹陷或错位，未引起脑受压者，按线形骨折处理；如骨片有明显凹陷或刺入脑内，则按凹陷性骨折处理，并修补硬脑膜。粉碎骨片无污染，可以修理平整，平铺在硬脑膜外，即颅骨一期整复成形术。

应用快速医用胶治疗粉碎性颅骨骨折：既往对粉碎性凹陷性骨折的处理常将不能复位的碎骨片弃去，以后再行植骨以修补颅骨。近几年来，应用国产快速医用胶（如 Ec 胶）将清创处理的碎骨片黏合完整后，重新复位，骨折愈合良好，并无诸多非生理性修补材料的弊端，不失为一种简便、实用的有效方法。

第三节　原发性脑损伤

外力作用于头部当时所造成的脑损伤称原发性脑损伤，当时发生的病变即为原发性病变。据其病变的病理形态分为脑震荡、脑挫裂伤、神经纤维撕裂伤及弥漫性轴索损伤。这些病变不是一成不变的，多数还要继续发生变化，形成某种继发性病变。脑损伤经常是和颅骨损伤分不开的。即使没有发生颅骨骨折，在脑损伤的过程中颅骨也起过某种直接或间接的作用，硬脑膜破裂与否是区别闭合性与开放性的标志，本节主要叙述闭合性脑损伤。

颅脑损伤的形成原理主要决定于外力的性质、大小、作用机理及头部的位置等，临床常见的情况有以下几种。

（1）外力直接作用于头部：

①固定的头部被运动的物体所打击。

②活动的头部被运动的物体所打击。

③运动中的头部撞于固定的硬性物体。

④头部被外物所挤压。

（2）外力间接作用于头部：这类损伤是外力经身体其他部位间接传递至头部，如一个人自高处跌地时，可因足或臀部先着地，使外力继续沿着脊柱上传到头部，结果造成颅底骨折和脑损伤。

（3）特殊原因：如爆炸气浪的震动、胸部受到强烈的挤压等。

一、脑震荡

脑震荡为头部着力后在临床上观察到有短暂性脑功能障碍。脑震荡是脑损伤中最轻型的损伤，多数缺乏器质性损害的证据，但也有极少数病例因头颅受击暴力过强而立即死亡者。过去一些学者曾认为仅是脑的生理功能一时性紊乱，在组织学上无器质性改变。但近年来通过临床和实验研究发现，暴力直接作用于头部使脑在颅腔内运动，可以造成冲击部位、对冲部位、延髓及上部颈髓的组织学改变。

（一）临床表现

（1）轻度意识障碍：脑震荡必须在伤后立即发生意识障碍，否则不能诊断。意识障碍多较轻，既可以神智完全丧失，亦可以仅为一时的神志恍惚。意识障碍持续时间多为数分钟，亦可短至数秒或长至半小时不等。意识清醒后可以完全恢复正常，也有部分病例神智呈现不同程度的迟钝，3～5 d逐渐恢复正常。

（2）逆行性健忘：这是脑震荡最特殊的症状。脑震荡病例清醒后常有逆行性健忘现象，病人清醒后不能回忆受伤经过，对受伤前不久的事亦不能记忆，但对往事仍能良好的记忆。提示近记忆中枢的海马回受损。脑震荡程度越重，意识障碍程度越重，清醒后逆行性健忘现象也越显著。

（3）自主神经和脑干功能紊乱：脑震荡常伴有重度的自主神经和脑干功能紊乱。伤后多立即出现皮肤苍白、出冷汗、血压下降、脉搏微弱缓慢、呼吸变浅变慢等迷走神经兴奋现象，继之变为血压升高、脉搏加速、呼吸恢复正常或增快、皮肤颜色恢复正常。严重者瞳孔散大或缩小、对光反应消失、四肢松弛、反射减退等，以后随意识好转，上述症状逐渐消失之后，可有不同程度的眩晕、头充血感、热感、恶心呕吐、失眠、耳鸣、畏光、心悸、烦躁等。约有半数病例有恶心或（和）呕吐现象，一般持续数日（1～3 d者较多），偶有持续数周者。

（4）头痛和头晕：清醒后多有头痛，持续时间因损伤程度而异。头痛性质一般为钝痛或跳痛，可因疲劳、兴奋、精神紧张、震动、光线过强、头位活动等因素影响而加重。头痛的部位和性质因人而异，后来逐渐减轻。持续加剧的头痛常表示病情的恶化。头晕持续时间长短不同，可因震动或体位变换而加剧，应当注意脑震荡时头晕和前庭神经功能紊乱所致眩晕相鉴别。

（5）精神状态改变：常有情绪不稳定，表现为急躁、谵妄、激动、欣快、痴呆、忧郁、恐怖等，少数病例甚至表现为某种真正的精神病。伤情轻者常无明显的精神改变，个别在脑震荡的基础上尚可有癔症样表现。

（6）神经系统检查无阳性体征发现。

（7）其他：如注意力不集中、思考问题迟缓、判断能力降低，甚至优柔寡断、癔症样发作、癫痫等，严重病例可见尿失禁或尿潴留。

（二）辅助检查

（1）颅骨X线无骨折发现。

（2）腰椎穿刺：颅内压正常。

（3）脑电图检查：多数病人正常，有的病人可出现两侧大脑半球弥漫性电位降低或完全消失，继后又出现慢波。

（4）头颅CT无异常发现。

（5）SPECT：日本学者用SPECT对20例脑震荡患者进行跟踪观察，发现其中14例显示枕叶和小脑以上的颅底动脉和大脑后动脉区供血不足。

（三）诊断

（1）意识障碍：脑外伤后有短暂意识障碍，通常不超过30 min，清醒后常有逆行性健忘现象。

（2）神经系统改变：神经系统多无异常体征，可出现深浅反射改变。脑脊液压力正常，少数可偏低或偏高，细胞数在正常范围内。

（3）CT表现：头颅CT扫描无阳性发现。临床诊断为脑震荡的病例中，有相当一部分病人CT扫描有阳性发现，包括脑水肿、脑出血、脑室脑池出血、硬膜外血肿、硬膜下血肿等，尤其是这些损伤灶位于产生临床症状甚少的区域（如额叶与颞叶的基底与两极、右半球）。应进行鉴别，以免延误病情。一旦CT扫描出现上述影像，则不能单纯诊断为脑震荡。脑震荡的诊断并不困难，但临床上脑震荡的综合征，其所表现出的轻重与脑震荡的程度并不成正比，而且大多可以治愈。关于"脑震荡后遗症"人们有一些不正常的认识和心态，所以有人主张不使用"脑震荡后遗症"这一诊断，而统称为轻度颅脑伤。

(四)治疗

脑震荡的预后良好,脑震荡病人的功能紊乱常能完全消失,并恢复健康。脑震荡的病人不需要住院治疗,宜卧床休养1~3周,不可过度使用脑力或阅读。

在急性期的治疗除应用镇静、镇痛药物外,配合应用针灸、中药(活血化瘀)等治疗会助于恢复。对表现为血管性头痛的病例可应用调节血管运动功能的药物(如麦角胺咖啡因、地巴唑、中药等)以及神经营养、调节药物(如多种维生素、谷维素、三磷酸腺苷、三磷酸胞苷等),对于解除症状常有一定帮助。个别病状顽固者尚可采用睡眠疗法2~3 d以助恢复。对于症状消失较慢及心理负担较重者应多做病情解释工作,配合心理治疗。若症状恶化应及时检查,以免贻误病情。

二、脑挫裂伤

暴力作用于头部,冲击点处颅骨变形或骨折,脑在颅腔内直线或旋转运动,造成脑的冲击点伤、对冲伤及脑深部结构损伤,形成脑挫伤和脑裂伤。脑挫裂伤多发生在脑表面的皮质,呈点片状出血,如脑皮质和软脑膜仍保持完整,即为脑挫伤;如脑实质破损、断裂、软脑膜撕裂,即为脑裂伤。由于脑挫伤和脑裂伤常同时存在,故称为脑挫裂伤。脑挫裂伤属原发性闭合性颅脑损伤,可分为局灶性脑挫裂伤和广泛性脑挫裂伤。脑挫裂伤的特点:①意识障碍比较显著,而且持续时间较长。②脑组织的器质性损伤可出现相应的症状和体征,损伤的部位与受伤机理有直接关系。③由于脑组织血管损伤,可有不同程度的蛛网膜下腔出血。脑挫裂伤的好发部位,根据病理材料统计有下列特点:

(1)常发生在大脑半球前半部尤其是额极、额叶底面眶回和颞极等处。

(2)脑挫裂伤可发生在暴力着力点下方和其作用点的对冲部位,后者在脑挫裂伤中占有重要地位,构成一类特殊的对冲性脑挫裂伤。

(3)头部的动静状态对脑挫裂伤的发生部位有一定影响。静止的头部受击时局部损伤较重,而运动的头部受伤时脑挫、裂伤部位多发生在暴力着力点下方和对冲部位两处。损伤程度与暴力强度亦有直接关系。

(4)颅底结构和某些脑的附属结构(如大脑镰、小脑幕)的局部解剖特点对脑挫裂伤发生部位也有密切关系。如额叶挫裂伤多与眶顶凹凸不平、鸡冠和大脑镰前端有关,颞极挫裂伤常与蝶骨嵴有关,大脑脚的挫裂伤常与小脑幕切迹游离缘有关等。

(一)临床表现

(1)意识障碍:意识障碍是衡量脑损伤轻重的客观指标。脑挫裂伤病人意识障碍一般比较显著,其持续的时间和深度与损伤的部位、范围和程度有直接关系。损伤轻者常只有数分钟或10~30 min,严重者可持续数日或更长的时间。广泛性脑挫、裂伤病例由于意识障碍时间较长,有时须注意和原发性脑干损伤相鉴别。

(2)头痛:是最常见的症状。昏迷的病人清醒后即感头痛、头晕。由于伴有蛛网膜下腔出血和不同程度的脑水肿,故头痛程度较脑震荡重,在意识障碍不深的病例,可因头痛而出现躁动不安。头痛局限于头部的某一部位(多在受伤部位或额、颞部位)亦可为全头性头痛,在伤后第1周内最为明显,以后逐渐减轻。头痛性质多为钝痛、胀痛、跳痛,可为持续性亦为间歇性,前者多于后者。如脑挫、裂伤后发生低颅压状态,头痛也较剧烈,其疼痛性质多为挤压性或牵扯性头痛,起始时头痛加剧、卧床头低位时减轻。当有颅内血肿存在时,大多数病人头痛呈进行性加重并伴有意识状态的恶化。脑挫裂伤渡过急性期以后,如头痛持久不愈,常与头皮(尤其枕部)、骨膜出血粘连、颅内脑膜-脑粘连或瘢痕形成、脑血管运动功能紊乱、颅内压力增高(亚急性或慢性颅内血肿)、头痛型癫痫以及精神因素有密切关系,应仔细分析加以鉴别。

(3)恶心呕吐:脑挫裂伤病人约50%发生伤后呕吐。多由于头颅受伤时脑脊液对第四脑室底尤其前庭区、灰翼等处的冲击作用,颅内压力的变化,脑血管运动功能紊乱,前庭神经受刺激,蛛网膜下腔出血对脑膜、延髓的刺激以及颞叶前庭代表区域挫裂伤等所致。有些病例尚可因颅底骨折时咽下血性液体对胃黏膜刺激所致。如果急性期呕吐频繁或一度好转后又加剧,急性期已经度过而呕吐依然不止时,皆应提高警惕寻求原因，不要笼统地视为脑挫裂伤后固有症状。

（4）癫痫：早期性癫痫多见于儿童病例，表现形式为癫痫大发作和局限性发作两类，发生率占6%左右。早期性癫痫的发生时间可在伤后数小时内，也可在1～3 d内，如既往无癫痫病史，急性期过后即行消失；根据临床观察脑皮质挫裂伤是引起癫痫最常见的原因，比颅内血肿压迫或刺激引起者相对的较多，但对于局限性癫痫不易控制者，如尚伴有其他定位体征时，应注意是否为颅内血肿（特别是硬脑膜下血肿和脑内血肿所致）。

（5）自主神经症状：伤后立即出现意识障碍、面色苍白、出冷汗、血压下降、脉搏缓慢、呼吸深慢等迷走神经兴奋症状，以后转为交感神经兴奋症状。在入院时一般生命体征均无多大改变，体温波动在37.5～38℃，经过2～4 d恢复正常，如过高时应寻找原因。

意识不清的病例，如生命体征平稳，则恢复的希望很大。如血压下降、脉搏频速、呼吸不规律，除注意合并损伤以外常为病情临危的表现。如脉搏徐缓有力（尤其是慢于60次/min），血压升高，配合意识障碍加深，常表示继发性脑受压存在。

（6）神经系统的异常表现：根据损伤部位的不同（功能区或哑区），脑挫裂伤后立即出现相应的表现。在急性期内由于脑水肿的发生发展，此类体征可自某种程度的加重。

①瞳孔：一般脑挫裂伤病例瞳孔多无显著改变。在颅脑外伤的瞬间，由于脑部受到强烈的刺激可出现很短暂的瞳孔散大（多为双侧性），很快恢复正常，表示脑皮质和自主神经没有持久的损害。有下列情况可引起瞳孔的不同改变，应加以鉴别。两侧瞳孔不等大，多有器质性损害：伤后立即出现一侧瞳孔散大，对光反应迟钝或消失，但不伴有显著的意识障碍和肢体运动障碍，通常为脑挫伤合并动眼神经损伤或颅底骨折累及动眼神经所致；一侧瞳孔散大，对光反应迟钝或消失，并伴有意识障碍进行性加重及对侧肢体偏瘫者，是颞叶钩回疝/小脑幕切迹疝的表现，为严重脑水肿或严重颅内血肿引起，此种情况必须明确诊断，以便紧急处理；眼眶外伤，视神经损伤也可引起一侧瞳孔散大，但散大侧的间接对光反应常存在，可以鉴别；合并颈部损伤时，可出现同侧瞳孔缩小，这是由于交感神经受损的表现称为Horner征。

②颈强直：30%病例有颈强直和直腿抬高试验阳性，人多因蛛网膜下腔出血所致。但颈强直的程度和蛛网膜下腔出血程度并不呈平行关系，如有的病例颈强直不明显但蛛网膜下腔出血严重，而相反有的病例蛛网膜下腔出血不多但颈强直显著，后者可能与环枕膜过敏、颈肌挫伤或颈椎骨折脱位有关。颈强直持续时间一周左右，以后随脑脊液含血量减少而逐渐减轻。对颈强直伴有体温升高、血常规白细胞计数显著增加者，要除外颅内感染。

③其他定位、定侧体征：如失语症、偏瘫、单瘫、一侧或两侧锥体束征等。由于脑组织在受暴力打击时沿颅底左右或前后方向移动，以及颅底骨折等原因，可发生颅神经挤压、牵拉或挫裂伤。

（二）辅助检查

（1）头颅X线片：多数病人发现颅骨骨折，可根据骨折的部位注意脑膜血管和其他颅内结构的损伤以及所引起的各种并发症。

（2）腰椎穿刺：脑脊液呈血性，颅内压正常或轻度增高。若颅内压明显增高时，应警惕伴发颅内血肿。

（3）CT扫描：脑挫裂伤区可见点片状高密度区或高低密度混杂区，这些改变在伤后检查即可发现。脑水肿区一般出现较晚，为一界限较清的低密度区。弥漫性脑肿胀多见于两侧大脑半球，有时可出现于一侧半球。由于脑血管扩张充血，全脑的密度较正常高。一例大脑半球肿胀除该侧密度增高外，还可见到患侧侧脑室缩小、中线结构向对侧移位的征象。

（4）MRI：脑挫裂伤的MRT表现变化较大，常随脑水肿、出血和液化程度而异，分别形成T_1加权和T_2加权图像上的低信号和高信号。

（5）SPEDT：经SPECT发现的挫伤或缺血引起的脑损伤区，CT或MRI常不能发现，脑挫裂伤的病人进行SPEDT检查有助于诊断和判断预后。

（三）诊断

根据病史和临床表现一般病例诊断无困难。脑挫裂伤可以和原发性脑干损伤、视丘下部损伤、颅神经损伤合并存在，也可以和躯体合并性损伤同时发生，因此要细致调查病史，详细进行全身检查。需要强调的是对冲性的脑挫、裂伤具有更重要的临床意义，因为在此基础上可以发生对冲性硬脑膜下和（或）脑内血肿。

诊断对冲性脑挫、裂伤时必须注意临床表现的症状和体征并不一定能够完全反映出挫、裂伤的部位和范围，所以不可因体征贫乏而忽视挫、裂伤的严重程度。

（四）鉴别诊断

脑挫裂伤往往需要与颅内血肿进行鉴别。

（1）意识障碍过程：颅内血肿病人多表现有中间清醒期；而脑挫裂伤病人常发生持续性昏迷，并在观察过程中意识情况多逐渐倾向稳定或好转。

（2）颅内压增高症状：颅内血肿病人多表现较重的头痛、呕吐，并有血压升高、脉搏缓慢有力和呼吸缓慢等，而脑挫裂伤病人这些症状多不显著。

（3）中枢性面瘫、偏瘫及失语等局灶症状：颅内血肿病人是在伤后观察过程中逐渐出现，血脑挫裂伤病人伤后即出现这些症状。

（五）治疗

（1）轻症脑挫裂伤病人通过急诊期观察后，治疗与脑震荡相同。

（2）重症脑挫裂伤病人应送到加强监护病室（ICU）进行观察和治疗，在专科医生、护士和麻醉医师的密切合作及多项功能监测仪的监视下，可以及早发现病情变化，并能在发生不可逆脑损伤前进行治疗，可以降低残死率。若无ICU，可以进行专科护理。

（3）休克病人除积极进行抗休克治疗外应详细检查胸腹腔有无脏器损伤和内出血，以免延误合并伤的治疗。

（4）对昏迷病人应注意维持呼吸道畅通，就医时呼吸困难者立即行气管插管，必要时连接人工呼吸器进行辅助呼吸，对缺氧和二氧化碳蓄积病人应行过度换气和吸氧。对呼吸道分泌物增多、呼吸困难、影响气体交换者应早行气管切开。

（5）脑挫裂伤伴有脑水肿的病人应适当限制液体入量，如将甘露醇与呋塞米联合应用可使颅内压降低更为有效。激素可以增强病人对创伤的适应能力，对减轻脑水肿有帮助。

（6）弥漫性脑肿胀病人，经CT扫描确诊后可立即给以激素和进行脱水疗法，以收缩血管、减少脑血流量，可获得较好的疗效。

（7）颅内压增高的病人应针对其病因和增高水平进行处理。首先应经CT扫描排除颅内血肿，然后根据颅内压增高水平进行治疗。如颅内压为2.0～2.67 kPa（15～20 mmHg）时，仅一般脱水治疗；当颅内压在2.67～5.33 kPa（20～40 mmHg）时，需加强脱水治疗；当颅内压在5.33～8.00 kPa（40～60 mmHg）时，则为严重颅内压增高，脑处于缺血状态，如不能进行有效地控制使颅内压下降，将由于长时间脑缺血或发生脑疝造成脑的不可逆损害。当脱水和激素治疗无效时，采用巴比妥疗法或开颅减压。如颅内压达到8.00 kPa（60 mmHg）以上时，病人已处于濒危或中枢衰竭阶段，虽可进行强力脱水和巴比妥疗法或行开颅减压，但病人预后不良。

（8）外伤性蛛网膜下腔出血病人在伤后数日内脑膜刺激症状明显者，可反复进行腰椎穿刺，排除血性脑脊液，对减轻头痛、改善脑脊液循环和促进脑脊液吸收有帮助。尼莫地平可以预防和治疗蛛网膜下腔出血后脑血管痉挛引起的缺血性神经损伤。

（9）脑损伤灶清除术：对于经检查已排除颅内血肿而脑挫裂伤局部脑组织坏死伴有脑水肿及颅内压增高的病人，经各种药物治疗无效、症状进行性加重者，应考虑手术清除坏死的脑组织，清除小的凝血块，然后根据脑水肿情况进行颞肌下或去骨瓣减压，术后加强综合疗法。

(六) 预后

脑挫裂伤的预后基本上取决于损伤的部位、范围和程度，是否合并重要部位的损伤（如视丘下部、脑干等）。对于严重脑挫、裂伤后脑水肿严重而又没有血肿形成的病人预后最差，是今后研究解决的重要课题。

三、脑干损伤

见本章第六节。

四、弥漫性轴索损伤

弥漫性轴索损伤（DAI）是头部加速运动引起的脑白质广泛性轴索损伤，以往有不同的命名：脑白质弥漫性变性、剪力损伤、即刻损伤的白质弥漫性损害、弥漫性白质剪力性损伤及脑干部损伤等。在脑外伤中较常见，预后差，死亡率高。以往 DAI 是尸检病理诊断，近年来由于 CT 和 MRI 广泛应用使临床诊断成为可能，越来越被临床医生所重视。由于诊断标准不一，发病率报道也不一。在脑外伤死亡病人中占 29%~43%，在重型脑损伤中占 20%。

（一）临床表现

（1）意识障碍：有原发性昏迷，以往报道的 DAI 死亡病人无中间清醒期，近年来 MRI 研究发现 4%~32% 的病人有中间清醒期。大多数病人昏迷时间长，恢复不完全。昏迷原因主要是大脑广泛性轴索损害，使皮层与皮层下中枢失去了联系。

（2）瞳孔变化：35%~51% CT 诊断为 DAI 病人有瞳孔改变，表现为一侧或双侧瞳孔散大，光反应消失，或同向凝视等。

（二）CT 及 MRI 表现

伤后早期 CT 扫描以大脑皮髓质交界处出血多见，胼胝体、脑干、基底节内侧区域及三脑室周围出血其次。剪力应变性损伤较弥散，DAI 往往有多个出血灶。出血发生于毛细血管水平，呈点片状，周围水肿轻，无明显占位效应。DAI 病人常有弥漫性脑肿胀、蛛网膜下腔出血及脑室内出血。伤后数月，CT 扫描可见脑实质萎缩，大脑、脑干或小脑局限性低密度灶。值得指出的是，部分 DAI 病人 CT 扫描是正常的，薄层 MRI 扫描可以提高 MRI 的扫描阳性率。在诊断脑实质内出血灶或挫裂伤方面，MRI 明显优于 CT，特别是对胼胝体和脑干的观察更为详细，MRI 可以提高 DAI 的临床诊断率。

（三）诊断

由于 DAI 临床表现和 CT 征象的多样性，目前诊断标准尚不统一。国内学者提出的诊断标准为：①受伤时头部处于活动状态，外力使头部产生剪应力。②伤后立即昏迷或伴有躁动不安，持续时间久，恢复过程慢，少数病人有中间好转期。③无明确定侧神经体征。④ CT 扫描证实为大脑弥漫性肿胀或脑干肿胀，有时伴有脑实质内挫伤、出血或硬脑膜下出血，脑室、脑池被压缩，但中线移位及占位效应轻。少数病例见有胼胝体出血或脑室内积血。

（四）治疗

DAI 是原发性损伤，目前仍以治疗脑水肿、降低颅内压、防止继发性损害等药物治疗为主。对病情进展较快、颅内高压症状和体征较明显，提示三脑室和基底池严重受压或明显中线结构移位的病人可采取去骨瓣减压术。

（五）预后

一般认为重度 DAI 的死亡率约为 5%，恢复良好小于 25%，Codobes 等报道 DAI 死亡率 49%、植物生存 15%、重度残疾 14%、轻度残疾 17%、痊愈 5%。

DAI 预后较差，在脑外伤中死亡率仅次于急性硬膜下血肿，CT 扫描能仅表现脑实质点片状出血，甚至正常，病情严重性容易被低估。DAI 的预后与下列因素有关：①老年患者预后差。②入院时 GCS 评分越低，预后越差。③入院时瞳孔有改变者预后差。④深部出血（内囊基底节区域、胼胝体和脑干）比周围性出血（大脑半球皮髓质交界处、小脑半球）预后差。⑤伴有急性弥漫性脑肿胀者预后差。⑥伴有其他脑损伤者预后差。

第四节　继发性脑损伤

继发性脑损伤按其发生基础不同又可分为两类：一类从原发性损伤的基础上直接发生，如从脑挫裂伤灶发生的脑水肿或出血；另一类与原发性损伤无关，而是由颅内、颅骨以及颅外其他组织结构损伤后所引起的，如脑膜-脑动脉损伤造成的硬脑膜外血肿。这些病变的共同特征是在伤后逐渐形成，其严重程度可与原发性损伤不相一致。在一定的条件下可以预防或救治。此外，它们或多或少地占据颅内的空间，故可称外伤性颅内占位病变。其中，有一类呈局限性，大多会引起有关部位的局灶性症状，可用手术方法清除，颅内血肿为其典型代表；另一类呈弥漫性，大多不引起局灶性症状，故不能用手术方法清除，而以非手术治疗为主，脑水肿为其典型代表。无论损伤属于哪一类，它们对颅内的三种内容物——脑组织、血液和脑脊液的影响与其他颅内占位病变的原理相同。由于颅脑损伤时绝大多数尚有轻重不等病变存在，病变形成急骤，所引起的继发性损伤较为复杂，这些病变可以互为因果，造成恶性循环，导致颅内压增高甚至脑疝形成。

局限性定位症状主要见于相应脑功能区的脑挫裂伤并发的硬脑膜下和脑内血肿。

（1）额部血肿：中枢性瘫痪、癫痫、失写症、运动性失语、精神症状等。

（2）顶部血肿：皮质性感觉障碍、失用症、失读症、计算力障碍、形象障碍。

（3）颞部血肿：感觉性失语、耳鸣、命名性失语、记忆障碍、颞叶癫痫等。

（4）枕部血肿：视野缺损、视物变形、幻视等。

（5）颅后窝血肿：共济失调、肌张力减退、精细运动调节功能丧失等。

颅内出血是颅脑损伤中常见的继发性病变，可以发生在硬脑膜外、硬脑膜下、蛛网膜下腔、脑实质内及脑室内。有的聚积成为较大的血肿，形成一种局限性占位病变，大多可经手术清除；有的可自行分解而被吸收（如蛛网膜下腔出血）；有的仅为散在的斑点灶（如脑实质内的斑点状出血），可不引起特殊症状，如果发生在脑干内部，虽小亦可致命。

目前，国内对外伤性颅内血肿的分类方法很多，比较统一的分类方法有两种。按血肿症状出现的时间分类：

（1）急性血肿：伤后3日内出现症状者。

（2）亚急性血肿：伤后3日到3周出现症状者。

（2）慢性血肿：伤后3周以上出现症状者。

1978年我国第二次神经精神科学会中，确定将伤后3 h内出现血肿症状者列为特急性颅内血肿。

按血肿在颅腔内部位分类：

（1）硬脑膜外血肿：血肿位于颅骨内板与硬脑膜之间。

（2）硬脑膜下血肿：血肿位于硬脑膜下与蛛网膜之间的硬脑膜下腔内。

（3）脑内血肿：血肿位于脑实质内。

（4）脑室内出血：出血在脑室系统内。

（5）后颅窝血肿：血肿位于后颅窝。

（6）多发性血肿：不同部位多发的同一类型血肿或不同类型的血肿。

此外，伤后首次CT扫描未发现血肿，当病情变化时再次CT检查发现了血肿，称为迟发性颅内血肿。有的病人伤后病情稳定，无明显症状。经CT扫描发现了颅内血肿，称隐匿性颅内血肿。

一、硬脑膜外血肿

硬脑膜外血肿是出血积聚于硬脑膜外腔内，其发生率在闭合性颅脑损伤中占2%～3%，在颅内血肿中占25%～30%，仅次于硬脑膜下血肿。婴幼儿硬脑膜外血肿较成人少，主要由于该年龄颅骨血管沟较浅，骨折时不易损伤脑膜中动脉之故。

硬脑膜外血肿的出血来源有以下几种。

（1）脑膜中动脉损伤引起出血者最多见。当骨折线通过翼点时，因此处常有骨管形成，一旦骨管骨折，较骨沟骨折更容易损伤脑膜中动脉主干，形成颞部大血肿。骨折损伤脑膜中动脉前支也较多见，血肿于额部或额顶部。骨折损伤脑膜中动脉后支者较少见。

（2）矢状窦损伤：骨折线经过矢状中线损伤矢状窦时，可形成矢状窦旁血肿或跨过矢状窦的骑跨性血肿。

（3）板障静脉出血：凹陷骨折时板障血管出血，形成局部血肿。

（4）脑膜前动脉损伤：偶见于前额部着力，骨折损伤筛前动脉及其分支脑膜前动脉，可产生额极或额底部硬脑膜外血肿。

（5）横窦损伤：见于枕部着力引起的线形骨折，血肿多位于后颅窝硬脑膜外，亦可产生枕极和后颅窝硬膜外的骑跨性血肿。

（一）临床表现

除有颅内血肿的一般表现外，硬脑膜外血肿的症状特点表现在以下方面：

（1）意识障碍：由于原发脑损伤多较轻，伤后原发性昏迷的时间较短，出现中间清醒或中间好转期较多，伤后持续昏迷者少见。如为直径较大的脑膜中动脉主干或其前支出血，病情进展迅速，中间清醒期短，继发性昏迷出现较早。脑膜前动脉、脑膜中静脉、板障静脉及静脉窦损伤时，出血较为缓慢，中间清醒期较长，继发性昏迷出现较晚。

（2）颅内压增高症状：出现于中间清醒期，在继发性昏迷前常有躁动不安，亚急性或慢性血肿病人的眼底检查多显示视盘水肿。

（3）局灶症状：由于血肿位于运动区和其邻近部位较多，故中枢性面瘫、轻偏瘫、运动性失语比较常见，位于矢状窦旁血肿可出现下肢单瘫，后颅窝硬脑膜外血肿可出现眼球震颤和共济失调等。

（二）辅助检查

除颅脑损伤的一般检查外，应注意以下几点：

（1）着力部位除头皮裂伤外，常见头皮局部肿胀，出血经骨折线剑骨膜下，或经破裂的骨膜到帽状腱膜下形成帽状腱膜下血肿。

（2）颅骨骨折发生率较高，约95%显示颅骨骨折。

（3）脑血管造影：在血肿部位显示典型的双凸镜形无血管区，矢状窦旁或跨矢状窦的硬脑膜外血肿，造影的静脉和静脉窦期可见该段的矢状窦和注入的静脉段受压下移。

（4）CT扫描：在脑表面呈梭形高密度影。

（三）治疗

急性硬膜外血肿原则上确诊后应尽快手术治疗，尽量在脑疝形成前手术清除血肿并充分减压，是降低死亡率、致残率的关键。目前，县级以上医院普及了CT，CT扫描使早期诊断成为可能，且使手术时机及方式发生了一定变化，CT清晰显示血肿的大小、部位、脑损伤的程度等，使穿刺治疗部分急性硬膜外血肿成为可能，且可连续扫描动态观察血肿的变化，部分小血肿可保守治疗。

急性硬脑膜外血肿一般多采用骨瓣开颅，以便彻底清除血肿及止血，并避免遗留颅骨缺损。脑膜中动脉主损伤时出血活跃，可采用电凝、银夹或缝扎止血，必要时可填塞棘孔。为防止术后再出血，可将硬脑膜缝合于骨膜或颞肌上进行悬吊。静脉窦损伤最好采用肌肉、筋膜或吸收性明胶海绵覆盖于破口处，再行悬吊，一般可顺利止血。对于血肿清除后，颅内压仍很高，硬脑膜切开后局部未发现血肿应探查对冲部位，若仍无血肿发现，可进行去骨瓣或颞肌下减压。

急性或慢性硬脑膜外血肿病程进展缓慢，若患者无明显症状，血肿量在50 mL以下，可在密切观察下择期手术，也有用西药保守治疗及中药治疗的报道。

二、硬脑膜下血肿

硬脑膜下血肿为颅内出血积聚而成，硬脑膜下腔是颅内血肿中最常见的部位，在闭合性颅脑损伤中占5%~6%，在颅内血肿中占50%~60%。临床根据血肿出现症状的时间分为急性、亚急件和慢性血肿三种。此类血肿中两个以上的多发性血肿约占30%，双侧性血肿约占20%，少数患者同时伴有脑内血肿或硬膜外血肿。

（一）急性硬脑膜下血肿

急性硬脑膜下血肿为伤后3 d内出现血肿症状者，在硬脑膜下血肿中占70%左右。大多伴有脑挫裂伤和皮质的小动脉出血，伤后病情变化急剧。手术处理比较复杂，术后脑肿胀较重，死亡率和致残率均很高，为颅内血肿治疗上的一个难题。

急性硬脑膜下血肿多来源于皮质破裂的小动脉，由于血肿与脑挫裂伤、脑水肿并发，较小的血肿即可出现症状。这种复合性血肿多局限于脑挫裂伤处，有的也向外扩延到半球表面。一部分血肿来源于桥静脉损伤，此类血肿多不伴有脑挫裂伤，称为单纯性血肿，血肿较广泛地覆盖于半球表面。

1. 临床表现

急性硬脑膜下血肿大多伴有脑挫裂伤，故临床表现与脑挫裂伤相似，鉴别较困难，其临床表现的特点有以下几点：

（1）临床症状较重，并迅速向更严重阶段发展，尤其是特急性血肿，伤后仅1~2 h即可出现双瞳放大、病理性呼吸的濒死状态。

（2）意识障碍变化中，有中间清醒或好转期者少见，多数为原发昏迷和继发昏迷相重叠，或昏迷的程度逐渐加深。

（3）颅内压增高症状中，呕吐和躁动比较多见，生命体征变化明显。

（4）局灶症状较多见，偏瘫和失语可来自脑挫裂伤和血肿压迫。

（5）脑疝症状出现较快，尤其是特急性硬脑膜下血肿，一侧瞳孔散大不久对侧瞳孔亦散大，并出现去脑强直、病理性呼吸等症状。

2. 检查

（1）颅骨X线拍片：骨折发生率约占50%，较硬脑膜外血肿的骨折发生率低，无颅骨骨折的颅内血肿应考虑硬脑膜下血肿的可能性较大。

（2）脑血管造影：一侧脑表面的硬脑膜下血肿脑血管造影的典型表现为同侧大脑前动脉向对侧移位，同侧脑表面的新月形无血管区。双侧性硬脑膜下血肿的一侧脑血管造影显示为同侧脑表面的新月形无血管区，而大脑前动脉仅轻微移位或无移位。额底或颞底部的硬脑膜下血肿，脑血管造影可无明显变化。

（3）CT扫描：CT平扫上，急性硬脑膜下血肿表现为颅骨内板下新月形高密度区。血肿的密度直接与血红蛋白含量有关，少数病例因患有贫血或蛛网膜破裂，脑脊液进入血肿而呈等或低密度。血肿范围较广，可超越颅缝线，甚至覆盖整个大脑半球。急性硬膜下血肿常伴有脑挫裂伤，占位效应明显。额底和颞底的硬脑膜下血肿因邻近颅骨和部分容积效应，在横断面CT扫描上难以显示，冠状面扫描有助确诊。

（4）MRI：急性硬脑膜下血肿，完整的红细胞内含有去氧血红蛋白，使T_2缩短，故在T_2加权图像上呈现为低信号区，而在T_1加权图像上血肿的信号与脑实质的信号相仿。

3. 治疗

急性硬脑膜下血肿病人，病情发展迅速，确诊后应尽快手术治疗，迅速解除脑受压和减轻脑缺氧，是提高手术成功率和病人生存质量的关键。钻孔后，如发现硬脑膜张力大，呈暗紫色，表示有硬膜下积血，切开硬膜后如血肿全部或大部为凝血块，应行骨瓣开颅清除血肿；如血肿为液体性，可再做一两个钻孔引流血肿，并反复以生理盐水冲洗，然后置入橡皮管引流24~48 h。

如一个血肿被清除后脑部又迅速膨出，颅压很高应考虑有多发血肿的可能，要在相应部位钻孔探查，发现血肿予以清除。如钻孔后未再发现血肿，即为脑挫裂伤和脑水肿所引起，应根据脑肿胀的程度行一侧或两侧颞肌下减压或去骨瓣减压。

手术前后应行止血、抗炎、降颅压等综合治疗。对于神志尚清楚、血肿量少、脑挫裂伤轻、生命体征平稳的患者，可在严密观察下行西药或中药保守治疗。

(二)亚急性硬脑膜下血肿

亚急性硬脑膜下血肿为伤后3d到3周内出现血肿症状者,在硬脑膜下血肿中约占5%。出血来源与急性血肿相似,但损伤的血管较小,且多为静脉出血。原发脑损伤较轻,伤后昏迷时间短,患者主诉头痛,有时恶心、呕吐,经过3～4d后,上述症状加重,眼底检查可见视盘水肿,局灶症状有轻偏瘫和失语。颅骨平片、脑超声和脑血管造影的所见与急性硬脑膜下血肿相似。普通CT扫描显示脑表面的月牙形等密度区,如判断困难,需注意观察有无脑室系统移位和变形,也可应用对比剂增强后看到血肿内缘的弧线形高密度或等密度增强带。在MRI检查中,由于亚急性硬脑膜下血肿的去氧血红蛋白变成高铁血红蛋白,并有溶血,则造成T_1缩短和T_2延长,所以在T_1和T_2加权图像上均为高信号强度。手术与其他治疗方法与急性硬脑膜下血肿相似,由于脑损伤较轻,手术效果比急性硬脑膜下血肿良好,保守治疗的成功率也比较高。

(三)慢性硬脑膜下血肿

慢性硬脑膜下血肿为伤后3周以上出现血肿症状者,临床并不少见,约占硬脑膜下血肿的25%。以前,大多认为出于血块溶解,囊内液体渗透压较高,脑脊液通过包膜被吸收到囊肿内,这种说法已被否认。目前,大多认为在包膜的外层有新生而粗大的毛细血管,有血浆由管壁渗出或毛细血管破裂出血到囊腔内,使血肿体积不断增大,晚期出现局灶症状和颅内压增高。

1. 临床表现

有轻微头部外伤史或外伤已无记忆。在伤后较长时间内无症状,或仅有头痛、头昏等症状。常于伤后2～3个月逐渐出现恶心、呕吐、复视、视物模糊、一侧肢体无力、精神失常等表现,其临床表现可归纳为以下几种类型:

(1)颅内压增高症状,如头痛、恶心、复视、视盘水肿等,有时误诊为颅内肿瘤。

(2)智力精神症状为主,如记忆力减退、理解力差、智力迟钝、精神失常,有时误诊为神经官能症或精神病。

(3)局灶性症状为主,如轻偏瘫、失语、同向偏盲、局灶性癫痫,易误诊为癫痫或颅内肿瘤。

(4)婴幼儿前囟膨隆、头颅增大,易误诊为先天性脑积水。

2. 检查

(1)颅骨平片可显示脑回压迹、蝶鞍扩大和骨质吸收,局部颅板变薄甚至外突。婴幼儿可有前囟扩大、颅缝分离和头颅增大等。

(2)CT扫描:慢性硬脑膜下血肿的形态和密度随期龄而异,一般在早期(小于1个月),血肿呈过渡性的高低混合密度,高密度部分系新鲜出血,呈点状或片状。部分病例高密度部分在下方,低密度部分在上方,其间可见液面,中期(1～2个月)血肿呈双凸形的低密度,病变发展到后期(2个月以上),血肿呈新月形的低密度影。

(3)MRI:早期慢性硬脑膜下血肿的信号强度与亚急性者相仿,随着时间的推移,高铁血红蛋白继续氧化变性,变为血红素,其T_1时间长于顺磁性的高铁血红蛋白,故其信号强度在T_1加权图像上低于亚急性者,但因其蛋白含量仍高,故其信号强度仍高于脑脊液的信号强度。在T_2加权图像上,血肿为高信号区。

(4)前囟穿刺:婴幼儿病人可行前内外侧角穿刺,以证实诊断。

3. 鉴别诊断

(1)外伤性硬膜下积液(外伤性硬膜下水瘤):为外伤造成蛛网膜撕裂,脑脊液经蛛网膜的瓣状裂口进入硬脑膜下腔而不能反流,以致形成张力性水囊肿。临床表现与硬膜下血肿相似,慢性期积液多为无色透明液体,蛋白含量多稍高于正常脑脊液,但低于慢性硬脑膜下血肿。脑血管造影和CT扫描与慢性硬脑膜下血肿相似,很难区别,MRI图像上其信号与脑脊液相近。

(2)脑蛛网膜囊肿:本病原因不明,可能与先天性脑颞叶发育不全有关,病变多位于中颅窝和外侧裂表面,临床表现与慢性硬脑膜下血肿相似,脑血管造影为脑底或脑表面无血管区,CT扫描亦为低密度区，但其形状呈方形、椭圆形或不规则形。增强后 CT 扫描无强化现象。MRI 检查，蛛网膜囊肿在 T_1 加权图像上表现为低信号，T_2 加权图像上有高信号。

（3）本病常误诊为颅内肿瘤、神经官能症和先天性脑积水，临床较难区别，可通过脑室造影、脑血管造影、CT 扫描和 MRI 等检查，获得正确诊断。

4. 治疗

（1）手术疗法。

①前囟穿刺：适用于婴幼儿病人在前囟两外侧反复穿刺，部分病人可以治愈。

②颅骨钻孔闭式引流：为近年来盛行的方法，往血肿较厚的顶骨结节处钻孔，引流并冲洗血肿，置一引流管与脑表面平行。下方连接闭式引流瓶。引流 48～72 h。

③骨瓣开颅血肿摘除：此法损伤较大，只限于血肿引流不能治愈者；血肿内容为大量血凝块；血肿壁厚，引流后脑不能膨起者。手术时应将血肿和囊壁一起摘除。

④颅骨切除：上述方法仍不能使脑组织膨起复位和血肿难以治愈时，可将血肿表面的颅骨切除，使头皮与脑表面贴近，残腔可以闭合，术后半年至 1 年，再行颅骨成形术。

（2）非手术疗法：本病为缓慢进行性颅内压增高病变，有人主张应用大量甘露醇脱水治疗可获痊愈。也有用中医中药治愈的报道，活血化瘀、益气安神的中药可以改善病人的临床症状，促进血肿吸收。用西医钻孔引流配合中医药治疗的方法能取得较好效果。

三、脑内血肿

脑内血肿在闭合性颅脑损伤中占 0.5%～1%，在颅内血肿中占 5%，脑内血肿的大小一般应在 3 cm 以上，血肿量在 20 mL 以上。脑内血肿多发生在脑挫裂伤较严重的部位，为脑深部小血管损伤所致，常见的损伤情况有以下几种：

（1）颅骨凹陷骨折，骨折挫伤或骨折片刺伤脑组织，损伤脑内小血管，因而凹陷骨折处的脑内血肿比较常见。

（2）脑移动中与眶顶骨嵴或蝶骨嵴摩擦和冲撞，常造成额叶底部和额极部脑挫裂伤，故脑内血肿也发生于额叶底部和额叶前部。一般统计，脑内血肿以颞叶最多，额叶次之，顶叶少见，枕叶和小脑更少见。脑内血肿约有 10% 可破入脑室。

（3）脑内血肿与着力部位的关系中，头部侧方着力较枕部和前额部着力为多见，侧方着力伤中，以着力同侧的脑内血肿较对冲部位为多见。此外，脑内血肿多与硬膜下血肿伴发，有时也与硬膜外血肿伴发。

（一）临床表现

额叶底部和额叶前部脑内血肿病人常伴有较重的脑挫裂伤和脑干损伤，伤后多呈现持续性昏迷或昏迷程度逐渐加重，中间清醒或好转期较少。血肿破入脑室后，病人意识障碍也愈加明显。凹陷骨折所致的脑内血肿病人，中间清醒期较多见。颅内压增高症状一般较明显，脑局灶症状和血肿位置有密切关系，额叶底部和额叶前部的血肿多无明显的局灶症状，位于运动和语言区和其临近部位的血肿，多有偏瘫、失语，有时出现局灶性癫痫。

（二）辅助检查

同颅内血肿检查，但脑血管造影看不到脑表面的无血管区，而显示脑内占位病变的征象。CT 扫描可见脑内血肿呈圆形或不规则形均一高密度肿块，CT 值为 50～90 Hu，周围可有低密度的水肿区，并伴有占位效应。在 MRI 检查中，外伤性脑内血肿的信号强度改变与高血压性脑出血基本一致。急性早期血肿只能显示占位效应所致邻近和中线结构的受压和移位，以及水肿所致的信号强度变化，在 T_1 加权图像中血肿呈等信号强度，周围有低信号强度的水肿带；在 T_2 加权图像上血肿仍为等信号，周围水肿带为高信号。

（三）治疗

应结合损伤机理和临床表现，在血肿可能发生的部位进行探查，防止血肿遗漏。当掀起凹陷骨折时，如硬膜外和硬膜下未发现血肿，而脑挫裂伤灶局部张力大时，应以脑针试行穿刺，证实血肿予以清除。

又如当清除额叶底部和额极部硬膜下血肿后，局部脑组织仍肿胀，亦应以穿刺针向脑内探查，了解有无脑内血肿。在清除脑内血肿过程中发现部分血肿已破入脑室，应沿破口进入侧脑室清除脑室内血块，术后还需进行脑室持续引流。

四、脑室内出血

颅脑损伤伴发脑室内出血并非少见，自CT扫描应用于临床诊断后，本病发现明显增多。一些学者统计，进行CT扫描的颅脑损伤病人中脑室内出血者占1%～5.7%，外伤性脑室内出血大多伴有广泛性脑挫裂伤，并常伴有各类型的颅内血肿，很少见到单纯的脑室内出血，亦很少见于轻型颅脑损伤。其出血来源多由于：①脑室邻近的脑内血肿穿破脑室壁进入脑室内。②外伤时脑室瞬间的扩张造成室管膜下静脉断裂出血。出血大多分布于一侧侧脑室或两侧侧脑室，有时也进入第三或第四脑室，血块充满全部脑室系统者很少见。

（一）临床表现

病人伤后大多意识丧失、昏迷程度深、持续时间长。少数病人意识障碍较轻，可有疼痛反应或半昏迷。局灶症状多出现轻偏瘫，有的病人呈去脑强直或弛缓状态。瞳孔变化多样，两侧缩小、一侧放大或两侧散大，对光反射减弱或消失。

（二）辅助检查

同颅内血肿，CT扫描是确诊的最好方法，可以了解出血的来源和其在脑室内的分布，以及判断颅内其他部位脑挫裂伤和颅内血肿的发生情况。腰穿及侧脑室穿刺可以作为辅助检查方法。

（三）治疗

侧脑室穿刺脑室持续引流是主要治疗方法，引出脑室内积存的血液，缓解脑脊液循环梗阻引起的颅内压增高。脑室内的陈旧性血液可用生理盐水反复冲洗，以清除血性脑脊液和小血凝块。待病人意识情况好转，而脑脊液循环仍不通畅，脑室引流拔除困难时，可进行分流手术，以免影响病人康复或引流时间过长继发颅内感染。

对于单侧侧脑室大血肿和并发硬膜外、硬膜下或脑内血肿时应手术清除血肿。本病病情严重，症状变化快，易影响生命中枢，死残率高。

五、后颅窝血肿

后颅窝血肿主要见于枕部着力伤，它在闭合性颅脑损伤中约占0.5%，在颅内血肿中占5%。由于后颅窝血肿多来自静脉窦损伤，故除急性血肿外，亚急性血肿亦较多见，此为后颅窝血肿的特点之一，慢性血肿少见。此类血肿根据颅脑损伤的机理，可与对侧额底、额极、额极和颞底的硬膜下血肿伴发，亦偶与额底和颞叶前部的脑内血肿伴发。

枕部着力多发生枕骨骨折，骨折线常损伤横窦，有时损伤窦汇和枕窦，以及损伤椎动脉分支的脑膜后动脉。血肿类型以硬脑膜外血肿为最多，血肿多位于一侧，少数可伸延到对侧，横窦损伤可造成后颅窝枕极的骑跨性硬膜外血肿。后颅窝硬膜下血肿较少，主要来源于小脑表面的血管或小脑表面注入横窦的桥静脉撕裂。偶可遇到小脑半球脑挫裂伤，脑内血管损伤产生脑内血肿。外伤性原发性脑干内血肿很少见，临床诊断困难，如行CT扫描及MRI检查，可早期确诊。

（一）临床表现

临床表现主要有以下特点：①枕部着力点可见头皮挫裂伤或血肿，数小时后可发现枕下部或乳突部有皮下瘀血。②急性血肿病人伤后意识障碍时间较长，昏迷程度逐渐加重，亚急性或慢性血肿病人多有中间清醒期。③颅内压增高表现为剧烈头痛、呕吐频繁、躁动不安和血压升高等，亚急性和慢性血肿多出现视盘水肿。④部分病人出现眼球震颤、共济失调和肌张力减低等小脑体征。⑤颈项强直或强迫头位为本病特征表现之一，与脑膜刺激征不同之处是克氏征阴性。⑥眼部症状可有两侧瞳孔大小不等，伴有小脑幕切迹上疝时出现两眼垂直运动障碍和对光反射消失。⑦脑干症状：一侧受损可出现同侧后组颅神经瘫（吞咽困难、声音嘶哑等）及对侧偏瘫的交叉性瘫痪，脑干全部受累时表现为深昏迷、两侧锥体束征、去脑强直等。

（二）检查

颅骨 X 线平片，侧位和额枕位可显示枕骨骨折和人字缝分离。枕骨骨折可为线形、粉碎性及凹陷性，骨折线可跨越人字缝，向上可延及顶骨，向下可达枕骨大孔后缘。椎动脉造影可显示无血管区，小脑后下动脉受压前移和基底动脉前移靠近斜坡等征象。CT、扫描可以早期确诊，有时需要加用冠状扫描，以免漏诊。

（三）治疗

临床疑诊本病者应及早钻孔探查，经检查确诊者应及时开颅清除血肿。一般可参照骨折部位做枕下部一侧垂直切口，在枕骨鳞部钻孔，发现血肿后扩大骨窗，清除血肿。如在横窦处仍未到达血肿上缘时，应将切口向上延伸、同侧枕极亦应钻孔探查，发现骑跨性硬膜外血肿予以清除，并注意探查横窦，若有损伤血做相应的处理。此外，由于后颅窝血肿常伴有对冲性血肿，故对侧额极和颞叶前部亦应钻孔探查。后颅窝血肿保守治疗要慎重。有报道硬膜外血肿在 10 mL 以下、硬膜下或小脑内血肿在 5 mL 以下，可以在严密观察下进行药物保守治疗，一旦病情恶化应及时复查 CT 或开颅消除血肿。

六、迟发性颅内血肿

外伤迟发性颅内血肿（DTICH）指伤后第一次 CT 扫描未发现血肿，数小时、数日后复查后出现血肿而言。①好发年龄：各年龄均可发生，以中老年人多见，50 岁以上占 42.8%～60%。②发生 DTICH 时间：一般在伤后 3～7 d 内，伤后 72 h 内为发病高峰（占 67%～93%），主要为急性发病，罕有超过 1 周者。③受伤原因及致伤方式：绝大部分为交通车祸所致颅脑外伤，多见于枕部或枕顶部着力致伤者。减速性头部外伤致对冲伤是发生迟发性脑内血肿的主要原因。④血肿部位：常见于额部，其次为颞部、额颞部、颞顶部和顶部。⑤血肿常发生于首次 CT 扫描时有脑挫裂伤部位，占 48%～100%。脑挫裂伤是发生迟发性脑内血肿的重要基础。该病突出的早期征象是意识障碍进行性加重，其次是剧烈头痛伴呕吐及出现新的神经定位体征。

（一）临床表现

（1）伤后大多有原发昏迷史，脑损伤不一定很重。

（2）伤后昏迷无改善或意识障碍进行性加重，或意识障碍一度好转后又恶化是本病的主要临床特点。

（3）逐渐发生局限性神经症状。

（4）可出现颅内压增高的症状与体征，如剧烈头痛、频繁呕吐及血压升高、脉搏缓慢等。

（5）出现局限性癫痫。头部外伤病人凝血机制检查异常应引起神经外科医师的警惕和重视。

（二）治疗

外伤性迟发性颅内血肿的治疗原则与急性、亚急性颅内血肿相同，但要注意在开颅清除血肿后，有可能再次出现颅内血肿。

七、多发性颅内血肿

多发性颅内血肿是指颅内同时存在两个以上的血肿，国内许多单位将之列为一种单独类型，据统计约占颅内血肿的 20%。多发性颅内血肿可分为三种类型：

（1）不同部位同一类型血肿：以多发性硬脑膜下血肿占绝大多数，见于枕部和前额部减速伤，血肿多发生于额底、额极和颞底、颞极部位，头部侧方着力的减速伤，硬脑膜下血肿可同时发生于着力侧和对冲部位。但多发性硬脑膜外或脑内血肿均很少见。

（2）同一部位不同类型（混合性）血肿：多见于头部侧方着力，以硬脑膜外和硬脑膜下血肿较多，其次为硬脑膜下和脑内血肿。

（3）不同部位不同类型血肿：见于头一侧着力的减速伤，以同侧硬脑膜外和对冲部位硬脑膜下血肿较多，枕部着力的减速伤可产生同侧颅后窝硬脑膜外血肿和对冲部位额底、额极和颞底、颞极硬脑膜下血肿。

（一）临床表现

一般较单发的颅内血肿症状严重，伤后持续性昏迷或昏迷程度逐渐加重者很多，症状进展迅速，脑疝出现早，伤后常在短期内病人即处于濒死状态。

（二）辅助检查

与颅内血肿检查项目相同，但应注意其检查的特点。

（1）脑血管造影：有以下征象者应考虑多发性血肿：①大脑表面有一无血管区，但该侧大脑前动脉无明显向对侧移位，提示对侧可能有血肿。②大脑前动脉移向无血管区的一侧，说明对侧可能有更大的血肿。③无血管区较小而大脑前动脉向对侧移位显著，可能在同侧有脑内血肿。

（2）CT扫描：可以确定各种类型的多发性血肿，在诊断此类型血肿中有很大优越性。

（3）MRI：优越性同CT扫描，而且能发现小血肿及较小的脑挫伤灶，但费用较高，也较费时间。

（三）治疗

在伤情紧急、检查条件受限的情况下，对疑诊颅内血肿病人进行探查手术时，必须结合着力部位和着力方式来考虑存在多发性血肿的可能性，增加颅骨钻孔，防止血肿遗漏，尤其是对侧硬脑膜下血肿的发生率较高，要多处钻孔探查。

为了争取一次手术完成多发性颅内血肿的治疗，要求：①一侧枕部、前额部和颞部的减速伤，多发性血肿的可能性较大，应在血肿可能发生的一些部位做多处钻孔探查。②当一个血肿清除后颅内压仍很高，脑迅速向骨窗外膨出，应再行钻孔，寻找其他部位的血肿。③手术时发现血肿量少，不能解释临床症状或X线所见时，亦应探查其他部位可能存在的血肿。④血肿清除后病人一度好转，不久又出现另一侧症状，即应探查对侧，发现血肿予以清除。

总之，多发性血肿的诊断及处理比较复杂，死亡率很高，在无CT检查条件时应周密分析伤情，减少多发性血肿的遗漏，提高本病的治疗水平。

第五节　脑水肿

脑水肿是脑损伤几乎必有的继发性病变，它是脑损伤存在的一个极其重要而复杂的问题，迄今对其产生的机理以及脑水肿与脑肿胀二者之间的关系还是不很了解，一般可称为脑水肿。虽然对有关脑水肿形成机理有不少说法，如脑小血管壁及血脑屏障通透性的增高、颅内静脉压的增高、第三脑室底损伤引起的自手神经机能障碍、脑代谢机能障碍等，但脑损伤后究竟是怎样产生脑水肿的还远未能圆满解释。

脑水肿每发生于伤后数小时，往往在2～4昼夜后水肿的程度达到最高峰，轻者以后可逐渐减轻，至伤后两周左右水肿可完全消失。

脑水肿的程度决定于脑损伤的程度和范围，多以病灶周围为严重，常波及1～2个邻近的脑叶，有时波及大脑、脑干乃至全脑。局限性脑水肿预后较为良好。

（一）临床表现

局限性脑水肿可表现为头疼、嗜睡以及偏瘫、失语等局限性体征，但脑水肿大都与脑挫裂伤或血肿等同时存在，因此很难说哪些表现归于脑水肿的结果，不过广泛的脑水肿毕竟是引起颅内压增高的主要因素。

（二）检查

（1）腰穿：在开颅清除血肿后出现颅内压增高的症状可行腰椎穿刺测压，若压力高于26.67 kPa（200 mmHg），可考虑脑水肿的存在，但也要警惕颅内再发血肿的可能。

（2）CT扫描：在CT图像上脑水肿表现为一片密度降低区，水肿密度低于邻近脑白质，CT值可低于20 Hu。脑水肿可为一侧性或两侧性。两侧性弥漫性脑水肿由于缺乏密度对比，不测定CT值较难确定密度是否降低，但弥漫性脑水肿还可见脑室普遍受压而变小，严重者可使脑室、脑池和脑沟消失。

（三）治疗

除应用各种脱水降低颅内压的药物外，严重者可行冬眠低温治疗，需要时亦可行手术减压。

第六节 脑干损伤

暴力作用于头部造成的原发性脑干损伤约占颅脑损伤的25%，在重型颅脑损伤中占10%～20%；脑干内除有颅神经核、躯体感觉和运动传导束通过外，还有网状结构和呼吸、循环等生命中枢存在，故其残死率很高，有关资料报告其死亡率在60%～80%。

以往认为单纯的脑干损伤很少孤立存在，多为广泛性脑损伤的组成部分。随着CT与MRI的应用，不少学者报告单纯的脑干损伤可以存在，并有一个相对良好的病程。有的学者根据脑干损伤的MRI影像学改变，结合病理学形态将原发性脑干损伤分为四类：①弥漫性轴索损伤。②原发性多发斑点状出血。③脑桥延髓撕裂。④直接浅表撕裂或挫伤。前两类常伴有脑白质和胼胝体弥漫性轴索损伤或出血性损害，后两类可不伴有脑白质和胼胝体的损伤。

继发性脑干损伤常因颅内血肿、脑水肿所致的天幕裂孔疝而压迫脑干，并使脑干血管受到牵拉而致脑缺血和出血。脑干损伤的临床表现较典型，但不少患者因合并大脑半球损伤，病人意识不清，难以做出精确的节段定位。如果在原发脑干损伤的基础上又增加了继发性脑干损伤，给诊断和治疗造成很大困难，若处理稍有迟延，将导致脑干的缺血性坏死，后果极为严重。

脑干损伤是一种特殊类型的脑损伤，严格地说，系指中脑、脑桥和延髓损伤而言。但是临床及病理解剖的观察发现，合并大脑半球弥散性损伤的脑干损伤远较单纯型脑干损伤多见，因此，脑干损伤这一名词虽沿袭已久，其中必然包含了合并其他部位脑损伤的病例在内。

导致脑干损伤的原因较多。颅脑损伤过程中出现的脑干损伤，依其发生时间和机制不同，可概括为原发性和继发性脑干损伤两类，本节重点叙述原发性脑干损伤的有关问题。

（一）临床表现

原发性脑干损伤虽有所谓"典型表现"，但因不少病例合并大脑半球的挫裂伤，脑干损伤的部位和程度又不尽相同，加上病人意识障碍的影响，无法进行详细的神经系统检查，因此，对于一个具体病例来说，绝不像动物实验显示的那样，能清楚地表明损伤的节段、部位和程度，临床诊断和病理诊断之间可有较大出入。因此，临床对脑干损伤做出精确的节段定位有时相当困难。

1. 典型表现

（1）意识障碍：伤后立即发生意识障碍是脑干损伤的典型症状之一。意识障碍的程度随脑干损伤的部位和程度而异。重者立即陷入深昏迷，轻者尚可保存部分反射或对疼痛刺激有一定的反应。后者可以因脑干出血、水肿而使症状更加恶化，此种继发性变化极易和颅内其他部位（如大脑半球）挫裂伤、颅内血肿等相混淆，有时两者同时存在，因此必须仔细加以鉴别。

脑干损伤视损伤的节段及程度不同，意识障碍的恢复时间及其预后也不同，一般昏迷时间多数在一月以内恢复，最短者只有24 h，长者可达4年之久。脑干损伤意识障碍的恢复比较缓慢，意识恢复后常有智力迟钝和精神症状。如网状结构受损严重时，病人可呈植物生存状态。

（2）去大脑强直：其表现既可以是阵发性伸直性强直，也可以是持续性伸直性强直，阵发性强直也可以转变为持续性强直。发生于损伤早期的去大脑强直可能是脑干直接的损害所致，晚期则多为脑干出血和水肿的结果。如去大脑强直突然转化为四肢肌张力消失，常是临终征兆。

去大脑强直是病情危重、预后不良的征兆之一，持续时间越久者预后越差。根据临床资料在脑干损伤中去大脑强直的发生率为39.5%。去大脑强直与意识障碍虽无直接关系，但如将脑干损伤按有无去大脑强直分为两组，则可发现有去大脑强直的一组病例昏迷时间较长。

（3）瞳孔异常：脑干损伤时瞳孔变化十分常见。变化的形式有以下几类：

①双侧瞳孔大小不等，常只有轻度差别，且在伤后立即出现。如两侧相差过大时，仍应怀疑有脑疝存在。

②一侧或双侧瞳孔大小多变，常为中脑不完全性损伤表现，有时瞳孔为卵圆形或不规则形。

③双侧瞳孔散大而且固定不变，多为严重脑干损伤病例。

④双侧瞳孔缩小，多为脑桥损伤表现，可能为脑干瞳孔扩大纤维损害所致。典型的瞳孔极度缩小是十分少见的。

（4）眼球位置异常：脑干损伤时眼肌运动神经核必然受累，但因意识障碍无法进行详细检查，因此眼球位置和运动的异常就显得更有意义。常见的形式有以下几类：

①双眼同向凝视，既可见于脑桥损伤病例，也可见于合并额叶皮质挫裂伤者，有时难以鉴别。如合并有同、对侧偏瘫则有助于鉴别。

②眼球位置固定、瞳孔散大、对光反应消失，常见于病情晚期。

③眼球协调运动障碍：较常见的是双眼球分离、双眼球内聚或一侧眼球活动时另一侧固定等。

④眼球震颤：可以是水平性、旋转性或垂直性眼球震颤。振幅的大小和节律也不相同，其中以垂直性眼球震颤预后最差。

⑤脑干损伤时呼吸和循环的紊乱：脑干损伤病例出现严重呼吸循环紊乱（尤其是呼吸停止或潮式呼吸、血压不升），如无并发症存在，常是预后不良的征兆。延髓直接损伤常立即出现呼吸停止，较高位的或脑干不完全性的损伤出现呼吸循环紊乱，常先有一兴奋期，此时脉搏缓慢有力、血压升高、呼吸深快或呈喘息样呼吸，以后转入衰竭期，此时脉搏频数、血压下降、呼吸呈潮式，终于心跳呼吸停止。一般是呼吸停止在先，在人工呼吸条件下心跳尚可维持一定时间，后者被认为只是失去脑干控制的离体心脏的自律性跳动。

⑥体温变化：脑干损伤后体温可出现严重障碍，尤其脑桥部损伤，可以出现高热（40～41℃）现象。

⑦锥体束征：由于锥体束走行于脑干腹侧，因此是脑干损伤的重要体征之一，包括肢体瘫痪、肌张力增高、腱反射亢进和病理反射出现等。在脑干损伤早期，由于脑性"休克"，一切反射消失，不一定能查出锥体束征。以后即开始出现，若是由于脑干水肿、缺氧等因素的影响，锥体束征的出现常不恒定；相反，若是脑干基底部的明显挫裂伤，则体征常较恒定。伤后一切反射全部消失，四肢肌张力由增高而迅速变为松弛无张力，常是病情濒于死亡前的预兆。

⑧内脏症状：脑干与胸腹腔重要器官功能上紧密相连，脑干损害后内脏必然出现相应症状。消化道出血为脑干损伤或病变的十二指肠黏膜糜烂或溃疡所致。出血程度与发生时间因人而异，一般多在伤后两周以内发生，是伤情险恶的标志。有的病例尚可发生急性肺水肿，尤其在脑干严重损害发生呼吸、循环衰竭。

⑨其他：部分脑干损伤恢复期的病例，有精神症状（躁狂）、强笑、强哭，构音不良、肢体共济障碍以及其他颅神经麻痹（如面神经、外展神经、动眼神经、舌咽和迷走神经等）。

2. 脑干各平面损伤的特点

（1）中脑损伤：突出的表现是意识障碍，眼球位置异常和去大脑强直。病人两侧瞳孔常大小不等，形态欠整，早期伤侧瞳孔散大明显且不规则，光反射消失，眼球斜向下外方。锥体束征以四肢肌张力增高、角弓反张为著，呈阵发性发作，常因刺激而加重，偶尔尚可出现肢体偏瘫。严重时常有呼吸障碍、节律紊乱呈陈－施氏呼吸，四肢弛缓，深浅反射消失，双侧瞳孔散大固定。

（2）脑桥损伤：除意识障碍之外，双侧瞳孔极度缩小是其特点，双眼多向健侧凝视，锥体束征不甚明显，但面神经、外展神经核性麻痹的机会较多。病人呼吸、脉搏节律的紊乱亦较突出，当脑桥长吸气中枢受累时，可出现抽泣样呼吸。

（3）延髓损伤：主要表现为呼吸功能抑制和循环紊乱。当呼吸运动中枢受损时，呼吸变慢而不规则，常出现潮氏呼吸，甚至呼吸停止。脉搏往往细弱增快，血压下降，有时伴发后组颅神经麻痹症状。

3. 脑干损伤的综合征

（1）交替性眼球运动麻痹综合征：系因大脑脚及动眼神经损伤所致同侧眼球运动障碍、眼位外转、瞳孔散大、光反射消失及上睑下垂，同时合并对侧偏瘫。但应注意与天幕切迹疝相鉴别。

（2）眼肌麻痹－小脑共济失调综合征：系指四叠体、中脑导水管周围、动眼神经核及小脑上脚受损所致、患者伤侧动眼神经瘫痪合并小脑共济失调，但亦可因小脑上动脉损伤而引起。

（3）内侧纵束综合征：颅脑损伤后，因中脑及脑桥被盖部受损，累及内侧纵束及邻近第Ⅲ、Ⅳ、

Ⅵ颅神经核区，引起患侧眼球不能内收，而对侧眼球可以外展，表现为侧视麻痹，外展时多有水平眼震，常伴有辐辏不能。

（4）外伤性闭锁综合征：颅脑外伤后立即出现意识障碍和脑干症状，当意识恢复后，仍然四肢瘫痪，缄默不语，不能吞咽呈闭锁状态，但能借助眼球运动和瞬目动作与人沟通，系因脑桥腹侧损伤累及椎-基底动脉发生闭塞所致。

（5）脑桥被盖综合征：脑干损伤位于脑桥上部时，可因锥体束经过脑桥，同时内侧丘系、内侧纵束、结合臂、脊丘束及三叉神经核亦可受损，故病人出现伤侧眼球外展不能及向病侧凝视麻痹，对侧肢体偏瘫，深浅感觉障碍及小脑功能不全。甚至引起面部和角膜触觉减退，咀嚼肌麻痹，张口时下颌向患侧偏斜等表现。

（二）辅助检查

（1）腰椎穿刺：脑脊液多呈血性，压力多正常或轻度增高，当压力明显增高时，应考虑颅内血肿或脑的其他部位损伤。

（2）X线检查：颅骨骨折发生率较高，可根据骨折部位推测脑干损伤情况。

（3）CT扫描：对诊断原发性脑干损伤有价值。应在伤后数小时内进行检查，可显示脑干有点片状高密度区，脑干肿大、环池受压或闭塞，而侧脑室和侧裂多属正常。继发性脑干损害可见一侧侧脑室受压移位和变形，脑干亦受压扭曲向对侧移位。

（4）MRI：是诊断脑干损伤较理想的检查方法，可反映病理改变，尤其对脑干弥漫性的轴索损伤。用自旋回波序列 T_2 加权图像优于 T_1 加权图像。脑干弥漫性轴突损伤在 T_2 加权图像上呈椭圆形或条状高信号，常见于脑干背外侧，在 T_2 加权图像上呈现为低信号。MRI对其他几类脑干损伤的诊断也很有价值，小灶出血的信号变化与伤后时间有关，伤后4d以上，T_1 加权图像常能显示高信号的出血灶。继发性脑干损伤MRI表现可分为直接征象和间接征象，常见的直接征象有脑干中央出血，出血可多可少，常位于中脑和桥脑上部腹侧和中线旁。间接征象有幕上血肿伴中线结构移位、严重的弥漫性脑肿胀、天幕裂孔疝、椎-基底动脉分布区脑梗死和脑干上部受压、后侧移位等。

（5）诱发电位：可以确定有无脑干损伤和损伤的部位。中脑损伤时听觉诱发电位完整，而皮层体感电位消失；桥脑损伤时，听觉诱发电位波峰不完整，皮层体感电位亦消失。

（三）诊断

伤后意识障碍程度较深而久，早期出现两侧瞳孔大小多变或伴有眼球位置异常，早期出现去大脑强直及锥体束征、高热及其他自主神经功能损害症状以及显著的呼吸和循环紊乱，被认为是脑干损伤的典型表现。但是，根据临床和病理解剖的对照观察，在诊断过程中应当注意以下问题。

（1）在原发性脑干损伤病例中相当多的病例伴随有附近和其他部位脑组织的损伤，如额叶眶回、丘脑、丘脑下部以及边缘系统其他部位的挫裂伤或灶状片状出血。因此，临床上所见到的脑干损伤症状和体征中，必然夹杂了脑干以外其他部位脑损伤的表现，甚至使临床表现混淆不清，在诊断脑干原发性损伤时万勿苛求所谓"典型"表现。

（2）脑干损伤的临床表现与病理解剖所见可以不一致，也就是说，具有脑干损伤的病理变化但临床上不一定都有脑干损伤的典型症状。这是由于脑干功能复杂，与其他脑部联系广泛，损伤的程度不同，临床也就不一定出现相应的表现，特别是由于脑干损伤多有意识障碍，神经系统无法进行详细检查，因此对某些病例诊断比较困难，常易误诊为脑挫裂伤等。

（3）诊断原发性脑干损伤的病例，仍应高度警惕颅内继发性病变（血肿、积液、脑水肿）存在的可能性，不可放松临床观察，这对于提高脑干损伤这一类病例的诊断治疗水平具有十分重要的意义。尽管原发性脑干损伤以后，由于脑干和其他部位脑组织出血、水肿或软化，临床症状可以有一定程度的进行性，但对于脑干损伤病例出现下列情况，必须采取措施排除伴随继发性脑干损伤而出现的继发性病变（血肿、积液或脑水肿）。

①伤后持续昏迷，但仍有进行性加深表现。

②瞳孔变化局限于一侧或双侧瞳孔虽然大小多变，但瞳孔扩大多局限于一侧者。

③腰椎穿刺或眼底检查出现颅内压力增高表现。

④显著的生命征变化，特别是血压升高、呼吸突然减慢，不应简单视为脑干下段损伤。

（4）脑干损伤的节段定位是十分困难的问题。一方面是由于脑损伤很少完全局限于脑干；另一方面脑干作为一个机能单位，不论损伤哪一节段，整个脑干机能都有相应紊乱，因此尽管根据临床表现可以推断损伤的节段（特别是颅神经损害可以作为判断损伤节段的标志），但并不完全可靠。

（四）治疗

原发性脑干损伤残废率高达44.4%～71.1%，其发生率占颅脑损伤的3%～5%，而残废率却占颅脑损伤的1/3。由此可见，其治疗效果较差，必须树立信心、精心治疗，采取综合性的医疗和护理，才能救治那些属于可逆性脑干损伤的病人。

1. 抢救时机

原发性脑干损伤救治的关键时机在伤后6h之内，有关报道救治在伤后6h内患者存活率为54.3%，超过6h为27.9%。对一侧瞳孔散大者必须在3h内进行有效治疗，双侧瞳孔散大者必须在1h内给予有效治疗，否则脑干损伤将不可逆。

2. 救治原则

（1）原发性脑干损伤危及生命，其颅内外合并伤及并发症造成继发性脑干损伤，使救治更加困难。在救治原发脑干损伤的同时要积极处理合并伤及并发症，防止继发性脑干损伤的发生。

（2）救治措施是综合性的，包括急救药物、急诊手术及其他抢救治疗，针对不同类型的患者要有所侧重，既要从整体出发，又要抓住主要环节，对危及生命的损伤要优先处理，迅速阻断恶性循环，争取在脑干损伤不可逆前使患者有所好转。

3. 主要措施

（1）早期遏制和减轻脑干水肿对救治原发脑干损伤至关重要。治疗脑干水肿的药物和方法很多，有的学者主张采用"一小三大"的用药原则，即小剂量的甘露醇，大剂量的激素、呋塞米及胞磷胆碱。除药物的剂量及配伍外，决定药物治疗成功与否最重要的因素是开始投药时间。国外学者实验研究，在伤后1h之内给药效果较好，并指出急性中枢神经系统损伤的病理变化很快，伤后6h神经元/轴突即发生变化，有水肿、缺血及普遍性组织结构改变。

（2）气管切开是抢救原发脑干损伤的重要措施，若患者昏迷超过6h，出现呼吸困难、呼吸道分泌物增多，应行气管切开，其重要性已熟知，关键在于早期切开更有利，在伤后12h内为宜。对持续昏迷的病人在病情允许的情况下尽早下胃管，其益处有三：胃肠减压；预防和治疗应激性溃疡；补充营养，维持水电解质平衡。

（3）原发脑干损伤合并颅内血肿和（或）脑挫裂伤，应在积极救治原发脑干损伤的同时，迅速清除颅内血肿和（或）行内外减压手术，争取在继发性脑干损伤前解除脑受压。紧急情况下，可在急诊室或床边钻孔引流，对脑疝者可先行脑室引流，以缓解高颅压。对直径大于2cm的脑干血肿可考虑手术清除。

（4）原发性脑干损伤合并身体其他部位损伤，应在救治脑干损伤的同时，优先处理危及生命的并发症，如血气胸、肝脾破裂、胃肠道穿孔等。若又合并颅内血肿，两种手术可同时进行。

（5）积极防治颅内外并发症，如颅内感染、肺炎、胃肠道出血、泌尿系感染、褥疮等。

第七节　弥漫性轴索损伤

弥漫性轴索损伤（diffuse axonal injury，DAI）是近年来才被认识的一种原发性脑损伤，过去通常把它看成是弥漫性脑挫裂伤或脑干损伤。在CT与MRI问世以前，DAI仅是病理学家在颅脑损伤病理解剖时发现的一种病理变化，很难做到临床诊断。该损伤有自身特点，不同于一般局限性脑损伤，下面做一介绍。

一、病因

临床多见于交通事故伤、坠落伤、有回转加速暴力病史，颜面部骨折多见。由于脑外伤后脑组织本身加速、减速程度上的差异而产生的力偶作用，造成广泛白质的损伤与变性等。

二、病理生理

主要损伤脑的中轴及其邻近结构，如脑干、胼胝体、基底核区及第三脑室周围。组织学变化为脑白质纤维广泛损害。轻者轴膜折损，轴浆流动中断，轴索水肿；重度轴索断裂，其后轴索回缩呈球状，这个过程至少需 12~16 h。损伤早期，轴索近端出现小芽呈现再生现象，损伤后期如无细胞架断裂，部分神经功能可能恢复。轻度的轴索损伤可表现为仅仅是功能上的改变，而重度的轴索损伤则有严重的临床症状，预后不良。

三、临床表现

其轻度弥漫性轴索损伤的临床表现与脑震荡相似，故目前有些学者已将脑震荡归类于弥漫性脑损伤。严重弥漫性轴索损伤的患者伤后立即出现意识障碍，昏迷时间超过 24 h，严重时一直昏迷至植物状态。有学者将 DAI 分为高颅压型和非高颅压型，后者又分为脑干损伤型和大脑损伤型。高颅压型往往合并有局灶型脑损伤，常伴有弥漫性脑肿胀，病情发展快，常出现一侧或双侧瞳孔散大。脑干损伤型除昏迷外以瞳孔变化、双侧肌张力增高、病理反射阳性、呼吸不规则、患者呈去皮质状态为多见。大脑损伤型除昏迷外，多无占位效应，无颅内压增高。

四、诊断

DAI 的确定诊断只能依靠组织学检查，但由于 CT 和 MRI 的普遍应用为临床诊断提供了影像学依据，诊断主要依赖于病史、临床表现与辅助检查，标准如下：

（1）头部外伤后立即昏迷，GCS > 8 分，且昏迷时间逾 6 h，伤后无中间清醒期。

（2）伤后 CT 检查表现为大脑半球皮质和髓质交界处，基底核内囊区域，胼胝体、脑干或小脑有一个或多个直径 ≤ 2 cm 的出血灶，或为脑室内出血及急性弥漫性脑肿胀，但中线结构移位不明显，多小于 2 mm。

五、早期处理

和严重脑挫裂伤患者类似，如有条件尽可能在急诊 ICU 内进行抢救。在条件允许情况下，尽快行头颅 CT 检查，以明确诊断。

六、治疗

目前虽然 DAI 没有特定治疗方法，但积极的综合性治疗可减少轴索的损伤范围和程度，避免出现继发性脑损伤和并发症。在治疗上应注意以下几个方面：

（1）密切观察病情，对生命体征及神经系统体征进行动态观察。

（2）保持呼吸道通畅，早期做气管切开，使 $PaCO_2$ 维持于 30 mmHg，PaO_2 不低于 80 mmHg。

（3）药物治疗，常规应用止血剂、抗生素、维生素 C、维生素 B、能量合剂及神经细胞代谢药物。适当补充水和电解质，防止发生紊乱。

（4）降低颅内压，甘露醇的应用与激素疗法。

（5）降低肌张力，控制脑干损伤症状和癫痫发作。

（6）积极的营养支持。

（7）降温治疗，伤后早期使用亚低温（33~35℃）头部降温。

（8）早期高压氧治疗。

（9）并发症处理，如感染、呼吸功能衰竭、急性肾功能衰竭、应激性溃疡。

（10）手术治疗，对于伴有颅内血肿或出现脑疝者应手术清除血肿并去骨瓣减压。

七、预后

弥漫性轴索损伤是颅脑损伤后致死致残率极高的疾病，是颅脑外伤后植物状态、重残和死亡的最常见原因，预后较差。

多数学者认为导致弥漫性轴索损伤患者预后较差的因素有：①老年患者。②入院时GCS评分低者。③入院时瞳孔改变者。④脑深部出血者。⑤伴有急性弥漫性脑肿胀者。⑥伴有其他类型脑损伤者。

研究显示GCS评分与预后的关系提示昏迷程度越深，持续时间越长，预后越差；早期合并有生命体征紊乱，去大脑强直及下丘脑症状者，预后极差。DAI患者GCS评分对判断DAI患者的预后具有指导意义，是判断预后的重要指标。

第七章 开放性颅脑损伤

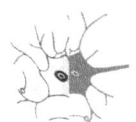

开放性颅脑损伤是颅脑各层组织（头皮、颅骨、硬脑膜和脑组织）开放伤的总称，包括头皮开放伤、开放性颅骨骨折和开放性脑损伤。硬脑膜是一层坚韧的纤维膜，是防止颅内感染的重要屏障，遭受损伤而开放后导致脑组织与外界空气相通，是开放性颅脑损伤与闭合颅脑损伤的最重要区别。临床上习惯将颅腔与外界不相通，只有头皮开放伤或开放性颅骨骨折，而硬脑膜未破裂的颅脑损伤列入闭合性脑损伤。因此，开放性颅脑损伤实际上指的是开放性脑损伤。与闭合性脑损伤相比，开放性颅脑损伤具有易导致失血性休克和颅内感染概率较高等特点。颅底骨折如伴脑脊液漏或气颅时均有硬脑膜破裂，严格意义上来说属于开放性脑损伤，但由于一般不需要手术治疗，且脑脊液漏大多于数日内自然停止，故称为内开放性脑损伤，并按闭合性颅脑损伤进行处理。

根据不同的致伤原因，开放性颅脑损伤分为非火器性伤和火器性伤。

第一节 非火器性开放性颅脑损伤

非火器伤是非战时最常见的开放性伤型，因致伤原因、致伤方式、致伤物性质和致伤特点不同，其损伤机制、损伤情况也不同，一般可概括为打击伤和碰撞伤两大类。前者系锐器或钝器打击在相对静止的头部所致，后者则为移动的头颅碰撞在相对固定的物体上而造成。除头部的开放创伤之外，开放性颅脑损伤常有不同程度的脑对冲性损伤、剪应力性损伤和出血、水肿、感染等继发损害。

一、病因

1. 锐器伤

刀、斧、匕首、剪、钉、钢筋、钢钎等造成的砍伤、刺伤、切割伤等均属锐器伤。切割伤创口常呈线性或条形，多较整齐，挫伤范围小；砍伤因暴力较大，尤其致伤物刃钝而宽厚时，切割夹杂有钝性打击，创口虽也成条形，但欠整齐，软组织挫伤较重，颅骨也常成条形碎裂，脑组织成条带形损伤。锐器穿刺伤，创口较小而整齐，颅骨呈洞形骨折，脑组织伤道随刺入深度不同而不同，一般伤道较整齐，周围挫伤范围小。穿入颅内的致伤物，可将颅外组织碎片或异物带入伤道深部，伤及颅内血管，静脉窦可并发出血，伤道内或硬脑膜下形成血肿。有时致伤物可经眼眶、鼻腔等处戳入颅内，易致颅内污染，引起颅内感染。

2. 钝器伤

棍棒、砖、石及钉锤、斧背等铁器打击形成。长形的钝器多造成条状的头皮挫裂伤，创缘不整齐，颅骨呈粉碎性骨折伴条形凹陷，硬脑膜常被骨折片刺破，脑组织挫裂伤面积大，偶有一定程度的脑对冲伤。块状钝物常引起凹陷骨折或洞形骨折伴不同程度的放射状线性骨折，裂伤往往呈三角形或星芒状，创缘不整、挫伤严重、硬脑膜可有撕裂，颅骨碎片刺入脑内者较多。这类钝器损伤污染较重，创口内异物、毛发、泥沙常见易致感染，颅内并发血肿的机会较多。有些细长的钝器，如竹筷、铅笔等也可经眼眶、鼻腔、额窦或上颌窦等骨质薄弱处，戳入颅内，造成脑组织损伤及出血，污染较重者也可导致颅内感染。

3. 撞击和坠落伤

快速运动的头颅撞击在有棱角或突起的固定物上，或自高处坠落头部撞击不平整地面或器物上时，均可造成冲击部位的开放性颅脑损伤。其创伤特点同钝器打击伤。但因其为减速伤，除冲击部位外，易合并有对冲性脑损伤或旋转性致伤的弥漫性轴索损伤。

二、临床表现

1. 局部体征

开放性颅脑损伤多有颅面部致伤史并可见明显创口。因致伤原因、暴力大小不一，产生损伤的程度和范围差别很大。创口多位于前额、额眶部，亦可发生于其他部位，可为单发或多发，伤口整齐或参差不齐，有时沾有头发、泥沙及其他污物，有时骨折片外露，有时致伤物如刀、铁棒等嵌顿于骨折处或颅内。只要创口内有脑组织碎屑或脑脊液渗出，即可确定为开放性脑损伤。

头部软组织血供丰富，头部创口往往出血较多，如致伤物留置在创口内，检查时切勿撼动、拔除，以免引起出血；致伤物如已拔除，应注意创口小而遗漏颅内损伤的可能。创口深部有大量出血者，应考虑颅内有较大血管或静脉窦损伤。经眶穿透伤者，往往出现眼眶和眼结膜充血出血，眼球外突，并可伴有眼球运动障碍和视力减退或丧失。根据受伤部位、有无大量脑脊液流出，可以判断有无脑室穿通伤。门急诊检查伤口，严禁向深处探查，不可随意取除伤口内的碎骨片或异物，以防止引起大出血。

2. 意识和生命体征改变

开放性颅脑损伤患者意识和生命体征变化差异较大，取决于脑损伤的情况。局限性穿透伤、切割伤如未伤脑重要功能部位，未并发颅内血肿或大血管时多无意识障碍，或仅有短暂一过性意识障碍。如钝器伤、坠落伤、暴力较大时出现广泛脑损伤，患者可出现早期意识障碍。如各种损伤继发颅内出血、脑水肿、静脉窦压迫或破裂，则患者可在短暂清醒后出现逐渐加重的意识障碍。局限性穿透伤多无生命体征变化，如损伤范围较大，损伤严重，出血多，可出现休克，表现为脉搏细弱增快，血压偏低，患者面色苍白、出汗、烦躁不安等。

非火器伤出现休克时，应高度注意身体其他部位的合并伤，特别应重视胸、腹内内脏，脊柱、骨盆及大的骨折等合并伤存在。脑损伤严重者，常伴有颅内出血、急性脑水肿或肿胀，急性颅内压增高。除非有严重休克，一般不表现出低血压、脉速等症状，而常表现为血压升高、缓脉和呼吸频率改变。当手术减压时可突然出现血压下降等休克表现，应注意对此类患者的预防性处理，防止过低及较长时的低血压而加重脑损伤。

3. 脑局部损伤症状

根据损伤部位和范围不同，可表现出不同的脑功能损伤症状，如肢体偏瘫、失语、癫痫、同向偏盲、感觉障碍、精神障碍等。其中，外伤性癫痫发生率显著高于闭合性伤。如伤及脑神经，则可表现相应的脑神经损伤症状。伤及脑干或丘脑下部时，患者常有去大脑强直及高热等表现。

4. 颅内压增高症状

当损伤范围较大引起较重脑挫伤，或继发颅内血肿时常可表现出颅内压增高症状（头痛、呕吐、视物模糊等）。当有颅骨骨折缺损、硬膜裂口较大时，血液、脑脊液及破碎、液化坏死脑组织可经伤口流出，或有脑膨出，颅内压在一定程度可获得缓解；而创口较小的开放性颅脑损伤，与闭合性颅脑损伤一样，可出现高颅压征象，甚至脑疝发生。

5. 并发症

最常见颅内感染和癫痫。开放性颅脑损伤过程中常有异物、骨片、毛发被带入颅内，若未能得到及时清创，极易并发颅内感染。初期多为脑膜炎及化脓性脑炎，患者常有头痛、呕吐、颈强直、高热等毒性反应，晚期则多形成脑炎、脑脓肿。伤后早期癫痫可能与损伤激惹脑皮质有关，如局限性凹陷性骨折、急性硬膜下血肿、脑挫伤、蛛网膜下腔出血等。晚期癫痫则常与颅内感染、脑膜瘢痕有关。

三、诊断

通过对头颅的受伤经过和致伤方式的询问，对伤处的观察，包括伤口大小、有无脑脊液漏出及脑碎片溢出，结合对客观体征的检查，多数情况下可做出明确诊断，并对伤情进行初步评价。

四、辅助检查

（1）X线检查：对于了解颅骨骨折的部位、类型、骨折线走向、破坏程度、颅内异物数量及存留部位以及气颅等情况有较高应用价值，应列为常规检查。

（2）CT扫描：作为快速、无损伤性检查，不仅能帮助了解脑伤情况、损伤的性质、位置和范围，颅内出血和血肿情况，特别是当颅内继发血肿、积液或后期的脑积水、脑肿胀、脑穿通畸形及癫痫病灶均有重要诊断价值。近年来随着计算机技术的发展，三维重建技术可以直观地将脑内的情况显示出来，结合术中神经导航技术，可指导取出细小异物存留，最大程度减少副损伤。

（3）脑血管造影：用于诊断开放性颅脑损伤后期的并发症和后遗症，如外伤性动脉瘤或动静脉瘘。

（4）腰椎穿刺：应用的目的是测定颅内压，发现和治疗蛛网膜下腔出血和颅内感染。对开放的创口在彻底清创前一般不进行。

（5）磁共振成像（MRI）：对后期判断脑损伤程度、脑水肿、慢性血肿等有一定意义。由于检查本身具有高磁场，不适于金属异物存留患者的检查。一般不用于急性期检查。

（6）神经电生理检查：脑电图有助于诊断外伤性癫痫或判定长期昏迷患者预后。诱发电位检查对于判断脑干损伤程度、昏迷患者的苏醒、脑神经损伤性质有意义。大多用于急性期后。

五、治疗

1. 急救处理

急救的目的是纠正严重威胁患者生命的情况，维持患者的基本生命体征，减少创口污染，并尽快转送患者使获得确定性治疗。

（1）保证呼吸道通畅：清除呼吸道内血液、分泌物、呕吐物，保持呼吸通畅；昏迷患者应防止舌下垂，必要时放置口咽通气道、行气管插管或紧急气管切开；自主呼吸障碍者应行人工辅助呼吸。

（2）维持有效血液循环：尽快建立有效输血通道，积极抗休克，补充血容量，纠正血压。制止活动性大出血，必要时可暂时闭合伤口止血。

（3）伤口处理：应尽量减少扰动伤口，尽快用敷料保护包扎伤口，减少出血和继发损伤、污染。伤口内有致伤存留者，不可撼动或拔出，应连同伤口一齐包扎保护。伤口或组织有活动出血者，一般稍加压包扎即可止血；有大的动脉活动出血，可用血管钳暂时夹闭或暂时缝合止血。

（4）紧急转送：应尽快转送至有条件的医疗单位。

2. 清创手术

应尽早清除挫伤坏死组织、异物、血肿，修复硬脑膜及头皮伤口，变有污染的开放性伤道为清洁的闭合性伤道，为脑损伤的修复创造有利条件。

（1）术前处理：应尽早给予抗生素和破伤风抗血清。有条件情况下，应尽快行头部CT检查，剃发、配血。

（2）清创原则：清创应从头皮到脑伤道逐层进行。头皮创缘修剪不宜去除过多，以免缝合困难或张力过大。扩大切口尽量做"S"形切开。去除游离骨片时尽量保存与软组织相连的大骨片，从内向外咬除骨质，或先在正常颅骨处钻一孔，循骨折缘扩大咬除骨质，根据手术需要形成骨窗，撕裂的硬脑膜瓣仅做修剪，扩大剪开显露脑伤道。脑组织清创应在直视下，由浅入深，边冲洗边吸引，清除脑内异物、破碎脑组织、血块，彻底止血，尽量少用吸收性明胶海绵。彻底清创后，根据脑组织塌陷情况决定是否缝合硬脑膜。硬脑膜外放置引流管，术后2～3d拔除。

（3）清创术：能否在6～8h内施行清创术，取决于患者就诊时间的早迟，故有早期清创、延期清创和晚期清创之分。

①早期清创术：伤后 6～8 h 行清创手术，但在应用抗生素的条件下，早期清创缝合时间最晚可延长至 72 h。清创完毕后应缝合好硬脑膜与头皮。伤道与脑室相通时，应清除脑室内积血，留置脑室引流管。如果脑组织膨胀，术后脑压仍高，可以不缝硬脑膜，并视情况做外减压（颞肌下减压或去骨瓣减压术）。

②延期清创术：伤后 4～6 d 开放性颅脑损伤，常因就诊时间过晚或早期清创不彻底或污染严重等原因，创面已感染。为避免感染扩散，此类伤口不宜彻底清创。局部用过氧化氢溶液和加入抗生素的生理盐水冲洗干净，保持创面引流通畅，待到局部肉芽生长，细菌培养阴性后方可将头皮缝合。

③晚期清创术：伤后 1 周以上的开放性颅脑损伤，感染严重。此时应保持伤口引流通畅，及时换药。同时强力抗感染治疗，防止败血症、脓毒血症的发生。创面可用高渗液体湿敷，促进肉芽生长，争取消灭创面。

（4）头部嵌入物的处理：嵌入物在急救时不要贸然拔除，特别是在静脉窦或鞍区等部位附近时，仓促拔出可能引起颅内不可控制的大出血或附加损伤。应摄取头部正侧位及必要的特殊位置的 X 线平片，了解伤道以及致伤物大小、形状、方向、深度、是否带钩刺，以及伤的范围，如果异物邻近大血管、静脉窦，可进一步行脑血管造影、CT 等查明致伤物与血管的毗邻关系。根据检查所获取的资料，做好充分术前计划再行手术。

3. 术后处理

在闭合性颅脑损伤术后处理常规的基础上，特别加强抗感染治疗，选用广谱抗生素；加强抗癫痫治疗，预防外伤性癫痫发生；术后 2～3 d 应行腰穿，了解颅内压力高低及是否有感染和出血等情况，必要时可反复进行。

第二节　火器性开放性颅脑外伤

火器性开放性颅脑外伤又称颅脑火器伤，由火药、炸药等发射或爆炸产生的高速飞行投射物，如枪弹弹丸、各种碎片等所致的开放性颅脑损伤。战时常集中发生，平时在我国因枪支管理严格，较为少见，但在一些西方国家平时枪伤相当多见。火器性颅脑损伤是战伤中最为严重的一种损伤，其发生率仅次于四肢而居第 2 位，但其病死率及残废率却是各部位伤中最高的。而且随着高新技术武器的广泛应用，现代武器更多地注入了高科技成分，具有小质量、高速度、高能量及多种机制致伤的特点，从而使颅脑损伤救治难度呈现逐步上升的趋势。

近 20 年来，我国创伤弹道学研究发展很快，对各种投射物的致伤效应、致伤机制、损伤特点、颅脑火器伤的直接损伤、邻近损伤、远隔部位（远达效应）及其对全身影响的认识逐渐深入，采用创伤弹道学的理论用来指导火器伤的治疗，也取得了良好效果。目前，世界范围内颅脑火器伤的病死率目前已降至 9.4%～9.6%。

一、发病机制

由于人体组织的复杂性和投射物参数的多样性，迄今尚不能确切地定量描述投射物致伤人体的力学和病理生理过程。目前认为，火器性投射物致伤机制主要包括三个方面：投射物的直接损伤作用、瞬间空腔效应、压力波作用。

1. 直接损伤作用

投射物穿过组织时，依靠其动能，直接撕裂或破坏组织，造成组织的直接损伤，所形成的伤道称原发伤道或永久性伤道。其损伤范围及程度与投射物的质量和速度相关，根据公式动能 $E = 1/2 \times m \times V^2$，速度越大，总动能越大。如果射出速度超过 2 000 FT/s，击中头部会立即死亡。例如气枪，过去所致的损伤常较轻微，随着技术改进，现代气枪子弹离开枪膛初速度可达 1 200 FT/s，气枪已不再是安全的。

2. 瞬间空腔效应

高速投射物进入颅内，还可在伤道内产生强大的侧向气压，作用于周围组织，造成此瞬间颅内压骤然升高，可高达400 kPa，随后的数毫秒空腔内气压消失，又弹性回缩，空腔经过几次脉动，最后消失。瞬间空腔的持续时间仅数毫秒至数十毫秒，但空腔急剧膨胀与收缩，使伤道周围组织受到压缩、牵拉、撕扯与震荡，所造成组织损伤远较原伤道为广泛且极不均匀。图7-1是瞬间空腔效应和直接损伤伤道对机体的影响。

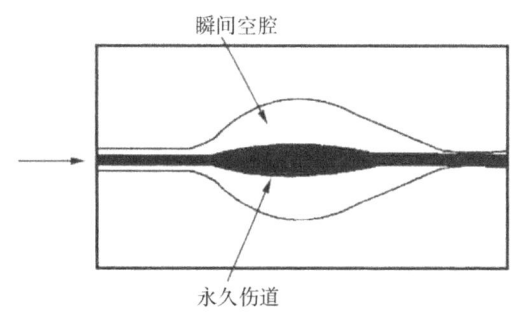

图 7-1　直接损伤与瞬间空腔效应

3. 压力波作用

投射物致伤时，组织内压力波的产生机制有三种：①投射物碰击组织表面时，产生一个压力峰值达10.1 MPa（100个大气压）的冲击波，并以1 500 m/s左右的速度向组织内传递。②投射物在组织传递能量，形成瞬间空腔，由此形成的压力波。③投射物在组织内将动能传递给组织液体微粒，使组织粒子加速运动，一旦其运动速度达到或超过该组织内音速时，即形成所谓"跨音速流"，从而产生冲击波。对于压力波对生物体的致伤作用机制，目前认识尚不一致。实验发现，高速投射物致伤头颅后，可在脊髓、远隔部位的脏器如肺、心等处见到不同程度的点、片状出血，也可见到颅内，尤其脑底部、脑干部的点片状出血，此即所谓"远达效应"。其损机制可能是较强的压力波作用于循环系统，致使体液或血液急剧扰动，引起脏器微小血管破裂出血。

二、分类

火器性颅脑损伤的分类方法很多，早在1918年Cushing等按伤情及治疗需要，将火器颅脑损伤分为九种：①头皮伤。②开放性颅骨骨折，无硬膜破裂。③颅骨凹陷骨折伴硬膜破裂，但无脑膨出。④沟槽形伤，碎骨片深入脑内，有脑膨出。⑤穿透伤，脑内有碎骨片及金属异物存留。⑥在上述④、⑤类伤基础上合并侧脑室伤和异物存留。⑦颅面伤。⑧颅脑贯通伤。⑨广泛爆裂性颅骨骨折及脑损伤。此分类对选择治疗有重要意义，但在实践中有交错的伤情和类别。在此基础上，第二次世界大战中及以后时期，历经整理简化为实用的统一分类标准，并沿用至今。

1. 头皮软组织伤

此类伤约占火器性颅脑损伤患者的1/2。损伤包括头皮、肌层及骨膜等头皮软组织，颅骨和硬脑膜完整，伤情一般较轻。由于冲击加速度及压力波效应，受伤的局部或对冲伤部位可能合并有颅内损伤，如脑挫伤、颅内出血、血肿。

2. 颅脑非穿透伤

颅脑非穿透伤，即开放性颅骨骨折，约占1/6，骨折呈凹陷、粉碎性。投射物有时嵌入骨折裂隙，硬脑膜未破。常伴有硬脑膜外出血，局部存在脑挫裂伤或形成血肿。此类多属中型伤，个别可为重型。

3. 颅脑穿透伤

此类伤约占2/6。颅外软组织、颅骨和脑膜均穿透，颅腔与外界相通，脑组织形成伤道。一般损伤较严重，是火器性颅脑损伤救治的重点。根据伤道的不同分为以下几种（图7-2）。

（1）盲管伤：仅有射入口，致伤物停留在伤道末端，无射出口，临床上可见到不同类型的盲管伤，包括节段盲管伤、半径盲管伤、直径盲管伤（伤道直抵对侧颅骨内板）和反跳伤（投射物冲击对侧颅骨内板呈一定角度又折返回脑实质内）。

（2）贯通伤：投射物贯通颅腔，有入口和出口，致伤物多已逸失，形成贯通伤道，多为高速枪所致，投射物动能大，脑损伤广泛而严重，脑血管损伤也较严重，创道内出血较多，是火器性颅脑损伤最严重者。

（3）切线伤：投射物与头部是切线方向擦过，飞向颅外射入口和射出口相近，头皮、颅骨、硬脑膜与其下面的脑组织皮质呈沟槽状破损，所以又称沟槽伤。

（4）反跳伤：投射物冲击对侧颅骨内板呈一定角度又折返回脑实质内。

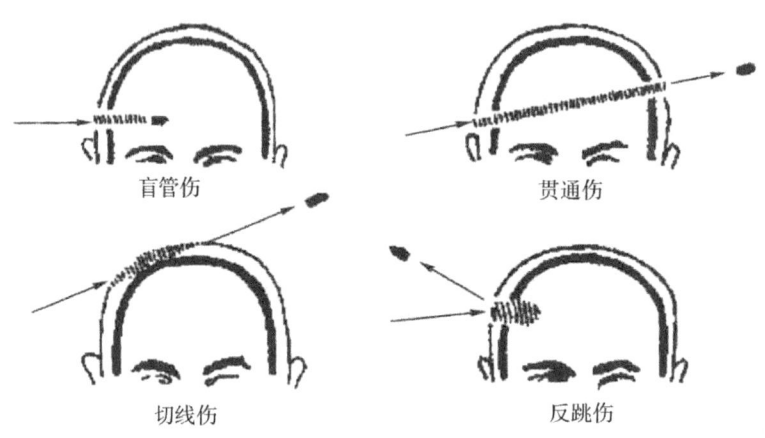

图7-2 火器开放性颅脑损伤分类示意图

在此基本分类基础上，由于颅内某些特殊部位和结构损伤，往往加重伤情，影响预后，因此在处理上有其特别的要求。常见的特殊类型伤有以下几种。

①面颅伤或颈颅伤：投射物经面颌、耳颞或上颈部射入，伤道经眶、额窦、筛窦、上颌窦、鼻腔或耳、乳突入颅，由于伤道穿过污染的黏膜腔和穿过颅底，易损伤颅底血管或引起脑脊液漏，极易并发大出血和继发性感染，处理上也较困难，预后不良。

②静脉窦损伤：最常见的为矢状窦损伤。最严重的并发症是大出血，常引起休克而致死，也可形成颅内血肿或脑疝死亡。

③脑室穿通伤：指火器伤及脑室，侧脑室最多见。若伤及第三、第四脑室，患者多于伤后很快死亡。主要危险是脑室积血和继发感染，也可阻塞脑脊液循环引起高颅压症状。

④颅后窝伤：投射物直接损伤颅后窝十分少见，多半为经颅其他部位或颈部，伤道累及颅后窝。颅后窝容积小，内有脑干、椎-基底动脉等重要结构，损伤时后果严重，常直接毙命，临床上较少见。

三、损伤特点及病理

1. 火器性颅脑损伤的创伤弹道特点

现代火器性致伤物的特点就是速度快、质量轻。速度快则动能大，空腔效应就大，其致伤作用强。质量轻，击中组织后减速快，能量释放快，能量传递率（碰击能量/组织吸收能量）大，造成的损伤也重。因而，目前广泛采用的M16自动步枪（发射M193，5.56 mm弹丸，初速970 m/s）所造成的脑损伤远较过去应用7.62 mm枪弹为重。贯通伤时常常造成较大出口，形成出口大于入口，即使入、出口等大，其伤道内组织损伤的范围及程度均严重。近距离击中时，入口常大于出口。高速、小质量破片伤若为贯通伤则入口大于出口。小破片盲管伤发生率很高，约为贯通伤的4倍，钢珠弹伤几乎全为盲管伤。因破片的形状不同，其入口也不同，三角形、方形或不规则破片，其入口较大，常呈不规则撕裂，钢珠弹入口一般为圆形的边缘整齐的圆孔，有时因皮肤弹性未破坏，可仅有一小破孔，为血块所掩盖，容易遗漏。质量轻的致伤物稳定性差，遇到不同密度的组织，易改变弹道方向，在颅内可形成走行方向复杂的弹道。另外，投射物击中颅骨时形成的骨碎片，作为继发性投射物作用于伤道，不仅增大伤道，且可形成许多继发性伤道，更增加了伤道判断的复杂性。

2. 伤道病理

（1）原发伤道区：位于伤道中心，是投射物直接造成的组织坏死区。多呈管状，其内充满毁损与液化的脑组织碎块,与血液和血块交融,含有颅骨碎片、头发、布片、泥沙以及弹片或枪弹等。碎骨片通常位于伤道近端,呈散射状分布,使脑的损伤区加大。弹片或枪弹则多位于伤道远侧。脑膜与脑出血容易在伤道内聚积形成硬脑膜外、硬脑膜下、脑内或脑室内血肿。脑伤道内血肿的部位,可位于近端、中段与远端口处。

(2)脑挫伤区:紧靠并围绕原发性伤道周围的受损伤脑组织,由内冲击波的瞬间空腔效应造成;此区脑组织尚连续,表现为点片状出血、水肿、神经元肿胀崩解,轴突和髓鞘肿胀破裂,神经组织出现缺血性改变;胶质细胞和星形细胞肿胀崩解,随后小胶质细胞变成格子细胞进入该区,开始组织修复过程。由于神经元损伤的不可复性,神经功能恢复多不完全。这种急剧膨胀型压力传导损伤对全脑均可造成损害,表现为不同程度全脑功能障碍。

(3)震荡区:脑组织挫裂伤区外为震荡区。震荡区内的组织结构完整,神经元及神经纤维可因震荡而发生暂时性功能抑制,不伴有其他继发性损害,日后常能恢复。震荡区的大小不一,范围与传递给组织的能量有关。破片伤中,震荡区多集中于入口附近,近盲管伤末端或贯通伤出口处可完全没有震荡区,这与破片能量大都在近入口处释放有关。

脑的病理变化可随创伤类型、伤后外科处理和后期治疗情况而有所不同。脑部的血液循环与脑脊液循环障碍,颅内继发出血与血肿形成、急性脑水肿、并发感染、颅内压增高等因素,皆可使病理改变复杂化。上述病理演变大致分为急性期、炎症反应期与并发症期三个时期。如创伤得到早期彻底清创处理,则可不经并发症期而愈合。

四、临床表现

火器性颅脑损伤与非火器性颅脑损伤的临床表现相似,但因伤情复杂、出血休克多、颅内血肿发生率高、伤口污染严重、颅内感染率高等特点,因而也具有某些差异。

1. 意识障碍

除少数低速性弹片或远距离枪弹伤可无意识障碍,大多有原发性意识障碍,主要因为高速枪弹伤瞬间空腔效应使脑损伤范围广泛或致脑干损伤。如伤员在伤后出现中间清醒期或好转期,或受伤当时无昏迷随后转入昏迷,或意识障碍进行性加重,都反映伤员存在急性脑受压征象,可能合并急性颅内血肿,应严加警惕。

2. 生命体征紊乱

火器性颅脑损伤后的生命体征变化相差很大。轻者可无或仅有轻微变化。重型颅脑损伤时,伤后多数立即出现呼吸、脉搏、血压的变化。伤及脑干部位重要生命中枢者,可早期发生呼吸紧迫、缓慢或间歇性呼吸,同时血压一过性下降,脉搏细弱,心率减慢,是为原发性休克或脑休克期。如伤及脑干、下丘脑或动能很大的枪弹伤、大破片伤,伤者常不能恢复,迅速中枢衰竭死亡。伤后呼吸慢而深、脉搏慢而有力、血压升高的进行性变化是颅内压增高、脑受压和脑疝的危象,常提示有颅内血肿。开放伤引起外出血,大量脑脊液流失,引起休克、衰竭,应该注意查明有无胸腹伤、大的骨折等严重合并伤,进行分析鉴别。

3. 神经功能缺损

根据受伤的部位,各功能区受损后可引起相应的体征和症状,如运动障碍、失语、脑神经麻痹、视野缺损等。外伤性癫痫也较闭合性为高。

4. 颅内压升高

火器性颅脑损伤并发颅内血肿的概率较高,脑水肿与颅内感染,都可使颅内压升高。呼吸道通气不畅、脑脊液循环不畅等也可进一步促进颅内压增高,表现为头痛、呕吐、烦躁不安、进行性意识障碍,甚至可出现脑疝症状。

五、诊断

(1)询问伤史。

(2)伤口检查:应注意伤口的部位、大小、形状,有无脑脊液流出和脑组织外露及膨出;有无活动性出血，伤口与颅内重要结构（如外侧裂、静脉窦或主要血管）关系以及创口污染情况；检查时应注意防止遗漏细小伤口及邻近眼、鼻、耳、颌面和颈部伤口，严禁用探针或镊子向伤口深处探查或随意取出伤口内骨折片等异物，以免引起颅内大出血和增加感染的机会。出入口的连线有助于判断贯通伤是否横过重要结构。

六、辅助检查

（1）头颅X线摄片：应常规做头颅正侧位X线平片，以了解颅骨骨折情况、射入口及射出口位置、颅内碎骨片及异物的数目、大小、形态和部位，对于判断伤情、指导清创有重要意义。必要时，可加拍切线位、汤氏位、颌面或颅颈交区X线片，以检查颅面或颈颅伤。

（2）CT检查：平时或有条件的后方医院应常规行CT扫描检查，以了解判定伤道的位置、方向、异物数量和性质、颅内出血和脑水肿、脑肿胀等，对指导颅内清创和判断清创是否彻底有重要价值。后期CT的追踪检查对了解颅内伤情变化、发现继发感染、出血、脑积水等有重要价值。计算机三维重建技术可以定位颅内异物存留情况，结合术中神经导航技术可引导手术取出细小异物存留。

（3）脑血管造影：对诊断火器伤后血管性并发症，如脑血管栓塞、外伤性动脉瘤、动静脉瘘有决定性意义。

（4）磁共振（MRI）：有金属异物时不宜采用，主要在了解晚期脑损伤情况、并发症的诊断有其特殊意义，如颅内感染、脑脓肿、外伤性癫痫等。一般不用于急性期检查。

（5）腰椎穿刺：对后期判断脑损伤程度、脑水肿、慢性血肿等有一定意义。对开放的伤口在彻底清创前一般不进行。

（6）神经电生理检查：脑电图有助于诊断外伤性癫痫和判定长期昏迷患者预后。诱发电位检查对于判断脑干损伤程度、昏迷患者的苏醒、脑神经损伤性质有意义。大多用于急性期后。

七、治疗

火器性颅脑损伤的现代救治主要包括及时合理的现场急救、早期复苏，快速安全的转送，在有专科医师和设备的医院进行及时有效清创和相应非手术综合治疗。

1. 火线转移－紧急互救－快速转运

（1）火线转移：自阵地或战场上尽快将伤员就近转移到相对安全地带。

（2）包扎伤部：用急救包或大块敷料遮盖伤部，严密包扎以达到加压止血的目的。如有脑膨出，用敷料绕其周围，保护脑组织以免污染和增加损伤。

（3）保持呼吸道通畅：迅速将伤员放在安全隐蔽地带，有意识障碍者，取侧卧位，解开衣领和腰带，及时排出口腔和呼吸道的分泌物，以保持呼吸道通畅；舌后坠时可放入咽通气管。

（4）迅速固定并转运至团、师救护所。

（5）对休克、颅内血肿伤员施行急救：检查创口包扎情况，对呼吸道不通畅者行气管插管、紧急气管切开；抗休克、复苏处理，包括补充血容量，纠正缺氧、酸中毒及其他电解质紊乱；尽早大剂量抗生素和破伤风抗毒素（TAT）应用。

（6）剃发，清洁伤口外围，初步预防感染。

（7）进行分类、填伤票、记录伤情，医疗文书随同伤员后送。后送中注意安全和其他医疗防护事项。已出现休克或已有中枢衰竭者，就地急救，不宜转送。

2. 分级医疗救护

战争环境下，对大批伤员强调合理的分级医疗救护。根据具体情况一般分一线、二线和后方区三级医疗救护。现代战争条件下也可简单分为前方区和后方区。有神经外科手术组加强的一线医院只限于处理危及生命的颅内血肿、大出血和濒危伤员，不可将大批颅脑损伤伤员集中在一线医院进行手术。早期清创处理，应在二线医院或后方区专科医院进行。因而强调分类后送，颅脑火器伤伤员可采用越级后送，采用快速运送工具，尽快将伤员送至可进行确定性处理的医疗单位。

在二线医院或后方专科医院,大量伤员到达时,伤员手术顺序大致如下。

(1)有颅内血肿等脑受压征象者,或伤道有活动性出血者,优先手术。

(2)颅脑贯通伤的手术先于非贯通伤,其中脑室伤有大量脑脊液漏及颅后窝伤也应尽先处理。

(3)同类型伤,先到达者,先行处理。

(4)危及生命的胸、腹部伤,优先处理,然后再处理颅脑伤,如同时已有脑疝征象,伤情极严重,只有在良好的麻醉与输血保证下,两方面手术才能同时进行。术后加强抗感染和颅脑伤的一般治疗。

3. 清创术

(1)清创术目的:把创道内污染物如毛发、泥沙、碎骨片、弹片等异物、坏死碎裂的脑组织、血块等清除,经清创后使创道清洁、无异物、无出血、无坏死脑组织,然后进行修补硬脑膜,缝合头皮,将开放伤变成闭合伤。

(2)清创术的原则:对于火器性开放性颅脑损伤的清创,长期以来存在不同的认识。早在第一次世界大战期间,Cushing 等根据手术治疗的需要提出了"彻底清创术"(aggressive debridement)的理念,要求彻底清除坏死的脑组织,取出嵌入脑组织的金属异物、颅骨碎片及其他异物,清除血块,彻底止血,然后缝合硬脑膜和头皮软组织。该理念的实施使颅脑火器损伤病死率由第一次世界大战前期的 55% 降到了 29%。第二次世界大战早期,英美军医曾试图对火器性颅脑损伤采用姑息清创,即"微清创术"(less aggressive debridement),该方法不刻意追求彻底清除嵌脑组织中的所有弹片和碎骨片,旨在最大限度保存脑组织。但该方法在当时以失败而告终,原因是遗留在脑组织内的碎骨片和弹片经常导致严重颅内细菌感染。因此,"彻底清创术"的理念一直沿用至今。但近 20 年来,随着影像技术的发展,CT 已被常规用于颅脑火器伤检查,军医可根据 CT 结果和临床表现决定治疗方案,同时随着针性强的抗生素大量的临床运用,使得火器伤的治疗疗效大大改善,并同时赋予"彻底清创术"新的内涵。目前,对于火器性颅脑损伤的清创术的意见虽然仍有差异,但在以下几点基本上是一致的。①清创术应尽早进行。②快速后送。③尽可能一次性彻底清创,但对脑伤道只清除伤道内已碎化坏死的组织,不做伤道周围挫伤失活组织的切除。④酌情取除异物,对伤道内异物,应彻底清除头发、头皮软组织碎屑、泥沙、帽子碎片等异物,碎骨片尽量随清除伤道碎化组织摘除,对伤道周围脑组织内,尤其是深部、细小的骨碎片不强求摘除,伤道内金属异物,在不增加脑损伤情况下尽量摘除,但直径 <1 cm 的金属异物不强求取出。⑤早期清创后应争取缝合或修补硬脑膜及头皮软组织。⑥术前术后大剂量广谱抗生素的应用,能大大减少颅内感染的发生率。

(3)不同类型火器性脑损伤的清创方法:根据病史、对伤口的检查,结合 CT 检查结果,对伤情及伤道有了明确的把握之后,就可根据不同的伤道类型制定不同的手术方案。

①盲管伤的清创:对于颅脑伤道较短、异物位置不深者,可从入射口同时清创和摘取异物;对于颅脑伤道较长、异物已经接近对侧颅骨内板者,则应从入射口行颅脑清创,在对侧接近异物处避开重要功能区另做切口,开颅摘取或用磁性导针吸出异物;对于内反跳伤者,应视反跳所形成的继发伤道有无脑受压及异物摘除的可能性和必要性而定;对某些位于重要功能区而又必须摘除的异物,也可采用分次手术的方法,即第一次经入口行伤道清创,然后采取体位疗法,待异物靠自身的重力运动到脑皮质浅面后,再行手术摘取。对盲管伤和非穿透伤共存者,应先重点进行盲管伤的处理,将开放性脑伤彻底清创并变为闭合后,再进行头皮、颅骨的清创和摘取异物。对于入口太小,又位于颞、枕等肌肉深部的 1 cm 以下的异物,无须勉强摘取,一般不会导致感染或其他并发症。

②贯通伤的清创:贯通伤有入口及出口,颅脑损伤常较严重而广泛,手术处理重点是对包括入、出口在内的全部伤道的彻底颅脑清创。对出口和入口相距较远,或各在一侧,不能在同一术野清创者,可以采取出入口伤道分别清创或分组同时清创;但合并有颅内血肿或脑受压表现的一侧应首先手术减压及清创。对出入门相距较近,可以连接成一个切口的贯通伤,可采用出入口连通成形开瓣,同一术野一次彻底清创的方法。

③特殊部位损伤的清创:这类损伤多有病情危重、出血凶猛、重要结构受累、污染严重等特点,残疾率及死亡率较高。应在常规清创的基础上,注意控制出血,补充血容量,修补缺损,引流污染脑脊液,

预防感染等，尽可能提高治疗效果。

④摘除颅内金属异物的指征：直径＞1 cm 的金属异物因易诱发颅内感染需手术；位于非功能区，易于取出且手术创伤及危险性小；出现颅内感染征象或顽固性癫痫及其他较严重的临床症状者；合并有外伤性动脉瘤者；脑室穿通伤，异物进入脑室时，由于极易引起脑室内出血及感染，且异物在脑室内移动可以损伤脑室壁，常需手术清除异物。

（4）创伤的分期处理原则。

①早期处理：伤后 48～72 h，全身情况良好，可及时行清创术；全身情况较差者，可先综合治疗，待情况好转后再行手术。但不宜拖延过久。

②延期处理：伤后 4～6 d，如伤口无明显感染，仍可行清创术。术后根据情况，不缝合或部分缝合伤口。如已有明显感染，以不手术为宜，以免引起感染扩散。如伤口引流不好，应适当敞开伤口以利引流。

③晚期处理：伤后 1 周以上的开放性颅脑损伤，感染严重。此时应保持创口引流通畅，及时换药，待感染控制后再行伤道处理。同时强力抗感染治疗，防止败血症、脓毒血症的发生。

4. 术后处理

同闭合性颅脑损伤术后处理，特别加强抗感染治疗，选用广谱抗生素；加强抗癫痫治疗，预防外伤性痫发生；术后 2～3 d 应行腰穿，了解颅内压力高低及是否有感染和出血等情况，必要时可反复进行。

第八章 脑血管疾病

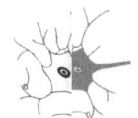

第一节 脑梗死

一、脑血栓形成概述

脑血栓形成（CI）又称缺血性卒中（CIS），是指在脑动脉本身病变基础上，继发血液有形成分凝集于血管腔内，造成管腔狭窄或闭塞，在无足够侧支循环供血的情况下，该动脉所供应的脑组织发生缺血变性坏死，出现相应的神经系统受损表现或影像学上显示出软化灶，称为脑血栓形成。90%的脑血栓形成是在脑动脉粥样硬化的基础上发生的。脑梗死约占全部脑卒中的80%。

（一）脑梗死的分类

1. 大面积脑梗死

大面积脑梗死通常是颈内动脉主干、大脑中动脉主干或皮质支的完全性卒中，患者表现为病灶对侧完全性偏瘫、偏身感觉障碍及向病灶对侧的凝视麻痹，可有头痛和意识障碍，并呈进行性加重。

2. 分水岭性脑梗死（CWSI）

CWSI是指相邻血管供血区之间分水岭区或边缘带的局部缺血，多由于血流动力学障碍所致。结合CT可分为皮质前型，为大脑前与大脑中动脉供血区的分水岭脑梗死；皮质后型，为大脑中动脉与大脑后动脉，或大脑前、中、后动脉皮质支间的分水岭区；皮质下型，为大脑前、中、后动脉皮质支与深穿支间或大脑前动脉回返支与大脑中动脉的豆纹动脉间的分水岭区梗死。

3. 出血性脑梗死

出血性脑梗死是由于脑梗死供血区内动脉坏死后血液漏出继发出血，常见于大面积脑梗死后。

4. 多发性脑梗死

多发性脑梗死是指两个或两个以上不同的供血系统脑血管闭塞引起的梗死，多为反复发生脑梗死的后果。

（二）临床表现

本病好发于中年以后，60岁以后动脉硬化性脑梗死发病率增高，男性较女性为多。起病前多有前驱症状，表现为头痛、眩晕、短暂性肢体麻木、无力，约25%的患者有短暂性脑缺血发作史；起病较缓慢，患者多在安静和睡眠中起病。

动脉硬化性脑梗死发病后意识常清醒，如果大脑半球较大面积梗死、缺血、水肿可影响间脑和脑干的功能，起病后不久出现意识障碍。如果发病后即有意识不清，要考虑椎－基底动脉系统梗死。动脉硬化性脑梗死可发生于脑动脉的任何一分支，不同的分支可有不同的临床特征，常见的有如下几种。

1. 颈内动脉闭塞

临床主要表现病灶侧单眼失明（一过性黑蒙，偶可为永久性视力障碍），或病灶侧Horner征，对侧肢体运动或感觉障碍及对侧同向偏盲，主侧半球受累可有运动性失语。颈内动脉闭塞也可不出现局灶症状，这取决于前、后交通动脉，眼动脉，脑浅表动脉等侧支循环的代偿功能。

2. 大脑中动脉闭塞

大脑中动脉是颈内动脉的延续，是最容易发生闭塞的血管。

（1）主干闭塞时引起对侧偏瘫、偏身感觉障碍和偏盲，主侧半球主干闭塞可有失语、失写、失读。

（2）大脑中动脉深支或豆纹动脉闭塞可引起对侧偏瘫，一般无感觉障碍或同向偏盲。

（3）大脑中动脉各皮质支闭塞可分别引起运动性失语、感觉性失语、失读、失写、失用，偏瘫以面部及上肢为重。

3. 大脑前动脉闭塞

（1）皮质支闭塞时产生对侧下肢的感觉及运动障碍，伴有尿潴留。

（2）深穿支闭塞可致对侧中枢性面瘫、舌瘫及上肢瘫痪，亦可产生情感淡漠、欣快等精神障碍及强握反射。

4. 大脑后动脉闭塞

大脑后动脉大多由基底动脉的终末支分出，但有5%~30%的人，其中一侧起源于颈内动脉。

（1）皮质支闭塞：主要为视觉通路缺血引起的视觉障碍，对侧同向偏盲或上象限盲。

（2）深穿支闭塞，出现典型的丘脑综合征，对侧半身感觉减退伴丘脑性疼痛，对侧肢体舞蹈样徐动症等。

5. 基底动脉闭塞

该动脉发生闭塞的临床症状较复杂，亦较少见。常见症状为眩晕、眼球震颤、复视、交叉性瘫痪或交叉性感觉障碍，肢体共济失调，若主干闭塞则出现四肢瘫痪、眼肌麻痹、瞳孔缩小，常伴有面神经、展神经、三叉神经、迷走神经及舌下神经的麻痹及小脑症状等，严重者可迅速昏迷，发热达41~42℃，以至死亡。基底动脉因部分阻塞引起脑桥腹侧广泛软化，则临床上可产生闭锁综合征，患者四肢瘫痪，不能讲话，但神志清楚，面无表情，缄默无声，仅能以眼球垂直活动示意。

在椎-基底动脉系统血栓形成中，小脑后下动脉血栓形成是最常见的，称延髓外侧部综合征（Wallenberg综合征），表现为眩晕、恶心、呕吐、眼震、同侧面部感觉缺失、同侧霍纳综合征、吞咽困难、声音嘶哑、同侧肢体共济失调及对侧面部以下痛、温觉缺失。

小脑后下动脉的变异性较大，故小脑后下动脉闭塞所引起的临床症状较为复杂和多变，但必须具备两条基本症状，即一侧后组脑神经麻痹，对侧痛、温觉消失或减退，才可诊断。

根据缺血性卒中病程分为：①进展型：指缺血发作6 h后，病情仍在进行性加重。此类患者占40%以上，造成进展的原因很多，如血栓的扩展、其他血管或侧支血管阻塞、脑水肿、高血糖、高温、感染、心肺功能不全，多数是由于前两种原因引起的。据报道，进展型颈内动脉系占28%，椎-基底动脉系统占54%。②稳定型：发病后病情无明显变化者，倾向于稳定型卒中，一般认为颈内动脉系统缺血发作24 h以上、椎-基底动脉系统缺血发作72 h以上者，病情稳定，可考虑稳定型卒中。此类型卒中，CT所见与临床表现相符的梗死灶机会多，提示脑组织已经有了不可逆的病损。③完全性卒中：指发病后神经功能缺失症状较重较完全，常于数小时内（<6 h）达到高峰。④可逆性缺血性神经功能缺损（RIND）：指缺血性局灶性神经障碍在3周之内完全恢复者。

（三）辅助检查

1. CT扫描

发病24~48 h后可见相应部位的低密度灶，边界欠清晰，并有一定的占位效应。早期CT扫描阴性不能排除本病。

2. MRI

MRI可较早期发现脑梗死，特别是脑干和小脑的病灶。T_1和T_2弛豫时间延长，加权图像上T_1在病灶区呈低信号强度，T_2呈高信号强度，也可发现脑移位受压。与CT相比，MRI显示病灶早，能早期发现大面积脑梗死，清晰显示小病灶及颅后窝的梗死灶，病灶检出率达95%，功能性MRI如弥散加权MRI

可于缺血早期发现病变，发病半小时即可显示长 T_1、长 T_2 梗死灶。

3. 血管造影

DSA 或 MRA 可发现血管狭窄和闭塞的部位，可显示动脉炎、Moyamoya 病、动脉瘤和血管畸形等。

4. 脑脊液检查

通常脑脊液压力、常规及生化检查正常，大面积脑梗死者脑脊液压力可增高，出血性脑梗死脑脊液中可见红细胞。

5. 其他

彩色多普勒超声检查（TCD）可发现颈动脉及颈内动脉的狭窄、动脉粥样硬化斑或血栓形成。超声心动图检查有助于发现心脏附壁血栓、心房黏液瘤和二尖瓣脱垂。PET 能显示脑梗死灶的局部脑血流、氧代谢及葡萄糖代谢，并监测缺血半暗带及对远隔部位代谢的影响。

（四）诊断与鉴别诊断

1. 脑血栓形成的诊断

主要有以下几点。

（1）多发生于中老年人。

（2）静态下发病多见，不少患者在睡眠中发病。

（3）病后几小时或几天内病情达高峰。

（4）出现面、舌及肢体瘫痪，共济失调，感觉障碍等定位症状和体征。

（5）脑 CT 提示症状相应的部位有低密度影或脑 MRI 显示长 T_1 和长 T_2 异常信号。

（6）多数患者腰椎穿刺检查提示颅内压、脑脊液常规和生化检查正常。

（7）有高血压、糖尿病、高血脂、心脏病及脑卒中史。

（8）病前有过短暂性脑缺血发作者。

2. 鉴别诊断

脑血栓形成应注意与下列疾病相鉴别。

（1）脑出血：有 10% ~ 20% 脑出血患者由于出血量不多，在发病时意识清楚及脑脊液正常，不易与脑血栓形成区别，必须行脑 CT 扫描才能鉴别。

（2）脑肿瘤：有部分脑血栓形成患者由于发展至高峰的时间较慢，单从临床表现方面不易与脑肿瘤区别。脑肿瘤患者腰椎穿刺发现颅内压高，脑脊液中蛋白增高。脑 CT 或 MRI 提示脑肿瘤周围水肿显著，瘤体有增强效应，严重者有明显的占位效应。但是，有时做了脑 CT 和 MRI 也仍无法鉴别。此时，可做脑活检或按脑血栓进行治疗，定期复查 CT 或 MRI 以便区别。

（3）颅内硬膜下血肿：可以表现为进行性肢体偏瘫、感觉障碍、失语等，而没有明确的外伤史。主要鉴别依靠脑 CT 扫描发现颅骨旁有月牙状的高、低或等密度影，伴占位效应如脑室受压和中线移位，增强扫描后可见硬脑膜强化影。

（4）炎性占位性病变：细菌性脑脓肿、阿米巴性脑脓肿等炎性占位性病变可表现在短时间内逐渐出现肢体瘫痪、感觉障碍、失语、意识障碍等临床表现，尤其在无明显的炎症性表现时，难与脑血栓形成区别。但是，腰椎穿刺检查、脑 CT 和 MRI 检查有助于鉴别。

（5）癔症：对于以单个症状出现的脑血栓形成，如突然失语、单肢瘫痪、意识障碍等，需要与癔症相鉴别。癔症可询问出明显的诱因，检查无定位体征及脑影像学检查正常。

（6）脑栓塞：临床表现与脑血栓形成相类似，但脑栓塞在动态下突然发病，有明确的栓子来源。

（7）偏侧性帕金森病：有的帕金森病患者表现为单侧肢体肌张力增高，而无震颤时，往往被误认为脑血栓形成。通过体格检查可发现该侧肢体有明显的强直性肌张力增高，无锥体束征及影像学上的异常，即可区别。

（8）颅脑外伤：临床表现可与脑血栓形成相似，但通过询问出外伤史，则可鉴别。但部分外伤患者可合并或并发脑血栓形成。

（9）高血压脑病：椎-基底动脉系统的血栓形成表现为眩晕、恶心、呕吐，甚至意识障碍时，在原有高血压的基础上，血压又急剧升高，此时应注意与高血压脑病鉴别。高血压脑病可以表现为突然头痛、眩晕、恶心、呕吐，严重者意识障碍。后者的舒张压均在 16 kPa（120 mmHg）以上，脑 CT 或 MRI 检查呈阴性时，则不易区别。有效鉴别方法是先进行降血压治疗，如血压下降后病情迅速好转者为高血压脑病，如无明显改善者，则为椎-基动脉血栓形成。复查 CT 或 MRI 有助于两者的鉴别。脑血栓形成的治疗原则是尽量解除血栓及增加侧支循环，改善缺血梗死区的血液循环；积极消除脑水肿，减轻脑组织损伤，尽早进行神经功能锻炼，促进康复，防止复发。

（五）治疗

治疗脑血栓形成的药物和方法有上百种，各家医院的用法大同小异。但是，至今为止，仍无特殊有效的治疗方法。脑血栓形成的恢复程度取决于梗死的部位及大小、侧支循环代偿能力和神经功能障碍的康复效果。一般来讲，在进行性卒中即脑血栓形成在不断地加重时，应尽早进行抗凝治疗；在脑血栓形成的早期，有条件时，应尽早进行溶栓治疗；若丧失上述机会或病情不允许，则进行一般性治疗。在药物治疗中，如果病情已经稳定，应尽早进行早期康复治疗。不论是完全恢复正常或留有后遗症者，应长期进行综合性预防，以防止脑血栓的复发。

急性期的治疗原则：①超早期治疗。提高全民的急救意识，为获得最佳疗效力争超早期溶栓治疗。②针对脑梗死后的缺血瀑布及再灌注损伤进行综合保护治疗。③采取个性化治疗原则。④整体化观念：脑部病变是整体的一部分，要考虑脑与心脏及其他器官功能的相互影响，如脑心综合征、多脏器功能衰竭，积极预防并发症，采取对症支持疗法，并进行早期康复治疗。⑤对卒中的危险因素及时给予预防性干预措施。最终达到挽救生命、降低病残及预防复发的目的。

1. 超早期溶栓治疗

（1）溶栓治疗急性脑梗死的目的：在缺血脑组织出现坏死之前，溶解血栓、再通闭塞的脑血管，及时恢复供血，从而挽救缺血脑组织，避免缺血脑组织发生坏死。在缺血脑组织出现坏死之前进行溶栓治疗，这是溶栓治疗的前提。只有在缺血脑组织出现坏死之前进行溶栓治疗，溶栓治疗才有意义。

（2）溶栓治疗时间窗：脑组织对缺血耐受性特别差。脑供血一旦发生障碍，很快就会出现神经功能异常；缺血达一定程度后，脑细胞就不可避免地发生缺血坏死。脑组织对局部缺血较全脑缺血的耐受时间要长。实际上，局部脑缺血中心缺血区很快发生坏死，只是缺血周边半暗带区对缺血的耐受时间较长。溶栓治疗的主要目的是挽救那些尚没有坏死的缺血周边半暗带脑组织。缺血性脑卒中可进行有效治疗的时间称为治疗时间窗。不同个体的溶栓治疗时间窗存在较大的个体差异。根据现有的研究资料，总的来看，急性脑梗死发病 3 h 内绝大多数患者采用溶栓治疗是有效的；发病 3～6 h 大部分溶栓治疗可能有效；发病 6～12 h 小部分溶栓治疗可能有效，但急性脑梗死溶栓治疗时间窗的最后确定有待于目前正在进行的大规模、多中心、随机、双盲、安慰剂对照临床试验结果。

（3）影响溶栓治疗时间窗的因素。①种属：不同种属存在较大的差异，如小鼠局部脑梗死的治疗时间窗 <2～3 h，而猴和人一般认为至少有 6 h。②临床病情：当脑梗死患者出现昏睡、昏迷等严重意识障碍，眼球凝视麻痹，肢体近端和远端均完全瘫痪，以及脑 CT 已显示低密度改变时，均表明有较短的治疗时间窗，临床上几乎无机会可溶栓。而肢体瘫痪等临床病情较轻时，一般溶栓治疗的治疗时间窗较长。③脑梗死类型：房颤所致的心源性脑栓塞患者，栓子常较大，多堵塞颈内动脉和大脑中动脉主干，迅速造成严重的脑缺血，若此时患者上下肢体瘫痪均较完全，治疗时间窗通常 3～4 h。而对于血管闭塞不全的脑血栓形成患者，由于局部脑缺血相对较轻，溶栓治疗时间窗常较长。④侧支循环状态：如大脑中动脉深穿支堵塞，因为是终末动脉，故发生缺血时侧支循环很差，其供血区脑组织的治疗时间窗常在 3 h 之内；而大脑中动脉 M2 或 M3 段堵塞时，由于大脑皮质有较好的侧支循环，因而不少患者的治疗时间窗可以超过 6 h。⑤体温和脑组织的代谢率：低温和降低脑组织的代谢可提高脑组织对缺血的耐受性，可延长治疗时间窗，而高温可增加脑组织的代谢，治疗时间窗缩短。⑥神经保护药应用：许多神经保护药可以明显地延长试验动物缺血治疗的时间窗，并可减少短暂性局部缺血造成的脑梗死体积。因而，溶栓治疗联合神经保护药治疗有广阔的应用前景，但目前缺少有效的神经保护药。⑦脑细胞内外环境：脑细胞内外环境状态与脑组织对缺血的耐受性密切相关，当患者有水、电解质及酸碱代谢紊乱等表现时，

治疗时间窗明显缩短。

（4）临床上常用的溶栓药物：尿激酶（UK）、链激酶（SK）、重组的组织型纤溶酶原激活药（rt-PA）。尿激酶在我国应用最多，常用量25万～100万U，加入5%葡萄糖溶液或氯化钠溶液中静脉滴注，30 min～2 h滴完，剂量应根据患者的具体情况来确定，也可采用DSA监测下选择性介入动脉溶栓；rt-PA是选择纤维蛋白溶解药，与血栓中纤维蛋白形成复合体后增强了与纤溶酶原的亲和力，使纤溶作用局限于血栓形成的部位，每次用量为0.9 mg/kg体重，总量<90 mg；有较高的安全性和有效性，rt-PA溶栓治疗宜在发病后3 h进行。

（5）适应证：凡年龄<70岁；无意识障碍；发病在6 h内，进展性卒中可延迟到12 h；治疗前收缩压<26.7 kPa（200 mmHg）或舒张压<16 kPa（120 mmHg）；CT排除颅内出血；排除TIA；无出血性疾病及出血素质；患者或家属同意，都可进行溶栓治疗。

（6）溶栓方法：上述溶栓药的给药途径有两种。①静脉滴注。应用静脉滴注UK和SK治疗诊断非常明确的早期或超早期的缺血性脑血管病，也获得一定的疗效。②选择性动脉注射。属血管介入性治疗，用于治疗缺血性脑血管病，并获得较好的疗效。选择性动脉注射有两种途径：一是选择性脑动脉注射法，即经股动脉或肘动脉穿刺后，先进行脑血管造影，明确血栓所在的部位，再将导管插至颈动脉或椎-基底动脉的分支，直接将溶栓药注入血栓所在的动脉或直接注入血栓处，达到较准确的选择性溶栓作用；且在注入溶栓药后，还可立即再进行血管造影了解溶栓的效果。二是颈动脉注射法，适用于治疗颈动脉系统的血栓形成。用常规注射器穿刺后，将溶栓药物注入发生血栓侧的颈动脉，达到溶栓作用。但是，动脉内溶栓有一定的出血并发症，因此，动脉内溶栓的条件是：明确为较大的动脉闭塞；脑CT扫描呈阴性，无出血的证据；允许有小范围的轻度脑沟回改变，但无明显的大片低密度梗死灶；血管造影证实有与症状和体征相一致的动脉闭塞改变；收缩压在24 kPa（180 mmHg）以下，舒张压在14.6 kPa（110 mmHg）以下；无意识障碍，提示病情尚未发展至高峰者。值得注意的是，在进行动脉溶栓之前一定要明确是椎-基底动脉系统还是颈动脉系统的血栓形成，否则，误做溶栓，延误治疗。

局部动脉灌注溶栓剂较全身静脉用药剂量小，血栓局部药物浓度高，并可根据DSA观察血栓溶解情况以决定是否继续用药。但DSA及选择性插管，治疗时间将延迟45 min～3 h。目前文献报道的局部动脉内溶栓治疗脑梗死血管再通率为58%～100%，临床好转率为53%～94%，均高于静脉内用药（36%～89%，26%～85%）。但因患者入选标准、溶栓剂种类、剂量、观察时间不一，比较缺乏可比性，故哪种用药途径疗效较好仍不清楚。故有人建议，先尽早静脉应用溶栓剂，短期无效者再进行局部动脉内溶栓。

应用溶栓药物治疗目前尚无统一标准，由于个体差异，剂量波动范围也大。不同的溶栓药物和不同的给药途径，用药的剂量也不同。①尿激酶：静脉注射的剂量分为两种：一是大剂量，100万～200万U溶于氯化钠溶液500～1 000 mL中，静脉滴注，仅用1次。二是小剂量，20万～50万U溶于氯化钠溶液500 mL中，静脉滴注，1次/d，可连用3～5次。动脉内注射的剂量为10万～30万U。②rt-PA：美国国立卫生院的试验结果认为，rt-PA治疗剂量≤0.85 mg/kg体重、总剂量<90 mg是安全的。其中10%可静脉推注，剩余90%的剂量在24 h内静脉滴注。

（7）溶栓并发症：脑梗死病灶继发出血，致命的再灌流损伤及脑组织水肿是溶栓治疗的潜在危险，再闭塞率可达10%～20%。

所有溶栓药在临床应用中均有可能产生颅内出血的并发症，包括脑内和脑外出血。影响溶栓药物疗效与安全性的主要并发症是脑内出血。脑内出血分脑出血及梗死性出血。前者指CT检查显示在非梗死区出现高密度的血肿，多数伴有相应的临床症状和体征，少数可以没有任何临床表现；后者指梗死区的脑血管在阻塞后再通，血液外渗所致，CT扫描显示出梗死灶周围有单独或融合的斑片状出血，一般不形成血肿。出血并发症可导致病情加重，但有的可能没有任何表现。溶栓后的脑内出血在尸检的发现率为17%～65%，远低于临床上的表现率。溶栓导致脑内出血的原因可能系：①缺血后血管壁受损，易破裂。②继发性纤溶及凝血障碍。③动脉再通后灌注压增高。④软化脑组织对血管的支持作用减弱。脑外出血主要见于胃肠道及泌尿系。

迄今为止，仍无大宗随机双盲对比性的临床应用研究结果，大多为个案病例或开放性临床应用研究，尤其是对选择病例方面，有较多的差别，因此，溶栓治疗的确切效果各家报道不一样，差别较大。但较为肯定的是溶栓后的出血并发症较高。Grond 等、Chiu 等、Trouillas 等及 Tanne 等分别对 60、30、100 及 75 例动脉血栓形成的患者行 rt-PA 静脉溶栓治疗，症状性脑出血的发生率为 6.6%、7%、7% 和 7%。rt-PA 静脉溶栓会增加脑出血的危险和脑出血死亡的机会。如果其他条件确实完全相同，治疗组的病死率只可能高于对照组。目前，溶栓治疗还只能作为研究课题，不能常规应用。因此，溶栓治疗的有效性和安全性必须依靠临床对照试验来进行回答。

2. 抗凝治疗

（1）抗凝治疗的目的：目的在于防止血栓扩展和新血栓形成。高凝状态是缺血性脑血管病发生和发展的重要环节，主要与凝血因子，尤其是第Ⅷ因子和纤维蛋白原增多及其活性增高有关。所以，抗凝治疗主要通过抗凝血，阻止血栓发展和防止血栓形成，达到治疗或预防脑血栓形成的目的。

（2）常用药物有肝素、低分子肝素及华法林等。低分子肝素与内皮细胞和血浆蛋白的亲和力低，其经肾排泄时更多的是不饱和机制起作用，所以，低分子肝素的清除与剂量无关，而其半衰期比普通肝素长 2~4 倍。用药时不必行试验室监测，低分子肝素对患者的血小板减少和肝素诱导的抗血小板抗体发生率下降。硫酸鱼精蛋白可 100% 中和低分子肝素的抗凝血因子活性，可以中和 60%~70% 的抗凝血因子活性。急性缺血性脑卒中的治疗，可用低分子肝素钙 4 000 IU（单位）皮下注射，2 次/d，共 10 d。口服抗凝药物：①双香豆素及其衍生物：能阻碍血液中凝血酶原的形成，使其含量降低，其抗凝作用显效较慢（用药后 24~48 h，甚至 72 h），持续时间长，单独应用仅适用于发展较缓慢的患者或用于心房颤动患者脑卒中的预防。口服抗凝剂中，华法林和新抗凝片的开始剂量分别为 4~6 mg 和 1~2 mg，开始治疗的 10 d 内测定凝血酶原时间和活动度应每日 1 次，以后每周 3 次，待凝血酶原活动度稳定于治疗所需的指标时，则 7~10 d 测定 1 次，同时应检测国际规格化比值（INF）。②藻酸双酯钠：又称多糖硫酸酯（多糖硫酸盐，PSS），系从海洋生长的褐藻中提取的一种类肝素药物，但作用强度是肝素的 1/3，而抗凝时间与肝素相同，主要作用是抗凝血、降低血液黏稠度、降低血脂及改善脑微循环。用法：按 2~4 mg/kg 体重加入 5% 葡萄糖溶液 500 mL，静脉滴注，30 滴/min，1 次/d，10 d 为 1 个疗程，或口服，每次 0.1 g，1 次/d，可长期使用。个别患者可能出现皮疹、头痛、恶心、皮下出血点。

（3）抗凝治疗的适应证：①短暂性脑缺血发作。②进行性缺血性脑卒中。③椎-基底动脉系统血栓形成。④反复发作的脑栓塞。⑤应用于心房颤动患者的卒中预防。

（4）抗凝治疗的禁忌证：①有消化道溃疡病史者。②有出血倾向者、血液病患者。③有高血压[血压 24/13.3 kPa（180/100 mmHg）以上]者。④有严重肝、肾疾病者。⑤临床不能除外颅内出血者。

（5）抗凝治疗的注意事项：①抗凝治疗前应进行脑部 CT 检查，以除外脑出血病变，高龄、较重的脑动脉硬化和高血压患者采用抗凝治疗应慎重。②抗凝治疗对凝血酶原活动度应维持在 15%~25%，部分凝血活酶时间应维持在 1.5 倍之内。③肝素抗凝治疗维持在 7~10 d，口服抗凝剂维持 2~6 个月，也可维持在 1 年以上。④口服抗凝药的用量较国外文献所报道的剂量为小，其 1/3~1/2 的剂量就可以达到有效的凝血酶原活动度的指标。⑤抗凝治疗过程中应经常注意皮肤、黏膜是否有出血点，小便检查是否有红细胞，大便潜血试验是否阳性，若发现异常应及时停用抗凝药物。⑥抗凝治疗过程中应避免针灸、外科小手术等，以免引起出血。

3. 降纤治疗

降纤治疗可以降解血栓蛋白质、增加纤溶系统活性、抑制血栓形成或促进血栓溶解。此类药物亦应早期应用（发病 6 h 以内），特别适用于合并高纤维蛋白原血症者。降纤酶、东菱克栓酶、安克洛酶和蚓激酶均属这一类药物。但降纤至何种程度，如何减少出血并发症等问题尚待解决。有报道，发病后 3 h 给予 Ancrod 可改善患者的预后。

4. 扩容治疗

扩容治疗主要是通过增加血容量，降低血液黏稠度，起到改善脑微循环作用。

（1）右旋糖酐-40：主要作用为阻止红细胞和血小板聚集，降低血液黏稠度，以改善循环。用法：10% 右旋糖酐-40 500 mL，静脉滴注，1 次/d，10 d 为 1 个疗程；可在间隔 10～20 d 后，再重复使用 1 个疗程。有过敏体质者，应做过敏皮试阴性后方可使用。心功能不全者应使用半量，并慢滴。患有糖尿病者，应同时加用相应胰岛素治疗。高血压患者慎用。有意识障碍或提示脑水肿明显者禁用。无论有无高血压，均需要观察血压情况。

（2）706 代血浆（6% 羟乙基淀粉）：作用和用法与右旋糖酐-40 相同，只是不需要做过敏试验。

5. 扩血管治疗

血管扩张药过去曾被广泛应用，此法在脑梗死急性期不宜使用。原因为缺血区的血管因缺血、缺氧及组织中的乳酸聚集已造成病理性的血管扩张，此时应用血管扩张药，则造成脑内正常血管扩张，也波及全身血管，以至于使病变区的血管局部血流下降，加重脑水肿，即所谓"盗血"现象。如有出血性梗死时可能会加重出血，因此，只在病变轻、无水肿的小梗死灶或脑梗死发病 3 周后无脑水肿者可酌情使用，且应注意有无低血压。

（1）罂粟碱：具有非特异性血管平滑肌的松弛作用，直接扩张脑血管，降低脑血管阻力，增加脑局部血流量。用法：60 mg 加入 5% 葡萄糖液 500 mL 中，静脉滴注，1 次/d，可连用 3～5 d；或 20～30 mg，肌内注射，1 次/d，可连用 5～7 d；或每次 30～60 mg 口服，3 次/d，连用 7～10 d。注意本药每日用量不应超过 300 mg，不宜长期使用，以免成瘾。在用药时可能因血管明显扩张导致明显头痛。

（2）己酮可可碱：直接抑制血管平滑肌的磷酸二酯酶，达到扩张血管的作用，还能抑制血小板和红细胞的聚集。用法：100～200 mg 加入 5% 葡萄糖液 500 mL 中，静脉滴注，1 次/d，连用 7～10 d；或口服每次 100～300 mg，3 次/d，连用 7～10 d。本药禁用于刚患心肌梗死、严重冠状动脉硬化、高血压者及孕妇。输液过快者可出现呕吐及腹泻。

（3）环扁桃酯：又名三甲基环己扁桃酸或抗栓丸，能持续性松弛血管平滑肌，增加脑血流量，但作用较罂粟碱弱。用法：每次 0.2～0.4 g 口服，3 次/d，连用 10～15 d，也可长期应用。

（4）氢化麦角碱：又称喜得镇或海得琴，系麦角碱的衍生物。其直接激活多巴胺和 5-HT 受体，也阻断去甲肾上腺素对血管受体的作用，使脑血管扩张，改善脑微循环，增加脑血流量。用法：每次口服 1～2 mg，3 次/d，1～3 个月为 1 个疗程，或长期使用。本药易引起直立性低血压，因此低血压患者禁用。

6. 钙离子拮抗药

其通过阻断钙离子的跨膜内流而起作用，从而缓解平滑肌的收缩、保护脑细胞、抗动脉粥样硬化、维持红细胞变形能力及抑制血小板聚集。

（1）尼莫地平：又称硝苯甲氧乙基异丙啶，为选择性地作用于脑血管平滑肌的钙离子拮抗药，对脑以外的血管作用较小，因此不起降血压作用。主要缓解血管痉挛，抑制肾上腺素能介导的血管收缩，增加脑组织葡萄糖利用率，重新分布缺血区血流量。用法：每次口服 20～40 mg，3 次/d，可经常使用。

（2）尼莫通：为尼莫地平的同类药物，只是水溶性较高。每次口服 30～60 mg，3 次/d，可经常使用。

（3）尼卡地平：又称硝苯苄胺啶，系作用较强的钙离子通道拮抗药。选择性作用于脑动脉、冠状动脉及外周血管，增加心脑血流量和改善循环，同时有明显的降血压作用。用法：每次口服 20～40 mg，3 次/d，可经常使用。

（4）桂利嗪（脑益嗪、肉桂苯哌嗪、桂益嗪）：为哌嗪类钙离子拮抗药，扩张血管平滑肌，能改善心脑循环，还有防止血管脆化作用。用法：每次口服 25～50 mg，3 次/d，可经常使用。

（5）盐酸氟桂利嗪：与脑益嗪为同一类药物。用法：每次口服 5～10 mg，1 次/d，连用 10～15 d。因本药可增加脑脊液，故颅内压增高者不用。

7. 抗血小板药

其主要通过失活脂肪酸环化酶，阻止血小板合成 TXA_2，并抑制血小板释放 ADP、5-HT、肾上腺素、组胺等活性物质，以抑制血小板聚集，达到改善微循环及抗凝作用。

(1) 阿司匹林（阿斯匹林）：也称乙酰水杨酸，有抑制环氧化酶，使血小板膜蛋白乙酰化，并能抑制血小板膜上的胶原糖基转移酶的作用。由于环氧化酶受到抑制，使血小板膜上的花生四烯酸不能被合成为过氧化物 PGG_2 和 TXA_2，因而能阻止血小板的聚集和释放反应。在体外，阿司匹林可抑制肾上腺素、胶原、抗原 – 抗体复合物、低浓度凝血酶所引起的血小板释放反应，具有较强而持久的抗血小板聚集作用。成人口服 0.1～0.3 g 即可抑制 TXA_2 的形成，其作用可持续 7～10 d 之久，这一作用在阻止血栓形成，特别在防治心脑血管血栓性疾病中具有重要意义。

由于血管壁的内皮细胞存在前列环素合成酶，能促进前列环素（PGI_2）的合成，PGI_2 为一种强大的抗血小板聚集物质。试验证明，不同剂量的阿司匹林对血小板 TXA_2 与血管壁内皮细胞 PGI_2 形成有不同的影响。小剂量（2 mg/kg 体重）即可完全抑制人的血小板 TXA_2 的合成，但不抑制血管壁内皮细胞 PGI_2 的合成，产生较强的抗血小板聚集作用，但大剂量（100～200 mg/kg 体重）时血小板 TXA_2 和血管壁内皮细胞 PGI_2 的合成均被抑制，故抗血小板聚集作用减弱，有促进血栓形成的可能性。但大剂量长期服用阿司匹林的临床试验表明无血栓形成的增加。小剂量（3～6 mg/kg 体重）或大剂量（25～80 mg/kg 体重）都能延长出血时间，说明阿司匹林对血小板环氧化酶的作用较对血管壁内皮细胞前列环素合成酶作用占优势。因此，一般认为小剂量（160～325 mg/d）对多数人有抗血栓作用，中剂量（500～1 500 mg/d）对某些人有效，大剂量（1 500 mg/d 以上）才可促进血栓形成。1994 年，抗血小板治疗协作组统计了 145 个研究中心 20 000 例症状性动脉硬化病变的高危人群，服用阿司匹林后的预防效果，与安慰剂比较，阿司匹林可降低非致命或致命血管事件发生率 27%，降低心血管病死率 18%。不同剂量的阿司匹林预防作用相同。国际卒中试验（1997 年）在 36 个国家 467 所医院的 19 435 例急性缺血性卒中患者中应用或不应用阿司匹林和皮下注射肝素的随机对照研究，患者入组后给予治疗持续 14 d 或直到出院，统计 2 周病死率、6 个月病死率及生活自理情况。研究结果表明，急性缺血性卒中采用肝素治疗未显示任何临床疗效，而应用阿司匹林，病死率及非致命性卒中复发率明显降低。认为如无明确的禁忌证，急性缺血性卒中后应立即给予阿司匹林，初始剂量为 300 mg/d，小剂量长期应用有助于改善预后；1998 年 5 月在英国爱丁堡举行的第七届欧洲卒中年会认为，阿司匹林在缺血性卒中的急性期使用和二级预防疗效肯定，只要无禁忌证在卒中发生后尽快使用。急性发病者可首次口服 300 mg，而后每日 1 次口服 100 mg；1 周后，改为每日晚饭后口服 50 mg 或每次 25 mg，1 次/d，可以达到长期预防脑血栓复发的效果。至今认为本药是较好的预防性药物，且较经济、安全、方便。阿司匹林的应用剂量一直是阿司匹林疗法的争论点之一，山东大学齐鲁医院神经内科通过观察不同剂量（25～100 mg/d）对血小板积聚率、TXA_2 和血管内皮细胞 PGI_2 合成的影响，认为 50 mg/d 为国人最佳剂量，并在多中心长期随访研究中证实了它的疗效。但长期使用即使小剂量阿司匹林也有一定的不良反应，长期服用对消化道有刺激性，发生食欲缺乏、恶心，严重时可致消化道出血。据统计，大约 17.5% 的患者有恶心等消化道反应，2.6% 的患者有消化道出血，3.4% 的患者有过敏反应，因此对有溃疡病者应注意慎用。

(2) 噻氯匹定：噻氯匹定商品名 Ticlid，也称力抗栓，能抑制纤维蛋白原与血小板受体之间的附着，致使纤维蛋白原在血小板相互集中中不能发挥桥联作用；刺激血小板腺苷酸环化酶，使血小板内 cAMP 增高，抑制血小板聚集；减少 TXA_2 的合成；稳定血小板膜，抑制 ADP、胶原诱导的血小板聚集。因此，噻氯匹定药理作用是对血小板聚集的各个阶段都有抑制作用，即减少血小板的黏附，抑制血小板的聚集，增强血小板的解聚作用，以上特性表现为出血时间延长，对凝血试验无影响。服药后 24～48 h 才开始起抗血小板作用，3～5 d 后作用达高峰，停药后其作用仍可维持 3 d。口服每次 125～250 mg，每日 1 或 2 次，进餐时服用。可随患者具体情况而调整剂量。噻氯匹定对椎 – 基底动脉系统缺血性卒中的预防作用优于颈内动脉系统，并且效果优于阿司匹林，它同样可以预防卒中的复发。

噻氯匹定的不良反应有粒细胞减少，发生率约为 0.8%，常发生在服药后最初 3 周，其他尚有腹泻、皮疹（约 2%）等，停药后不良反应一般可消失。极个别患者有胆汁淤积性黄疸和（或）转氨酶升高，不宜与阿司匹林、非类固醇抗炎药和口服抗凝药合用。由于可产生粒细胞减少，服药后前 3 个月内每 2 周做白细胞数监测。由于延长出血时间，对有出血倾向的器质性病变如活动性溃疡或急性出血性卒中、白细胞减少症、血小板减少症等患者禁用。

(3) 氯吡格雷：氯吡格雷的化学结构与噻氯匹定相近，活性高于噻氯匹定。氯吡格雷通过选择性不可逆地和血小板 ADP 受体结合，抑制血小板聚集防止血栓形成和减轻动脉粥样硬化。氯吡格雷 75 mg/d 与噻氯匹定 250 mg 2 次 /d 抑制效率相同。不良反应有皮疹、腹泻、消化不良、消化道出血等。

(4) 双嘧达莫：又名潘生丁、双嘧哌胺醇，通过抑制血小板中磷酸二酯酶的活性，也有可能刺激腺苷酸环化酶，使血小板内环磷酸腺苷（cAMP）增高，从而抑制 ADP 所诱导的初发和次发血小板聚集反应。在高浓度下可抑制血小板对胶原、肾上腺素和凝血酶的释放反应。双嘧达莫可能还有增强动脉壁合成前列环素、抑制血小板生成 TXA_2 的作用。口服每次 50～100 mg，3 次 /d，可长期服用。合用阿司匹林更有效。不良反应有恶心、头痛、眩晕、面部潮红等。

8. 中药治疗

有些中药主要通过活血化瘀作用对治疗缺血性脑血管病有一定作用，可以使用。

(1) 丹参制剂：主要成分为丹参酮，具有扩张脑血管、改善微循环、促进纤维蛋白原降解、降低血液黏稠度、提高脑组织抗缺氧力的作用。用法：丹参注射液 10～20 mL 加入 5% 葡萄糖液 500 mL 或右旋糖酐-40 500 mL 中，静脉滴注，1 次 /d，10～15 d 为 1 个疗程；也可 2～4 mL，肌内注射，1 次 /d，10 d 为 1 个疗程。丹参片或复方丹参片，每次口服 3 片，3 次 /d，可长期服用。

(2) 川芎嗪：主要成分为四甲基吡嗪。药理研究表明，川芎嗪能通过血脑屏障，主要分布在大脑半球、脑干等处，对血管平滑肌有解痉作用，能扩张小血管，减小脑血管阻力，增加脑血流量，改善微循环；川芎嗪能降低血小板表面活性及聚集性，对已形成的血小板聚集有解聚作用，能抑制 ADP 对血小板的聚集作用；川芎嗪对血管内皮细胞有保护作用，对缺血、缺氧引起的脑水肿有较好的防治作用；川芎嗪作为一种钙拮抗药，可改善脑缺血后再灌注后的能量代谢、电生理及线粒体功能，可抗自由基的氧化作用，对脑缺血及再灌注后神经细胞功能有保护作用。用法：川芎嗪注射液 80～160 mg 加入 5% 葡萄糖液 500 mL 中，静脉滴注，1 次 /d，10～15 d 为 1 个疗程。川芎嗪片口服，3 次 /d，每次 0.1～0.2 g，可长期服用。

9. 防治脑水肿

一旦发生脑血栓形成，很快出现缺血性脑水肿，其包括细胞毒性水肿和血管源性水肿。脑水肿进一步加剧神经细胞的坏死，严重大块梗死者，还可引起颅内压增高，发生脑疝致死。所以，缺血性脑水肿不仅加重脑梗死的病理生理过程，影响神经功能障碍的恢复，还可导致死亡。因此，脑血栓形成后，尤其梗死面积大、病情重或进展型卒中、意识障碍的患者应及时积极治疗脑水肿。防治脑水肿的方法包括使用高渗脱水药、利尿药和白蛋白，控制入水量等。

(1) 高渗性脱水治疗：通过提高血浆渗透压，造成血液与脑之间的渗透压梯度加大，脑组织内水分向血液移动，达到脑组织脱水作用；高渗性血液通过反射机制抑制脉络丛分泌脑脊液，使脑脊液生成减少；由于高渗性脱水最终通过增加排尿量的同时，也加速排泄梗死区代谢产物。最后减轻梗死区及半暗带水肿，挽救神经细胞，防止脑疝发生危及生命。

缺血性脑水肿的发生和发展尽管是一个严重的并发症，但也是一个自然过程。在脑血栓形成后的 10 d 以内脑水肿最重，只要在此期间在药物的协助下，加强脱水，经过一段时间后，缺血性脑水肿会自然消退。

甘露醇：是一种己六醇。至今仍为最好、最强的脱水药。其主要有以下作用：快速注入静脉后，因它不易从毛细血管外渗入组织，而迅速提高血浆渗透压，使组织间液水分向血管内转移，产生脱水作用；同时增加尿量及尿 Na^+、K^+ 的排出；还有清除各种自由基、减轻组织损害的作用，静脉应用后在 10 min 开始发生作用，2～3 h 达高峰。用法：根据脑梗死的大小和心、肾功能状态决定用量和次数。一般认为最佳有效量是每次 0.5～1 g/kg 体重，即每次 20% 甘露醇 125～250 mL 静脉快速滴注，每日 2～4 次，直至脑水肿减轻。但是，小灶梗死者，可每日 1 次；或心功能不全者，每次 125 mL，每日 2 或 3 次。肾功能不好者尽量减少用量，并配合其他利尿药治疗。

甘油：甘油为丙三醇，其相对分子质量为 92，有人认为甘油优于甘露醇，由于甘油可提供热量，仅 10%～20% 无变化地从尿中排出，可减少导致水、电解质紊乱与反跳现象，可溶于水和乙醇中，为正常人的代谢产物，大部分在肝脏内代谢，转变为葡萄糖、糖原和其他糖类，小部分构成其他酯类。甘油无毒性,是目前最常用的口服脱水药。其治疗脑水肿的机制可能是通过提高血浆渗透压,使组织水分(尤其是含水多的组织)转移到血浆内,因而引起脑组织脱水。最初曾用于静脉注射以降低颅压。现认为口服同样有效。用药后 30～60 min 起作用,治疗作用时间较甘露醇稍晚,维持时间短,疗效不如前者。因此,有时插在上述脱水药 2 次用药之间给予,以防止"反跳现象"。口服甘油无毒,在体内能产生比等量葡萄糖稍高的热量,因此,尚有补充热量的作用,且无"反跳现象"。Contoce 认为,甘油比其他高渗药更为理想,其优点有:迅速而显著地降低颅内压,长期重复用药无反跳现象,无毒性。甘油的不良反应轻微,可有头痛、头晕、咽部不适、口渴、恶心、呕吐、上腹部不适及血压轻度下降等。由于甘油可引起高血糖和糖尿,故糖尿病患者不宜使用。甘油过大剂量应用或浓度大于 10% 时,可产生注射部位的静脉炎,或引起溶血、血红蛋白尿,甚至急性肾功能衰竭等不良反应。甘油自胃肠道吸收,临床上多口服,昏迷患者则用鼻饲,配制时将甘油溶于氯化钠溶液内稀释成 50% 溶液,剂量每次 0.5～2 g/kg 体重,每日总量可达 5 g/kg 体重以上。一般开始剂量 1.5 g/kg 体重,以后每 3 h 0.5～0.7 g/kg 体重,一连数天。静脉注射为 10% 甘油溶液 500 mL,成人每日 10% 甘油 500 mL,共使用 5～6 次。

(2)利尿药:主要通过增加肾小球滤过,减少肾小管再吸收和抑制。肾小管的分泌,增加尿量,造成机体脱水,最后使脑组织脱水。同时还可控制钠离子进入脑组织减轻水肿,控制钠离子进入脑脊液,以降低脑脊液生成率的 50% 左右。但是,上述作用必须以肾功能正常为前提。

呋塞米:又称速尿、利尿磺酸、呋喃苯胺酸、速尿灵、利尿灵等,是作用快、时间短和最强的利尿药,主要通过抑制髓襻升支 Cl^- 的主动再吸收而起作用。注射后 5 min 起效,1 h 达高峰,并维持达 3 h。对合并有高血压、心功能不全者疗效更佳。如患者有肾功能障碍或用较大剂量甘露醇治疗后效果仍不佳时,可单独或与甘露醇交替应用本药。用法:每次 20～80 mg,肌内注射或静脉推注,4 次 /d;口服者每次 20～80 mg,每日 2 或 3 次。其不良反应为电解质紊乱、过度脱水、血压下降、血小板减少、粒细胞减少、贫血、皮疹等。

依他尼酸:又称利尿酸、Edecrin,作用类似于呋塞米,应用指征同呋塞米。用法:每次 25～50 mg 加入 5% 葡萄糖溶液或氯化钠溶液 100 mL 中,缓慢滴注,3～5 d 为 1 个疗程。所配溶液在 24 h 内用完。可出现血栓性静脉炎、电解质紊乱、过度脱水、神经性耳聋、高尿酸血症、高血糖、出血倾向、肝肾功能损害等不良反应。

清蛋白:对于严重的大面积脑梗死引起的脑水肿,加用清蛋白,有明显的脱水效果。用法:每次 10～15 g,静脉滴注,每日或隔日 1 次,连用 5～7 d。本药价格较贵,个别患者有过敏反应,或造成医源性肝炎。

10. 神经细胞活化药

至今有不少这类药物试验报道有一定的营养神经细胞和促进神经细胞活化的作用,主要对于不完全受损的细胞起作用,个别报道甚至认为有极佳效果。但是,在临床实践中,并没有明显效果,而且价格较贵。

(1)脑活素:主要成分为动物脑(猪脑)水解后精制的必需和非必需氨基酸、单胺类神经介质、肽类激素和酶前体。据认为该药能通过血脑屏障,直接进入神经细胞,影响细胞呼吸链,调节细胞神经递质,激活腺苷酸环化酶,参与细胞内蛋白质合成等。用法:20～50 mL 加入氯化钠溶液 500 mL 中,静脉滴注,1 次 /d,10～15 d 为 1 个疗程。

(2)胞磷胆碱:在生物学上,胞磷胆碱是合成磷脂胆碱的前体,胆碱在卵磷脂的生物合成中具有重要作用,而卵磷脂是神经细胞膜的重要组成部分。胞磷胆碱还参与细胞核酸、蛋白质和糖的代谢,促使葡萄糖合成乙酰胆碱,防止脑水肿。用法:500～1 000 mg 加入 5% 葡萄糖液 500 mL 中,静脉滴注,1 次 /d,10～15 d 为 1 个疗程;250 mg,肌内注射,1 次 /d,每个疗程为 2～4 周。少数患者用药后出现兴奋性症状,诱发癫痫或精神症状。

(3)丁咯地尔(活脑灵):主要成分为 Buflomedil hydrochloride。其主要作用:①阻断 α-肾上腺素能受体。②抑制血小板聚集。③提高及改善红细胞变形能力。④有较弱的非特异性钙拮抗作用。用法:200 mg 加入氯化钠溶液或 5% 葡萄糖液 500 mL 中,静脉缓慢滴注,1 次 /d,10 d 为 1 个疗程;

也可肌内注射，每次 50 mL，2 次/d，10 d 为 1 个疗程。但是，产妇和正在发生出血性疾病的患者禁用。少数患者可有肠胃不适、头痛、眩晕及肢体烧灼痛感。

11. 其他内科治疗

由于脑血栓形成的主要原因系高血压、高血脂、糖尿病、心脏病等内科疾病，或发生脑血栓形成时，大多合并许多内科疾病。但是，并发严重的内科疾病多见于脑干梗死和较大范围的大脑半球梗死。有时，患者由于严重的内科并发症如心功能衰竭、肺水肿及感染、肾功能衰竭等致死。因此，除针对性治疗脑血栓形成外，还应治疗合并的内科疾病。

（1）调整血压：急性脑梗死患者一过性血压增高常见，因此降血压药应慎用。国外平均血压 [MBP，（收缩压 + 舒张压 ×2）÷3] > 17.3 kPa（130 mmHg）或收缩压（SBP）> 29.3 kPa（220 mmHg），可谨慎应用降压药。一般不主张使用降压药以免减少脑血流灌注，加重脑梗死。如血压低，应查明原因是否为血容量减少，补液纠正血容量，必要时应用升压药。对分水岭梗死，则应对其病因进行治疗，如纠正低血压、治疗休克、补充血容量、对心脏病进行治疗等。

（2）控制血糖：临床和实验病理研究证实，高血糖加重急性脑梗死及局灶性缺血再灌注损伤，故急性缺血性脑血管病在发病 24 h 内不宜输入高糖，以免加重酸中毒。有高血糖者要纠正，低血糖亦要注意，一旦出现要控制。

（3）心脏疾病的预防：积极治疗原发心脏疾病。但严重的脑血栓形成可合并心肌缺血或心律失常，严重者出现心力衰竭者，除了积极治疗外，补液应限制速度和量，甘露醇应半量应用，加用利尿药。

（4）保证营养与防治水、电解质及酸碱平衡紊乱：出现延髓性麻痹或意识障碍的患者主要靠静脉输液和胃管鼻饲或经皮胃管补充营养。应该保证每日的水、电解质和能量的补给。在应用葡萄糖的问题上，尽管国内外的动物试验研究认为高血糖和低血糖对脑梗死有加重作用，但是，也应保证每日的需要量，如有糖尿病或反应性高血糖者，在应用相应剂量的胰岛素下补给葡萄糖。对于不能进食和长期大量使用脱水药者，每天检测血生化，如有异常，及时纠正。

（5）防治感染：对于严重瘫痪、延髓性麻痹、意识障碍者，容易合并肺部感染，可常规使用青霉素 320 万 U 加入氯化钠溶液 100 mL 中，静脉滴注，2 次/d。如果效果不理想，应根据痰培养结果及时改换抗生素。对于严重的延髓性麻痹和意识障碍者，由于自己不能咳嗽排痰，应尽早做气管切开，以利于吸痰，这是防治肺部感染的最好办法。

（6）加强护理：由于脑血栓形成患者在急性期大多数不能自理生活，应每 2 h 翻身 1 次，加拍背部协助排痰，防止褥疮和肺部感染的发生。

12. 外科治疗

颈内动脉和大脑中动脉血栓形成者，可出现大片脑梗死，且在发病后 3～7 d 期间，可因缺血性脑水肿，导致脑室受压、中线移位及脑疝发生，危及生命。此时，应积极进行颞下减压和清除梗死组织，以挽救生命。

13. 康复治疗

主张早期进行康复治疗，即使在急性期也应注意到瘫痪肢体的位置。病情稳定者，可以尽早开始肢体功能锻炼和语言训练。这既可明显地降低脑血栓形成患者的致残率，也可减少并发症和后遗症如肩周炎、肢体挛缩、失用性肌萎缩、痴呆等的发生。

二、脑栓塞

脑栓塞是指脑动脉被异常的栓子（血液中异常的固体、液体、气体）阻塞，使其远端脑组织发生缺血性坏死，出现相应的神经功能障碍。栓子以血液栓子为主，占所有栓子的 90%；其次还有脂肪、空气、癌栓、医源物体等。脑栓塞发生率占急性脑血管病的 15%～20%，占全身动脉栓塞的 50%。

（一）临床表现

1. 发病年龄

本病起病年龄不一，若因风湿性心脏病所致，患者以中青年为主；若因冠心病、心肌梗死、心律失常所致者，患者以中老年人居多。

2. 起病急骤

大多数患者无任何前驱症状，多在活动中起病，局限性神经缺损症状常于数秒或数分钟发展到高峰，是发展最急的脑卒中，且多表现为完全性卒中，少数患者在数日内呈阶梯样或进行性恶化。50%～60%的患者起病时有意识障碍，但持续时间短暂。

3. 局灶神经症状

栓塞引起的神经功能障碍取决于栓子的数目、栓塞范围和部位。栓塞发生在颈内动脉系统特别是大脑中动脉最常见，临床表现突起的偏瘫、偏身感觉障碍和偏盲，在主侧半球可有失语，也可出现单瘫、运动性或感觉性失语等。9%～18%的患者出现局灶性癫痫发作。本病约10%的栓子达椎-基底动脉系统，临床表现为眩晕、呕吐、复视、眼震、共济失调、交叉性瘫痪、构音障碍及吞咽困难等。若累及网状结构则出现昏迷与高热，若阻塞了基底动脉主干可突然出现昏迷和四肢瘫痪，预后极差。

4. 其他症状

本病以心源性脑栓塞最常见，故有风湿性心脏病或冠心病、严重心律失常的症状和体征；部分患者有心脏手术、长骨骨折、血管内治疗史；部分患者有脑外多处栓塞证据，如皮肤、球结膜、肺、肾、脾和肠系膜等栓塞和相应的临床症状和体征。

（二）辅助检查

目的：明确脑栓塞的部位和病因（如心源性、血管源性及其他栓子来源的检查）。

1. 心电图或24 h动态心电图观察

可了解有无心律失常、心肌梗死等。

2. 超声心动图检查

有助于显示瓣膜疾患、二尖瓣脱垂、心内膜病变等。

3. 颈动脉超声检查

可显示颈动脉及颈内外动脉分叉处的血管情况，有无管壁粥样硬化斑及管腔狭窄等。

4. 腰椎穿刺脑脊液检查

可以正常，若红细胞增多可考虑出血性梗死，若白细胞增多考虑有感染性栓塞的可能，有大血管阻塞、有广泛性脑水肿者脑脊液压力增高。

5. 脑血管造影

颅外颈动脉造影可显示动脉壁病变，数字减影血管造影（DSA）能提高血管病变诊断的准确性，有无血管腔狭窄、动脉粥样硬化溃疡、血管内膜粗糙等情况。新一代的MRA能显示血管及血流情况，且为无创伤性检查。

6. 头颅CT扫描

发病后24～48 h后可见低密度梗死灶，若为出血性梗死则在低密度灶内可见高密度影。

7. MRI

MRI能更早发现梗死灶，对脑干及小脑扫描明显优于CT。

（三）诊断及鉴别诊断

1. 诊断

（1）起病急骤，起病后常于数秒内病情达高峰。

（2）主要表现为偏瘫，偏身感觉障碍和偏盲，在主侧半球则有运动性失语或感觉性失语。少数患者为眩晕、呕吐、眼震及共济失调。

（3）多数患者为心源性脑栓塞，故有风心病或冠心病、心律失常的症状和体征。

（4）头颅CT或MRI检查可明确诊断。

2. 鉴别诊断

在无前驱症状下，动态中突然发病并迅速达高峰，有明确的定位症状和体征；如询查出心脏病、动脉粥样硬化、骨折、心脏手术、大血管穿刺术等原因可确诊。头颅 CT 和 MRI 能协助明确脑栓塞的部位和大小。腰椎穿刺检查有助于了解颅内压、炎性栓塞及出血性梗死。脑栓塞应注意与其他类型的急性脑血管病区别。尤其是出血性脑血管病，主要靠头颅 CT 和 MRI 检查加以区别。

（四）治疗

积极改善侧支循环、减轻脑水肿、防治出血和治疗原发病。

1. 脑栓塞治疗

其治疗原则与脑血栓形成相同，但应注意以下情况。

（1）由于容易合并出血性梗死或出现大片缺血性水肿，因此，在急性期不主张应用较强的抗凝和溶栓药物，如肝素、双香豆素类药、尿激酶、rt-PA、噻氯匹定（抵克力得）等。

（2）发生在颈内动脉末端或大脑中动脉主干的大面积脑栓塞，以及小脑梗死可发生严重的脑水肿，继发脑疝，应积极进行脱水、降颅压治疗，必要时需要进行颅骨骨瓣切除减压，以挽救生命。由心源性所致者，有些伴有心功能不全，在用脱水药时应酌情减量，甘露醇与呋塞米交替使用。

（3）其他原因引起的脑栓塞，要有相应的治疗。如空气栓塞者，可应用高压氧治疗。脂肪栓塞者，加用 5% 碳酸氢钠 250 mL，静脉滴注，每日 2 次；也可用小剂量肝素 10 ~ 50 mg，每 6 h 1 次；或 10% 乙醇溶液 500 mL，静脉滴注，以求溶解脂肪。

（4）部分心源性脑栓塞患者发病后 2 ~ 3 h 内，用较强的血管扩张药如罂粟碱静脉滴注，可收到意想不到的满意疗效。

2. 原发病治疗

针对性治疗原发病有利于脑栓塞的恢复和防止复发。如先天性心脏病或风湿性心脏病患者，有手术适应证者，应积极手术治疗；有亚急性细菌性心内膜炎者，应彻底治疗；有心律失常者，努力纠正；骨折患者，减少活动，稳定骨折部位。急性期过后，针对血栓栓塞容易复发，可长期使用小剂量的阿司匹林、双香豆素类药物或噻氯匹定；也可经常检查心脏超声，监测血栓块大小，以调整抗血小板药物或抗凝药物。

（五）预后与防治

脑栓塞的病死率为 20%，主要是由于大块梗死和出血性梗死引起大片脑水肿、高颅压而致死，或脑干梗死直接致死；也可因合并严重心功能不全、肺部感染、多部位栓塞等导致死亡。多数患者有不同程度的神经功能障碍。有 20% 的患者可再次复发。近年内国外有报道通过介入的办法在心耳置入保护器（过滤器）可以减少心源性栓塞的发生。

三、分水岭脑梗死

分水岭脑梗死（CWSI）是指脑内相邻血管供血区之间分水岭区或边缘带的局部缺血。一般认为，CWSI 多由于血流动力学障碍所致；典型者发生于颈内动脉严重狭窄或闭塞伴全身血压降低时，亦可由心源性或动脉源性栓塞引起，约占脑梗死的 10%。临床常呈卒中样发病，多无意识障碍，症状较轻，恢复较快。根据梗死部位的不同，重要的分水岭区包括：①大脑前动脉和大脑中动脉皮质支的边缘区，梗死位于大脑凸面旁矢状带，称为前分水岭区梗死。②大脑中动脉和大脑后动脉皮质支的边缘区，梗死位于侧脑室体后端的扇形区，称为后上分水岭梗死。③大脑前、中、后动脉共同供血的顶、颞、枕叶三角区，梗死位于侧脑室三角部外缘，称为后下分水岭梗死。④大脑中动脉皮质支与深穿支交界的弯曲地带，称为皮质下分水岭脑梗死。⑤大脑主要动脉末端的边缘区，称为幕下性分水岭梗死。这种分型准确地表达了 CWSI 在脑部的空间位置。

（一）临床表现

分水岭梗死临床表现较复杂，因其梗死部位不同而各异，最终确诊仍需要影像学证实。

根据临床和 CT 表现，各型临床特征如下。

1. 皮质前型

该病变主要位于大脑前、中动脉交界处，相当于额中回前部，相当于 Brodmann 8、9、10、45、46 区，向上向后累及 4 区上部；主要表现为以上肢为主的中枢性肢体瘫痪，舌面瘫少见，半数伴有感觉异常。

病变在优势半球者伴皮质运动性失语，可有情感障碍、强握反射和局灶性癫痫，双侧病变出现四肢瘫、智能减退。

2. 皮质后型

病变位于大脑中、后动脉交界处，即顶枕颞交界区。此部位梗死常表现为偏盲，多以下象限盲为主，伴黄斑回避现象。此外，常见皮质性感觉障碍，偏瘫较轻或无，约 1/2 的患者有情感淡漠，可有记忆力减退和 Gerstmann 综合征（角回受损），优势半球受累表现为皮质型感觉性失语，偶见失用症，非主侧偶见体象障碍。

3. 皮质下型

病变位于大脑中动脉皮质支与穿通支的分水岭区。梗死位于侧脑室旁及基底节区的白质，基底节区的纤维走行较集中，此处梗死常出现偏瘫和偏身感觉障碍。

除前型有对侧轻瘫，或有类帕金森综合征外，其余各型之间在临床症状及体征上无明显特征性，诊断需要依靠影像学检查。

分水岭梗死以老年人多见，其特点为呈多灶型者多，常见单侧多灶或双侧梗死。合并其他缺血病变者多，如腔隙梗死、皮质或深部梗死、皮质下动脉硬化性脑病等，合并痴呆多见，复发性脑血管病多见，发病时血压偏低者多见。

（二）辅助检查

1. CT 扫描

脑分水岭梗死的 CT 征象与一般脑梗死相同，位于大脑主要动脉的边缘交界区，呈楔形，宽边向外、尖角向内的低密度灶。

2. MRI 表现

MRI 对病灶显示较 CT 清晰，新一代 MRI 可显示血管及血液流动情况，可部分代替脑血管造影，病灶区呈长 T_1 与长 T_2。

（三）诊断与鉴别诊断

诊断主要依靠临床表现及影像学检查。头颅 CT 或 MRI 可发现典型的梗死病灶。

（四）治疗

（1）病因治疗。对可能引起脑血栓形成病因的处理，积极治疗颈动脉疾病和心脏病，注意医源性低血压的纠正，注意水与电解质紊乱的调整等。

（2）CWSI 的治疗与脑血栓形成相同，可应用扩血管、改善脑微循环、抗血小板凝聚的药物和钙拮抗药。对于严重颈动脉狭窄、闭塞的患者可考虑做颈动脉内膜切除术或颈动脉成形术。

（3）注意防止医源性的分水岭脑梗死，如过度的降压治疗、脱水治疗等。尤其是卒中的患者，急性期血压的管理特别重要。现在有很多卒中以后血压管理的指南。尽管这些指南各异，但是基本的观点是相同的，主要的内容有：①卒中后血压的增高常常是一种脑血管供血调节性的，是一种保护性的调节，不可盲目地进行干预。②除非收缩压 > 29.3 ~ 30.1 kPa（220 ~ 230 mmHg），或舒张压 > 16 ~ 17.3 kPa（120 ~ 130 mmHg），或者患者的平均动脉压 > 17.3 kPa（130 mmHg），才考虑降压治疗，降压治疗通常不选用长效的、快速的降压制剂。③降压治疗过程中要密切观测患者神经系统的症状及体征变化。

四、腔隙性脑梗死

腔隙性脑梗死占所有卒中病例的 15% ~ 20%，是指发生在大脑半球深部白质及脑干的缺血性微梗死，多因动脉的深穿支闭塞致脑组织缺血、坏死、液化并由吞噬细胞移走而形成腔隙，其形状与大小不等，直径多在 0.05 ~ 1.5 cm。腔隙主要位于基底节，特别是壳核、丘脑、内囊及脑桥，偶尔也可位于脑回的白质。病灶极少见于脑表面灰质、胼胝体、视辐射、大脑半球的半卵圆中心、延髓、小脑及脊髓。大多数腔隙梗死发生在大脑前、中动脉的豆纹动脉分支、大脑后动脉的丘脑穿通动脉及基底动脉的旁正中分支的支配区，此为最常见的一种高血压性脑血管病变。病变血管可见透明变性、玻璃样脂肪变、玻璃样小动脉坏死、血管壁坏死和小动脉硬化。

（一）临床表现

本病起病突然，也可渐进性亚急性起病，出现偏身感觉或运动障碍等局限症状，多数无意识障碍，症状在 12 h 到 3 d 发展至高峰，少数临床无局灶体征或仅表现有头痛、头晕、呃逆、不自主运动或心情不稳定。1/5 ~ 1/3 的患者病前有 TIA 表现，说明本病与 TIA 有一定关系，临床表现呈多种多样，但总的来说，相对的单一性和不累及大脑的高级功能如语言、行为，非优势半球控制的动作、记忆和视觉。症状轻而局限，预后也佳。

1. 腔隙综合征

腔隙性脑梗死的临床表现取决于腔隙的独特位置，Fisher 等将它分为 21 种综合征。①纯运动性轻偏瘫（PMH）。②纯感觉卒中或 TIA。③共济失调性轻偏瘫。④构音障碍手笨拙综合征。⑤伴运动性失语的 PMH。⑥无面瘫型 PMH。⑦中脑丘脑综合征。⑧丘脑性痴呆。⑨伴水平凝视麻痹的 PMH。⑩伴动眼神经瘫的交叉 PMH。⑪伴展神经麻痹的 PMH。⑫伴精神紊乱的 PMH。⑬伴动眼神经麻痹的交叉小脑共济失调。⑭感觉运动性卒中。⑮半身投掷症。⑯基底动脉下部分支综合征。⑰延髓外侧综合征。⑱脑桥外侧综合征。⑲记忆丧失综合征。⑳闭锁综合征（双侧 PMH）。㉑其他包括下肢无力易于跌倒、纯构音障碍、急性丘脑肌张力障碍。临床上以 1 ~ 5、10 较多，占腔隙性梗死的 80%。其中较常见的有以下几种。

（1）纯运动性轻偏瘫（PMH）：病变损伤皮质脊髓束脑中任何一处，即病灶可位于放射冠、内囊、脑桥或延髓。本型最常见，约占 61%。其主要表现为轻偏瘫，对侧面、上下肢同等程度的轻偏瘫，有的则表现为脸、臂无力，有的仅有小腿乏力。可有主观感觉异常，但无客观感觉障碍。

（2）纯感觉卒中或 TIA：病变多位于丘脑腹后外侧核，感觉障碍严格按正中线分开两半。主要表现是仅有偏身感觉障碍，如对侧面部及肢体有麻木、发热、烧灼、针刺与沉重等感觉，检查时多为主观感觉体验，极少客观感觉缺失，无运动、偏盲或失语等症状。一般可数周内恢复，但有些症状可持续存在。

（3）共济失调性轻偏瘫：病变在脑桥基底部上、中 1/3 交界处与内囊。主要表现为对侧肢体共济失调与偏轻瘫，下肢重于上肢。

（4）构音障碍手笨拙综合征：脑桥基底部上、中 1/3 交界处与内囊膝部病灶均可引起本征。表现为严重的构音障碍，可伴吞咽困难、对侧偏身共济失调，上肢重于下肢，无力与笨拙，可伴中枢性面瘫与舌瘫与锥体束征。

（5）运动性失语的 PMH：系豆纹动脉血栓形成而引起。病灶位于内囊膝部和前肢及邻近的放射冠白质。表现为对侧偏轻瘫伴运动性失语。

（6）感觉运动性卒中：病变在丘脑腹后外侧核与内囊后肢。主要临床表现为对侧肢体感觉障碍及偏轻瘫，无意识障碍、记忆力障碍、失语、失用及失认。除以上所述之外，近年来有学者发现 11% ~ 70% 属于无症状脑梗死，因病灶位于脑部的"静区"或病灶极小，因而症状不明显。CT 或 MRI 发现多是腔隙性梗死。MRI 扫描：MRI 对腔隙梗死检出率优于 CT，特别是早期，脑干、小脑部位的腔隙，早期 CT 显示不清的病灶 MRI 可分辨出长 T_1 与 T_2 的腔隙灶，T_2 加权图像尤为敏感。

2. 腔隙状态

多发性腔隙脑梗死可广泛损害中枢神经，累及双侧锥体束，出现严重的精神障碍、痴呆、假性延髓性麻痹、双侧锥体束征、类帕金森综合征和尿、便失禁等，病情呈阶梯状恶化，最终表现如下结果。

（1）多发梗死性痴呆。

（2）假性延髓性麻痹。

（3）不自主舞蹈样动作。

（4）步态异常。

（5）腔隙预警综合征，即多次反复发作的 TIA 是发生腔隙性梗死的警号。

（二）辅助检查

1. CT 扫描

CT 诊断阳性率介于 49% ~ 92%。CT 扫描诊断腔隙的最佳时期是在发病后的 1 ~ 2 周内。CT 扫描腔隙灶多为低密度，边界清晰，形态为圆形、椭圆形或楔形，直径平均 3 ~ 13 mm。由于体积小，脑干部位不易检出。卒中后首次 CT 扫描的阳性率为 39%，复查 CT 有助于提高阳性率。绝大多数病灶位于内囊后肢和放射冠区。纯运动、感觉运动综合征病灶大于共济失调轻偏瘫、构音障碍 - 手笨拙综合征及纯感觉性腔隙性梗死。对于纯运动性卒中，病灶在内囊的越低下部分则瘫痪越重，与病灶大小无关。增强 CT 对提高阳性率似乎作用不大。

2. MRI 扫描

MRI 对新、旧梗死的鉴别有意义，增强后能提高阳性率。MRI 对腔隙梗死检出率优于 CT，特别是早期，脑干、小脑部位的腔隙，早期 CT 显示不清的病灶 MRI 可分辨出长 T_1 与 T_2 的腔隙灶，T_2 加权图像尤为敏感。

3. 血管造影

因为引起腔梗的血管分支口径极小，普通造影意义不大，有可能检出一些血管畸形或动脉瘤。

4. EEG

腔梗对大脑功能的影响小，故 EEG 异常的发生率低，资料表明 CT 阳性的患者 EEG 无明显异常，对诊断或判断预后无价值。

5. 诱发电位

取决于梗死的部位，一般情况下只有 CT 显示梗死灶较大伴有运动障碍时才可能有异常。

6. 血液流变学

多为高凝状态。

（三）治疗

20% 的腔隙性梗死患者发病前出现短暂性脑缺血发作，30% 起病后病情缓慢进展，对于小的深部梗死的坏死组织无特殊治疗，主要还应从病因及危险因素着手。动脉粥样硬化是最主要的病因。目前治疗的方向为纠正脑血管病的危险因素，如高血压、糖尿病和吸烟。抗血小板药如阿司匹林、噻氯匹定可以应用，但尚未证实有效，抗凝治疗也未被证实有效。颅外颈动脉狭窄只能被认为是无症状性的，除非它是唯一病因。

高血压的处理同其他类型的脑梗死，在急性期的头几天，收缩压 > 25.3 ~ 26.6 kPa（190 ~ 200 mmHg），舒张压 > 14.6 ~ 15.3 kPa（110 ~ 115 mmHg）才需要处理，急性期过后血压须很好控制。心脏疾病（缺血性心脏病、房颤、瓣膜病）和糖尿病作为危险因素必须得到诊断和治疗。当动脉炎是腔隙性脑梗死病因时，不同的动脉炎分别用青霉素、吡喹酮、抗结核药、糖皮质激素治疗。不同症状的腔梗有其特殊的治疗方法，有运动损害的所有患者，用低分子肝素预防深静脉血栓是其原则。运动康复尽可能愈早愈好。感觉性卒中出现痛觉过敏时，可用阿米替林、卡马西平、氯硝西泮治疗。有偏侧舞蹈征或肌张力不全时予氟哌啶醇 1 ~ 5 mg，3 次 /d，可以减轻症状，但不是都有效。总之，重在预防。

（四）预后

该病预后良好，病死率及致残率较低，但易复发。

五、无症状脑梗死

无症状脑梗死是脑梗死的一种特殊类型，一般认为高龄患者既往无脑卒中病史，临床上无自觉症状，无神经系统局灶体征，通过 CT、MRI 检查发现了梗死灶，称无症状脑梗死。

（一）发生率

无症状脑梗死的发生率与检测设置种类及敏感度明显相关，确切发生率不详，文献报道为 11% ~ 70%，公认的发生率为 10% ~ 21%。

（二）病因及发病机制

无症状脑梗死确有脑血管病发病的危险因素，如高血压、糖尿病、高脂血症、房颤、TIA、颈动脉狭窄、吸烟等。可以说大部分无症状脑梗死都可找到卒中的危险因素。无症状脑梗死的发病机制与动脉硬化性脑梗死相同。之所以无症状，是因为梗死灶位于脑的静区或非优势半球，梗死造成的损伤缓慢发展，而产生了侧支循环代偿机制。此外，症状可能在患者睡眠时发生，而在患者清醒后又缓解或梗死灶小，为腔隙性梗死。

（三）辅助检查

CT发现率为10%~38%，MRI发现率可高达47%。无症状脑梗死首次CT或MRI检查发现有腔隙性梗死或脑室周围白质病变。主要病变部位在皮质下，而且在基底节附近，一般范围较小，在0.5~1.5 cm，大多数无症状脑梗死是单个病灶（80%）。

电生理方面揭示了无症状脑梗死患者事件相关电位P300潜伏期延长。

（四）鉴别诊断

1. 血管周围腔隙与无症状脑梗死在MRI上的脑鉴别

（1）大小：前者一般直径在1 mm左右，不超过3 mm。

（2）形态：前者为圆形或者线形，后者多为条状、片状或不规则形。

（3）小灶性脑梗死在T_1加权为低信号；T_2加权为高信号，而血管周围腔隙在T_1加权常无变化，T_2加权为高信号。

（4）部位：血管周围腔隙多分布于大脑凸面及侧脑室后角周围，小灶死以基底节、丘脑、半卵圆为中心等。

2. 多发性硬化

多发生于中壮年，病程中缓解与复发交替进行，CT扫描在脑的白质、视神经、脑干、小脑及脑室周围可见多处低密度斑，除急性期外，增强时无强化。而无症状梗死多见于老年人，有高血压病史，CT发现脑血管的深穿支分布区的小梗死，增强时有强化反应。

（五）防治

无症状脑梗死是有症状卒中的先兆，需要引起重视，治疗的重点是预防。

1. 针对危险因素进行干预

（1）高血压患者，积极控制血压，治疗动脉硬化。

（2）常规进行心脏方面的检查并予以纠正。

（3）积极治疗糖尿病。

（4）尽量戒酒、烟。

（5）高黏滞血症者，应定期输入右旋糖酐–40。

2. 药物预防

阿司匹林50 mg每晚服用。如合并溃疡病，则可服用噻氯匹定每日250 mg。

六、出血性脑梗死

在脑梗死特别是脑栓塞引起的缺血区内常伴有自发性出血性改变（HT），表现为出血性梗死（HI）或脑实质内血肿（PH），PH进一步又可分为梗死区内的PH和远离梗死区的PH。临床上CT检出HI的频率为7.5%~43%，MRI的检出率为69%。尸检中证实的为71%，多为脑栓塞，尤其是心源性栓塞。近年来，由于抗凝与溶栓治疗的广泛应用，HI引起了临床上的重视。

出血性梗死与缺血性梗死相比，在坏死组织中可发现许多红细胞。在一些病例中，红细胞浓度足够高，以至于在CT或MRI扫描上出现与出血相一致的高密度表现。同时，尸检标本显示出血灶的范围从散布于梗死之中的瘀斑到几乎与血肿有相同表现的一个由许多瘀斑融合而成片的大的病灶。出血性梗死发生的时间变化很大，早至动脉闭塞后几小时，迟至2周或更晚。

出血性梗死的解释长期以来被认为是由于闭塞缓解后梗死血管床再灌注所致。例如，可能发生于栓子破碎或向远处移行后或在已经形成的大面积梗死的背景下闭塞大血管早期再通所致。这可能是动脉血进入毛细血管重新形成的血压导致红细胞从缺氧的血管壁渗出。再灌注越强烈，毛细血管壁损伤越严重，出血性梗死融合得越多。假设缺血性梗死反映了可恢复的未闭腔隙，那么它可能是栓塞性闭塞后自发性或机化所致的结果，而血栓形成所造成的闭塞很难缓解。在心源性栓塞所致的梗死中有很小的出血发生率支持这个假说。

最近，这个关于出血性梗死的解释受到第三代 CT 和 MRI 扫描所见的挑战。这些研究发现出血性梗死常常在位于动脉床处的持续梗死的远端发展，这些动脉床只暴露于逆行的侧支循环处。出血性病灶的严重程度由于所观察到的大动脉再通所造成的血肿扩展的大小而不同。在那些以前的病例，瘀斑及散在性的出血性梗死的发生可能与动脉血压的急剧上升和梗死的突发程度、严重程度及大小有关。推测血肿最初可能围绕在大的梗死周围并压迫软膜血管，当血肿消退时，逆流的血液通过软膜的侧支循环再灌注并导致瘀斑性出血性梗死。

（一）临床表现

1. 按 HI 的发生时间分为 2 型

（1）早发型：即缺血性卒中后 3 d 内发生的。缺血性卒中后早期发生 HI 常与栓子迁移有关，早发型 HI 常有临床症状突然加重而持续不缓解，甚至出现意识障碍、瞳孔改变。多为重型。CT 以血肿型多，预后差，病死率高。

（2）晚发型：多在缺血性卒中 8 d 后发生，此型发病常与梗死区侧支循环的建立有关，晚发型的 HI 临床症状加重不明显，甚至好转。多为轻、中型。预后好，CT 多为非血肿型。在临床上易被忽视漏诊。

2. 根据临床症状演变将 HI 分 3 型

（1）轻型：HI 发病时间晚，多在卒中 1 周后发生，甚至在神经症状好转时发生，发病后原有症状、体征不加重，预后好。

（2）中型：HI 发病时间多在卒中 4~7 d，发病后原有的神经症状、体征不缓解或加重，表现为头痛、肢瘫加重，但无瞳孔改变及意识障碍，预后较好。

（3）重型：HI 发病多在卒中少于 3 d 内，表现原有神经症状、体征突然加重，有瞳孔改变及意识障碍，预后差。

脑梗死的患者在病情稳定或好转中，突然出现新的症状和体征，要考虑有 HI 的可能。HI 有诊断价值的临床表现有头痛、呕吐、意识障碍、脑膜刺激征、偏瘫、失语、瞳孔改变、眼底视盘水肿等。有条件者尽快做 CT 扫描以确诊。

（二）辅助检查

1. 腰椎穿刺及脑脊液检查

脑脊液压力常增高，镜检可查到红细胞，蛋白含量也升高。

2. 脑血管造影检查

可发现原闭塞血管重新开通及造影剂外渗现象。

3. 头颅 CT 扫描

（1）平扫：在原有低密度梗死灶内出现点状、斑片状、环状、条索状混杂密度影或团块状的高密度影。出血量大时，在低密度区内有高密度血肿图像，且常有占位效应，病灶周围呈明显水肿。此时若无出血前的 CT 对比，有时很难与原发性脑出血鉴别。HI 的急性期及亚急性期 CT 呈高密度影，慢性期则呈等密度或低密度影，且可被增强 CT 扫描发现。因脑梗死患者临床上多不行强化 CT 扫描，故易被漏诊。

（2）增强扫描：在低密度区内有脑回状或斑片状或团块状强化影。有人统计，86% 的继发性出血有强化反应。

4. MRI 检查

（1）急性期：T_1 加权像为高信号与正常信号相间，T_2 加权像为轻微低信号改变。

（2）亚急性期：T_1 及 T_2 加权像均为高信号改变。

（3）慢性期：T_2 加权像为低信号改变。

（三）诊断

（1）具有典型的临床特点。①有脑梗死，特别是心源性、大面积脑梗死的可靠依据。②神经功能障碍一般较重，或呈进行性加重，或在病情稳定、好转后突然恶化。③在应用抗凝剂、溶栓药或进行扩容、扩血管治疗期间，出现症状严重恶化及神经功能障碍加重。

（2）腰椎穿刺及脑脊液检测，有颅内压升高，脑脊液中有红细胞发现。

（3）影像学检查提示为典型的出血性梗死图像。

（4）排除了原发性脑出血、脑瘤性出血及其他颅内出血性疾病。

诊断主要依靠临床表现和影像学检查。HI 多发生在梗死后 1～2 周，如患者症状明显加重，出现意识障碍、颅高压症状等，尤其是在溶栓、抗凝治疗后加重者，应及时复查 CT，避免延误诊治。

（四）治疗和预后

发生 HI 后应按脑出血的治疗原则进行治疗，停溶栓、抗凝、扩容等治疗，给予脱水、降颅压治疗。对于 HI 则应视具体病情做不同处理。本病不良预后与梗死面积、实质内出血面积有关。不同类型的 HT 有着不同的临床预后，HT 一般对预后无影响，而大面积脑梗死、颅内大血肿、出现脑疝形成征象、高血糖等与预后不良有关。

七、大面积脑梗死

尚无明确定义，有称梗死面积直径 > 4.0 cm，或梗死面波及两个脑叶以上者，也有称梗死范围大于同侧大脑半球 1/2 或 2/3 的面积。CT 或 MRI 检查显示梗死灶以大脑中动脉供血区为多见，其他还有 MCA（大脑中动脉）+ACA（大脑前动脉）、MCA+PCA（大脑后动脉）等。大面积脑梗死是脑梗死中较严重的一类，由于脑梗死的面积大，往往引起脑水肿、颅内高压，患者出现意识障碍，病情凶险，与脑出血难以区别。此病约占脑梗死的 10%。

（一）诊断及鉴别诊断

依靠临床表现及影像学检查。头颅 CT 或 MRI 检查能早期明确诊断。CT 扫描可提供某些大梗死的早期征象：脑实质密度减低、脑回消失、脑沟模糊、脑室受压，MRI 较 CT 优越，常规 MRI 最早可在发病后 5～6 h 显示异常改变，弥散加权 MRI（DWI）在起病后 1～2 h 即可显示出缺血病灶。因其病情严重，易误诊为脑出血，必要时应及时复查头颅 CT 或 MRI。

（二）治疗

1. 积极控制脑水肿，降低颅内压

大面积脑梗死后最重要的病理机制是不同程度的脑水肿，早期死亡的原因主要是继发于脑水肿的脑疝形成。发病 12 h CT 有 ICA（颈内动脉）远端或 MCA 近端闭塞所致大片脑梗死征象时，24～72 h 将发生严重半球水肿，最早在发病后 20 h 即可出现脑疝，故大面积脑梗死时应积极控制脑水肿，降低颅内压。除常规应用脱水降颅压药物以外，如果以提高存活率为治疗目的，应早期考虑外科手术减压，尤其对身体健康的年轻患者。关于手术的最佳时机，一直是悬而未决的问题。以往的减压手术多是在那些被认为不进行手术治疗可能近期将会死亡的患者中进行，现在认为对于药物难以控制的颅高压者应立即手术，尤其是对 50 岁以下的患者。早期的减压手术对控制梗死灶的扩大、防止继发性脑疝、争取较好的预后至关重要。老年患者由于存在脑萎缩，增加了对脑梗死后脑水肿的代偿，临床上脑疝症状不明显或中线移位不明显，则也可先给予药物降颅压。

2. 溶栓与抗凝

Bollaert 应用尿激酶早期局部动脉内溶栓治疗严重大脑中动脉卒中显示有积极的治疗效果，如能部分或完全再通或出现侧支循环则梗死体积明显缩小，预后较好，未再通或无侧支循环者均出现大块梗死灶，预后较差。但 CT 扫描呈现大面积脑梗死的早期征象时则不宜进行溶栓治疗。有报道认为，尼莫地平和肝素联合治疗大面积脑梗死具有良好的协同作用，较单用尼莫地平有更加显著的临床效果。

3. 防治并发症

大面积脑梗死急性期并发症多，对神经功能缺损和预后将产生不利影响。因此，早期发现和处理并发症是急性期处理的重要环节，主要有以下几种情况。

（1）癫痫：大面积脑梗死后易发生癫痫，其中脑栓塞要比脑血栓形成发生率高。发作类型以单纯部分性发作居多，其次为全身性强直-阵挛发作、强直性发作、癫痫持续状态等。对此类患者应尽可能及早控制癫痫发作，对首次发作者应给予抗癫痫治疗1个月，频繁抽搐或抽搐时间较长者应按癫痫长期用药。但无论接受抗癫痫治疗与否，仍有可能出现迟发性癫痫发作，故有人提出对首次发作者暂不予抗癫痫治疗，如发作频繁或呈持续状态者才给予抗癫痫治疗。

（2）心脏并发症：可以引起心肌缺血、心律失常、心力衰竭等。心律失常有房颤、心动过速或过缓、Q-T间期延长等，常为一过性，随着颅内病变的好转和经过抗心律失常治疗后可在短期内消失。

（3）肺部感染：是常见的并发症之一。大面积脑梗死后由于昏迷、卧床、误吸、全身抵抗力低下等综合原因，易并发肺部感染。呼吸道管理是预防肺部感染的关键，如发生感染宜早期、联合、大剂量应用抗生素，根据痰培养调整抗生素种类。

（4）上消化道出血：是卒中严重并发症之一。呕血、黑便是上消化道出血的重要征象，应尽早检查大便隐血或抽取胃液做隐血试验以早期诊断和处理。急性期可给予预防性用药，一旦发生出血应积极予 H_2 受体拮抗药、止血药、输血治疗等。

大面积脑梗死后颅内出血转化多见，尤其是心源性栓塞者，溶栓和抗凝治疗增加继发出血的危险性，出血多发生于脑梗死后1～2周内，常使临床症状加重，脑CT检查是最常用和可靠的检查手段，病情恶化时应及时复查。治疗上按脑出血处理。

第二节　蛛网膜下隙出血

蛛网膜下隙出血系指脑底部或脑表面的血管破裂，血液直接流入蛛网膜下隙，又称自发性蛛网膜下隙出血，以先天性脑动脉瘤为多见。由脑实质内或脑外伤出血破入脑室系统或蛛网膜下隙者，称继发性蛛网膜下隙出血。故本病为多种病因引起的临床综合征。

一、病因病理及发病机制

（一）病因病理

蛛网膜下隙出血最常见的病因为先天性动脉瘤，其次为动静脉畸形和脑动脉硬化性动脉瘤，再次为各种感染所引起的脑动脉炎、脑肿瘤、血液病、胶原系统疾病、抗凝治疗并发症等。部分病例病因未明。颅内动脉瘤多为单发，多发者仅占15‰。好发于脑基底动脉环交叉处。脑血管畸形多见于天幕上脑凸面或中深部，脑动脉硬化性动脉瘤则多见于脑底部。动脉瘤破裂处脑实质破坏并继发脑血肿、脑水肿。镜下可见动脉变性、纤维增生和坏死。

（二）发病机制

由于先天性及病理性血管的管壁薄弱，内弹力层和肌层纤维的中断，有的血管发育不全及变性，尤其在血管分叉处往往承受压力大，在血流冲击下血管易自行破裂，或当血压增高时被冲裂而出血。此外，由于血液的直接刺激，或血细胞破坏释放大量促血管痉挛物质（去甲肾上腺素等），使脑动脉痉挛，如果出血量大将会引起严重颅内压增高，甚至脑疝。

二、临床表现

在活动状态下急性起病，任何年龄组均可发病，以青壮年居多，其临床特点如下所述。

（一）头痛

患者突感头部剧痛难忍如爆炸样疼痛，先由某一局部开始，继而转向全头剧痛，这往往指向血管破裂部位。

（二）呕吐

呕吐常并发于头痛后，患者反复呕吐，多呈喷射性。

（三）意识障碍

患者可出现烦躁不安，骚动不宁、谵妄及胡言乱语，意识模糊，甚至昏迷或抽搐，大小便失禁。

（四）脑膜刺激征

脑膜刺激征为常见且具有诊断意义的体征。在起病早期或深昏迷状态下可能缺如，应注意密切观察病情变化。

（五）其他

定位体征往往不明显，绝大部分病例无偏瘫，但有的可出现附加症状，低热、腰背痛、腹痛、下肢痛等。如为脑血管畸形引起常因病变部位不同，而表现为不同的局灶性体征。如为脑动脉瘤破裂引起，多位于脑底 Willis 环，其临床表现为：①后交通动脉常伴有第Ⅲ脑神经麻痹。②前交通动脉可伴有额叶功能障碍。③大脑中动脉可伴有偏瘫或失语。④颈内动脉可伴有一过性失明，轻偏瘫或无任何症状。

三、辅助检查

（一）腰椎穿刺

出血后 2 h，脑脊液压力增高，外观呈均匀，血性且不凝固，此检查具诊断价值。3～4 d 内出现胆红素，使脑脊液黄变，一般持续 3～4 周。

（二）心电图

心电图可有心肌缺血缺氧性损伤、房室传导阻滞、房颤等改变。

（三）脑血管造影或数字减影

脑血管造影或数字减影以显示有无脑动脉瘤或血管畸形，并进一步了解动脉瘤的部位、大小或血管畸形的供血情况，以利手术治疗。

（四）CT 扫描

CT 平扫时可见出血部位、血肿大小及积血范围（脑基底池、外侧裂池、脑穹窿面、脑室等），增强扫描可发现动脉瘤或血管畸形。

（五）经颅多普勒超声波检查

此检查对脑血流状况可做出诊断，并对手术适应证能提供客观指标。

四、诊断与鉴别诊断

（一）诊断

1. 病史

各年龄组均可发病，以青壮年居多，青少年以先天性动脉瘤为多，中老年以动脉硬化性动脉瘤出血为多。既往可有头痛史及有关原发病病史。

2. 诱因

可有用力排便、咳嗽、情绪激动、过劳、兴奋紧张等诱因。

3. 临床征象

急性起病，以剧烈头痛、呕吐，脑膜刺激征阳性，绝大部分患者无偏瘫，腰椎穿刺为血性脑脊液即可确诊。但脑动脉瘤和脑血管畸形主要靠脑血管造影或数字减影来判断病变部位、性质及范围大小。

（二）鉴别诊断

本病应与脑出血、出血性脑炎及结核性脑膜炎相鉴别，后者具有明显的脑实质受损的定位体征，以及全身症状突出并有特征性脑脊液性状。CT 扫描脑出血显示高密度影，血肿位于脑实质内。

五、治疗

总的治疗原则为控制脑水肿，预防再出血及脑血管痉挛、脑室积水的产生，同时积极进行病因治疗。急性期首先以内科治疗为主。

（1）保持安静，头部冷敷，绝对卧床 4～6 周，烦躁时可选用镇静剂。保持大便通畅，避免用力排便、咳嗽、情绪激动等引起颅内压增高的因素。

（2）减轻脑水肿，降低颅内压，仍是治疗急性出血性脑血管病的关键。发病 2～4 h 内脑水肿可达高峰，严重者导致脑疝而死亡。

（3）止血剂对蛛网膜下隙出血有一定帮助。①6-氨基己酸（EACA）。18～24 g 加入 5%～10%

葡萄糖液 500~1 000 mL 内静脉滴注，1~2 次/d，连续使用 7~14 d 或口服 6~8 g/d，3 周为 1 个疗程。但肾功能障碍者应慎用。②抗血纤溶芳酸（PAMBA）。可控制纤维蛋白酶的形成。每次 500~1 000 mg 溶于 5%~10% 葡萄糖液 500 mL 内静脉滴注，1~2 次/d，维持 2~3 周，停药采取渐减。③其他止血剂。酌情适当相应选用，如止血环酸（AMCHA）、仙鹤草素溶液、卡巴克络（安络血）、酚磺乙胺（止血敏）及云南白药等。

（4）防治继发性脑血管痉挛：在出血后 96 h 左右开始应用钙通道阻滞剂尼莫地平，首次剂量 0.35 mg/kg，以后按 0.3 mg/kg，每 4 h 1 次，口服，维持 21 d，疗效颇佳。还可试用前列环素、纳洛酮、血栓素等。

（5）预防再出血：一般首次出血后 2 周内为再出血高峰，第 3 周后渐少。临床上在 4 周内视为再出血的危险期，故需绝对安静卧床，避免激动、用力咳嗽或打喷嚏，并低盐少渣饮食，保持大便通畅。

（6）手术治疗：一旦明确动脉瘤应争取早期手术根除治疗，可选用瘤壁加固术、瘤颈夹闭术、用微导管血管内瘤体填塞等手术，以防瘤体再次破裂出血。动静脉畸形部位浅表，而不影响神经功能障碍，亦可用电凝治疗或手术切除。如出现脑积水可采用侧脑室分流术。

第三节　静脉窦及脑静脉血栓形成

颅内静脉窦及静脉均可形成血栓，是脑血管病的特殊类型。按病变性质不同而分为非感染性（原发性）和感染性（继发性）两类，前者又称消耗性血栓；后者又称化脓性血栓形成或血栓性静脉炎和静脉窦炎，临床少见。

一、病因及病理

（一）病因

非感染性颅内静脉系统血栓形成多与血流淤滞或"高凝性"有关，常发生于消耗性疾病（如晚期癌症、恶病质）、颅脑外伤、心脏病、血液病（严重贫血、真性红细胞增多症、高凝状态等）、高热以及产褥期、口服避孕药等。感染性颅内静脉系统血栓形成多继发于头面部的感染（如眼眶、面部、中耳、乳突或鼻窦感染、脑膜炎、硬脑膜下脓肿等）以及败血症等。单纯脑静脉血栓形成较少见，大多数由静脉窦血栓扩张而来。

（二）病理检查

病理检查可见窦血管内血块凝固，有的重新沟通。窦壁有的可见坏死且有红细胞渗入到脑组织和脑脊液中。脑组织水肿，白质内可出现多灶性点状出血，有时可见到出血性梗死或软化。严重感染者窦内积脓，常伴有脑膜炎、脑脓肿、脑梗死等。

二、临床表现

静脉窦互相沟通，吻合支丰富，故小的血栓可不产生症状。若血栓使静脉窦完全阻塞，则可导致静脉回流和脑脊液循环受阻，引起脑组织水肿、软化、坏死、梗死、出血及颅内压增高等表现。对感染性者，除上述局灶性症状外，尚可见局部或全身感染征象。窦性症状主要是局部静脉回流障碍所致，视受累的静脉窦不同其症状而有所不同。

（1）海绵窦血栓形成多继发于眼眶周围、鼻部及面部的化脓性感染。①起病急骤、高热、畏寒、剧烈头痛伴呕吐。②眶内静脉回流受阻致眼球突出，眼睑、眶周及结膜充血水肿。由于双侧海绵窦由环窦相连，故极易扩展到对侧，致双侧均出现上述症状，此点有重要诊断价值。③由于穿行海绵窦的动眼、滑车、展神经及三叉神经眼支和上颌支受累，出现海绵窦综合征，表现为眼球向各方向活动受限、瞳孔散大、对光反射及角膜反射迟钝或消失、眼球疼痛及面部感觉障碍。④少数患者可有视神经盘水肿，继发性视神经萎缩伴视力减退或失明。⑤血及脑脊液均呈炎症性改变，可培养出细菌，常伴脑脓肿、化脓性脑膜炎、败血症等。

（2）上矢状窦血栓形成多属非感染性，临床表现与血栓的部位及梗死的程度有关。①常以亚急性发病。②早期即出现颅内高压症，如头痛、呕吐、视盘水肿等，患儿可出现囟门膨胀及颅骨分离等。③精神意识障碍，如呆滞、嗜睡及昏迷等。④癫痫发作，呈全身性、局限性或感觉性发作。⑤双下肢瘫痪，伴膀胱功能障碍，系由于大脑上静脉组受累所致，也可出现上肢瘫痪，但较轻，瘫痪常先后发生在双侧肢体。⑥可有皮质型感觉障碍。⑦脑脊液压力增高，可见红细胞或黄变。

（3）横窦与乙状窦血栓形成，常继发于化脓性中耳炎或乳突炎。①患侧乳突疼痛与压痛，周围可有静脉充盈，如扩延到颈静脉，则颈静脉变粗硬，并有压痛，以致颈部强直，活动减少。②颅内高压症。③严重者出现精神症状和意识障碍。④可有舌咽神经、迷走神经及副神经受损症状，如吞咽困难、饮水呛咳、构音不清等。若累及其他静脉窦及脑神经，则可出现相应症状。⑤可有血及脑脊液的炎性改变，可培养出细菌。腰椎穿刺作压颈试验时，压迫患侧颈静脉压力无变化，而压迫健侧时压力迅速上升，说明乙状窦有阻塞现象。

（4）大脑皮质静脉血栓形成大多由静脉窦血栓扩展而来，单独出现者少见。①颅内高压症。②意识障碍及精神症状。③癫痫发作，局限性发作多见。④肢体瘫痪及皮质感觉障碍等，因为血栓形成的部位、范围、程度不同，所以临床表现错综复杂，如血栓扩延到大脑大静脉就可引起昏迷，常并发于脑及基底核受损症状，若因脑室出血而呈现去皮质强直与高热等表现，则提示预后不良。

三、辅助检查

（一）脑脊液
脑脊液压力常升高可呈血性脑脊液，感染性血栓还可见白细胞增高、糖降低等炎性改变。

（二）放射性核素脑扫描
放射性核素脑扫描可见矢状窦旁有放射性核素浓集区，或有脑梗死表现。

（三）脑血管造影与静脉窦造影
静脉窦脑血管造影可显示窦内血栓，静脉窦直接造影可见血栓的轮廓。

（四）脑 CT 增强扫描
脑 CT 增强扫描可确切显示病灶部位。

（五）脑 MRI 扫描
脑 MRI 可直接显示颅内静脉窦及较大的静脉，又可显示静脉窦血栓引起的各种病变，兼备脑血管造影与 CT 的优点。

四、诊断

颅内静脉窦及脑静脉血栓形成的临床表现复杂，除海绵窦外，其他均缺乏特异性的症状与体征，故诊断较困难，需结合病史及辅助检查综合分析才能确诊。

五、治疗

（1）对非感染性者，应积极纠正全身衰竭及脱水状态，降低血液黏度，改善微循环，调节水、电解质平衡。

（2）对感染性者，应积极处理颜面部疖肿、旁鼻窦炎、中耳炎及乳突炎等原发病灶。

（3）抗感染对感染性血栓，联合使用大量、敏感的抗生素非常重要，常用青霉素每日 1 000 万 ~ 2 000 万 U，静脉滴注，配以氯霉素 1 ~ 2 g/d，静脉滴注，亦可用氨苄西林 6 ~ 12 g/d，静脉滴注，退热后仍需用药 2 周以上，以防复发。一般用药时间不宜少于 1 个月。

（4）肾上腺皮质激素有减轻毒血症状、减轻脑水肿、降低颅内压的作用，常用地塞米松 10 mg/d，静脉滴注，必须与足量的抗生素合用。

（5）使用甘露醇等高渗性脱水药，以降低颅内压，防止脑疝的发生。

（6）有癫痫发作及疼痛者，给予抗癫痫药及镇痛药。

（7）必要时可行手术治疗，包括颞下减压术及分流手术。

第九章　缺血性脑血管病急性期的介入治疗

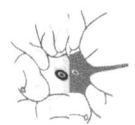

缺血性脑血管病一旦发生，必须在最短时间内（有效时间窗）展开治疗，才能最大限度地降低患者的死亡率和致残率。缺血性脑血管病急性期介入治疗主要包括动脉内接触溶栓、血栓抽吸术、超声动脉溶栓术、机械辅助的动脉溶栓术等，其中动脉内接触溶栓的治疗效果已经为大样本多中心随机对照研究所证实，在一些发达国家已经广泛开展。另外，血管内取栓术等技术最近几年来也发展迅速，将来有可能成为治疗急性缺血性脑血管病的主流方法。本章将主要介绍接触性动脉内溶栓技术及其相关问题。

第一节　理论基础和常用方法

目前，脑血管病已成为我国城乡居民第一位的致死原因和致残原因。随着人口老龄化速度的加快，脑血管病的发病率还有逐年上升的趋势。目前，我国每年有新发脑血管病患者 250 万例，其中脑梗死是最常见的脑血管病。临床研究表明，急性脑梗死传统治疗的效果并不理想，许多患者遗留严重的后遗症。急性脑梗死于 30 d 及 5 年的死亡率分别为 17% 和 40%，大脑中动脉急性闭塞患者早期死亡或严重残疾的发生率高达 78%。因此，对急性缺血性脑血管病必须采取更积极的治疗方法，以改善患者的预后，提高患者的生活质量。

一、溶栓治疗的理论依据

缺血半暗带理论是急性缺血性脑血管病救治的理论依据。研究表明，脑组织仅能耐受 5~10 min 完全缺血。由于侧支循环的存在，局灶性脑梗死周围存在着部分受损的神经细胞。当缺血区组织及时恢复供血后，这部分神经细胞可恢复正常。因此，尽快恢复缺血组织的血供，抢救半暗带内濒死神经细胞是缺血性脑血管病救治的关键。

溶栓治疗可迅速恢复缺血脑组织的血供，缩小梗死体积，拯救缺血半暗带内濒死神经细胞。动脉内接触溶栓是将多侧孔微导管直接插入血栓内注射溶栓药物，可显著提高局部溶栓药物浓度，增加药物与栓子接触面积，减少药物使用总量。同时，使用微导丝实施机械碎栓，从而加速血栓溶解的速度。与单纯药物溶栓相比，动脉内接触溶栓可显著提高溶栓效果，减少全身副作用，缩短溶栓时间，增加闭塞血管再通率，而不增加出血危险性。一般认为 6 h 恢复灌注是缺血神经细胞恢复功能的时间窗。超过这一时间不仅溶栓效果明显下降，还会加重脑组织缺血后的再灌注损伤。目前，前循环静脉溶栓治疗的时间窗通常为使用 rt-PA 溶栓为 4.5 h 以内，使用尿激酶溶栓为 6 h 以内。

尽管动脉内溶栓在急性脑梗死救治的有效性已被多项随机对照研究所验证，但这一方法仍存在局限性。如部分患者溶栓成功后，管腔仍残留明显狭窄；当栓子很大或很硬，或被阻塞的血管有动脉粥样硬化性改变时，单纯用动脉接触溶栓很难使血管再通。即使溶栓成功，再次血栓形成的发生率也很高。临床研究表明，由于这些因素的存在，单纯药物溶栓的血管完全再通成功率甚至低于 35%。如此低的血管再通率显然不能达到脑血管病急性期救治的目的。因此，应用血管内介入技术，提高动脉内溶栓的再通率,是目前缺血性脑血管病急性期治疗研究的一个重点问题。

二、溶栓治疗的种类和特点

溶栓治疗包括药物溶栓及机械辅助溶栓。机械辅助溶栓包括栓子部位的直接机械球囊扩张、机械取栓、抽吸取栓、捕获装置、经动脉抽吸装置、激光辅助溶栓和能量辅助多普勒溶栓,其中已经有两种装置获得FDA的批准应用于临床。药物溶栓目前已经在临床广泛应用。药物溶栓可根据给药途径分为静脉溶栓、动脉溶栓以及动静脉联合溶栓。美国国家神经病及脑血管病研究所(NINDS)的研究结果表明,发病3 h以内的急性脑梗死患者,静脉给予rt-PA(0.9 mg/kg,总量≤90 mg)治疗,有30%接受rt-PA静脉溶栓治疗的患者仅遗留轻度或没有神经功能障碍,显著优于对照组。此后,其他的对照研究将治疗时间窗延长至6 h,由于rt-PA静脉溶栓治疗显著增高脑出血转化而未能取得肯定的结果。根据这些研究结果,美国FDA批准t-PA仅用于发病3 h内的急性脑梗死静脉溶栓治疗。但是ECASS-Ⅱ试验提示在4.5 h内使用rt-PA仍可获益。这一结论已经在2008年欧洲脑卒中指南和2010年美国AHA脑卒中二级预防指南中进行推荐使用了。

由于静脉溶栓受治疗时间窗的限制,而脑梗死多于夜间发作,且缺乏心肌梗死剧烈疼痛等明显症状,加之转运及诊断过程的延误,真正能够获得静脉溶栓治疗的患者仅占极小部分,即使像美国这样的发达国家3 h内t-PA静脉溶栓治疗的患者仅占缺血性脑血管病的3%~5%。北京脑血管病协作组联合全国35家医院,曾观察急性缺血性脑血管病患者2 914例,其中得到静脉溶栓治疗者占5%,这一数据还是来自我国最发达的少数几个大城市。基于1999—2001年NHDS的注册数据,共有1 796 513名缺血性脑卒中患者在1999—2001年间入院治疗。在这些患者中1 314例(0.07%)患者接受了经动脉溶栓治疗,11 283例(0.6%)患者接受了经静脉溶栓治疗。因此,如何获得较长的治疗时间窗、减少颅内出血是将溶栓技术应用于临床的关键。要达到这一目的,一方面需要提高全民对脑血管病的认识,发病后及时送治;另一方面通过辅助方法延长溶栓治疗的时间窗。如通过局部低温、脑保护剂等增加脑组织对缺血的耐受程度。动脉内溶栓治疗由于选择性高、溶栓药物用量小及血管再通率高而得到广泛的关注,多中心病例对照研究表明,对发病6 h内的脑血栓形成患者采用动脉内动脉溶栓,可以显著改善患者预后,但其远期效果仍在研究之中。

第二节 急性脑梗死动脉内接触溶栓

目前对于脑梗死患者,发病4.5 h以内进行rt-PA静脉溶栓是FDA批准的唯一药物治疗方法。但静脉溶栓能有效溶解较小动脉闭塞(如大脑中动脉M2段及以远的分支的闭塞),对大血管的闭塞如颈内动脉末段、大脑中动脉、基底动脉等的再通率还比较低。1983年Zeumer等首先报道动脉内直接溶栓,1999年PROACT Ⅱ试验完成,动脉内动脉溶栓取得迅速发展。动脉内动脉溶栓较静脉溶栓或其他治疗方法具有明显优势。首先可以直接发现血管闭塞的部位,评价侧支循环的状况;其次在血栓部位直接给药,降低系统溶栓药物的用量,减少因溶栓药物引起的继发性出血;还可以同时实施机械溶栓,使血栓破裂;最主要的是闭塞血管再通率高,并可同期实施血管成形术,减除血管狭窄,减少再闭塞或复发。但动脉溶栓同样存在不可忽视的缺陷,它需要昂贵的设备、复杂的技术和高昂的费用。血管内操作本身存在一定的并发症(如脑栓塞、出血、血管损伤等)。另外,动脉插管造影和溶栓需要较长时间,在一定程度上会延误治疗时机,因此临床应用必须掌握时机和严格控制适应证。

一、院前转运和处理

因为治疗急性缺血性脑血管病的时间窗所限,所以当患者来院后及时评估和诊断是至关重要的。目前我国的脑血管病患者大多是由急救车辆或家庭首先运送到医院的急诊科,因此院前急救人员能够快速地识别和转运脑血管病患者非常重要;二是院前救护人员应了解急性脑血管病的简单评估和处理方法,在及时转运的同时,尽快与医疗机构进行联系,使其做好必要的接收和救治准备。

目前在适合时间窗内采取药物溶栓或其他手段开通血管的患者大约有一半来自急救中心，因此当来院前车辆上应当与医院急诊科通话，报告将运送一个疑诊为急性脑血管病的患者，这样有可能提高急性脑血管病的识别和诊断效率，同时医院急诊科也应当加强与救护车辆的联系，取得拟诊信息，这同样也有助于加快急性脑血管病的识别和诊断。对于另一半由家庭运送来院的患者，急诊也应当提高识别和诊断的效率。加强这方面的演练并培训出专门处理急性脑血管病的人员和方案是很有必要的。

二、急诊评估

对急性脑血管病患者的评估与其他疾病的初步评估基本一样，包括生命体征（呼吸、血压、心律、血氧饱和度和体温）是否平稳。这是最基础的评估，应当放在神经功能评估之前。这个评估能够帮助选择适合进一步介入治疗的患者。对于生命体征不平稳的患者首先要进行急救，而不是优先进行血管内治疗。对于生命体征平稳的患者，应进行病史、症状和体征的评估。

1. 病史

病史最重要的要素就是发病时间，这是决定进一步治疗方案的重要指标。有些患者并不是在发病当时就知道自己发病，如可能是在醒来后发现出现了偏瘫，因此对于发病时间需要一个限定。目前对发病时间的定义是，能回忆的未出现此症状的最后时间。对于患者是醒来发病或因为发病后意识障碍不能提供上述时间的，就以睡前时间或最后意识清醒的时间为发病时间。如果患者先前有多次 TIA 发作，那些发作的状态均不计算在发病时间内，而以末次发病的时间来计算。发病时间越长，磁共振弥散加权成像（DWI）越容易检出病变，但是溶栓的成功率越低，并发症的发生率越高。

病史询问中还应注意结合发病时的情况及有关病史，可能会排除一些其他原因引起临床症状的可能，如高血压脑病、低血糖昏迷等。对于急性脑血管病的诊断，危险因素的询问同样重要，如既往是否有高血压、糖尿病等。为了鉴别诊断，还应了解患者是否有药物滥用史、偏头痛史、癫痫史、感染史、外伤史及妊娠史等。通过这些病史的询问有助于对急性脑血管病的诊断和鉴别诊断，对于进一步合理选择检查和治疗手段同样重要。病史搜集中应当注意向家人及目击者了解既往史及发病时的状况。运送患者来院的人员亦应注意询问，这样可以了解患者发病后病情有怎样的演变过程，这对于完善急性脑血管病的资料是相当重要的。

2. 体检

在评估生命体征及必要的病史询问后应当进行简要的全身体检，以筛选出可能引起脑血管病的疾病及可能对进一步治疗方案产生决定性影响的疾病（如肿瘤、血小板减少等）。首先是头颈部的检查，可以发现外伤及癫痫发作的一些表现（如瘀斑和舌咬伤等），也可能发现颈动脉疾病的一些证据（如颈动脉杂音）、充血性心衰的证据（如颈静脉怒张）等。心脏的体检主要侧重于有无心肌缺血、是否有瓣膜疾病、心律失常等。胸腹体检应了解有无相关疾病，这对于选择治疗手段是非常必要的。皮肤和肢端的检查可能发现一些系统性疾病（如紫癜、黄疸等）。

3. 神经系统检查及量表评估

针对已获得的既往史及现病史，对于急性脑血管病患者应当已经有初步的判断，因此进行神经系统检查时应当有针对性，尽量简短。同时对患者应当进行量表评分，这对于决定进一步的治疗方案是必要的。目前常用的是 NIHSS 量表。该量表包括了 11 项内容，主要从患者的意识水平、意识内容、语言、运动系统、感觉系统、共济运动及空间位置等方面对患者进行评估，这些内容基本上涵盖了脑血管病患者的各个方面，依据此表进行检查不易遗漏，能够对病变部分进行初步的定位，且能对患者的病情严重程度进行量化评价，有利于依据指南的要求选择合理的治疗手段并对患者的预后及治疗中可能出现的并发症进行预估。量表评分最好能够在脑卒中单元进行，因为脑卒中单元的医生经过专业的训练，可以更准确地使用 NIHSS 量表，同时对脑卒中患者的管理更专业。

4. 辅助检查

在进行完神经系统体检后要进行必要的辅助检查，这对于进一步明确诊断、防止误诊及选择合理的治疗方案至关重要。这些辅助检查包括了血糖、电解质、血常规检查（主要了解血小板数）、凝血常规检查（APTT、INR、PT）、血生化检查（了解肝肾功能）。低血糖能导致局灶性体征，引起貌似急性脑血管病的表现；高血糖容易引起症状的恶化，导致不佳的预后。对于口服华法林及肝功能不良的患者，PT 和 INR 值的检测是非常重要的。这些检查都是需要一定的时间才能得出结果的，因此除非发现了不能溶栓的一些体征（如发现血小板减少性紫癜）或者怀疑是出血性病变，不能坐等检验检查结果回报，应当利用检验的时间进行进一步的工作，为尽早溶栓做准备。

5. 心血管检查

对所有的脑卒中患者常规的心脏的物理检查、心肌酶谱测定及 12 导联心电图检查是必要的。急性脑血管病患者中心脏疾病是普遍存在的，有些患者甚至存在需要急诊处理的心脏疾病。比如急性心肌梗死可能引起脑卒中，同样急性脑血管病也能引起心肌缺血。在急性缺血性脑血管病中可能合并心律异常。引起缺血性脑血管病的一个重要的原因的房颤通过心脏检查可以较容易发现。对于有严重心律不齐的患者，应当常规进行心电监护。

6. 其他检查

以前推荐急性脑血管病患者进行胸片检查，后来一项研究发现胸片检查与常规临床检查之间的差别仅有 3.8%，这意味着常规进行胸片检查意义有限，当然也不是全无意义。对于疑诊蛛网膜下腔出血而常规 CT 检查无阳性发现的患者可进行腰椎穿刺脑脊液检查。当然，CT 检查阴性的蛛网膜下腔出血与缺血性脑血管病的鉴别诊断还是比较容易的。对于怀疑癫痫的患者可进行脑电图检查。缺乏相应影像学证据的癫痫是使用 r-TPA 的相对禁忌证。至少其他的一些相关检查（如血液酒精含量、毒素水平、血气分析以及妊娠试验等）主要根据病史的询问以及体检中的对诊断的初步判断来实施（表 9-1）。

表 9-1 脑血管病鉴别诊断常用检查手段

检查项目	目的
血清肝功能检查	除外肝脏疾病引起类脑卒中表现的患者
血清毒理学检查	除外某些毒物引起类脑卒中表现的患者
血酒精水平测定	除外因酒精摄入引起意识改变的患者
血 HCG 检查	对部分女性患者除外妊娠
血气分析	了解是否无低氧血症引起意识变化
胸片	除外胸部疾病引起类脑卒中表现
腰穿	除外 CT 阴性的蛛网膜下腔出血
脑电图	与癫痫部分性发作相鉴别

三、急性脑血管病的影像学检查

为了选择合理的治疗方案，急性脑血管病患者进行影像学检查的重要性越来越大。通过脑的影像学检查发现的病变的部位、大小、血管分布区域以及是否存在出血，这些对于选择治疗方案非常重要。通过这些检查可以了解病情是否可逆，了解颅内血管的状态及脑血流动力学状态，还能筛选出适合进行溶栓或血流重建治疗的患者。针对脑血管病常用的影像检查，头颅 CT 平扫是最常用的手段，可以发现患者是否有颅内出血或者发现有无新发低密度病灶。一些临床中心可以很便利地获得头颅 MRI 影像学检查，特别是弥散加权 MRI（DWI）能够准确地提示缺血性脑血管病的部位、大小。但是选择进行 MRI 检查必须是在不影响溶栓治疗开始时间的情况下进行。

1. 头颅 CT 扫描

绝大部分的颅内出血及引起神经功能缺失的颅内占位可以通过头颅 CT 平扫发现。指南里推荐 CT 平扫是诊断脑血管病的常规检查。该检查对于幕下病变尤其是小脑干的病变的诊断是有限的，因此这些部位的病变的影像检查需要其他手段。为了筛选出适合进行溶栓治疗的患者，进行 CT 检查时应注意是否在病变区域已经出现低密度病灶或者有没有出现大脑中动脉高密度征等变化。有时前循环的脑梗死，虽然没有出现低密度灶，但是仔细阅片还是可能会发现一些征象的，比如灰白质界限不清、脑沟变平或消失等，这些 CT 征象提示前循环大血管闭塞病变的发病时间多在 6 h 内，其检出率高达 82%。因此应当认真阅片，尤其是对这些细节多加关注，才能为选择合理的治疗方案提依据。因为出现这些征象如果采取溶栓治疗，出血率会大大增加。研究表明发病 3 h 内的缺血性脑血管病患者如果 CT 检查发现脑水肿或团块效应，溶栓治疗的出血率增加 8 倍。但是也有研究表明，如果大脑中动脉闭塞引起的急性脑梗死，早期 CT 检查发现已有超过其血区域 1/3 脑区的部位出现早期脑梗死征象，并不表明这些患者进行 rt-PA 溶栓治疗预后不佳，反而这部分患者对溶栓治疗还能获益。ECASS 试验的结果与此不同，如果急性大脑中动脉闭塞脑梗死患者发病 6 h 以内即在头颅 CT 检查中发现超过 1/3 其供血区域早期脑梗死征象，溶栓治疗后出血风险大大增加，而小于 1/3 其供血区域发现早期脑梗死征象的患者溶栓治疗是可以获益的。因此对于这些发病 6 h 以内的急性缺血性脑血管病患者，如果头颅 CT 平扫发现了一些比如灰白质界限消失或者脑沟变浅或消失的征象，其对于治疗方案的选择的影响到底如何尚需进一步研究，溶栓治疗需慎重。幸运的是在目前国内不少的临床中心，不仅只有溶栓治疗一种方案，条件许可时可以尝试采用机械的方式再通血管，这或许可以减少因为药物使用引起的出血性并发症。应当争取在患者进入医院急诊科后的 25 min 内完成头颅 CT 检查，同时从事脑血管病的专业人员应当学会判读 CT 片，在 CT 检查完成后能够立即做出正确的和全面的研读，这样才能为尽早进行溶栓治疗节省时间。

2. 多模式 CT

通过造影剂增强 CT 扫描，可以进行脑灌注检查及血流动力学检查。这些检查目前在国内的部分临床中心均可进行，但是这不仅增加了患者的放射照射剂量，而且这些检查均有各自的缺点，且对于超早期溶栓治疗的指导性不强，因此各指南中均未推荐此检查作为常规检查，仅认为此项检查能够提供一些更丰富的信息。

3. 头颅 MRI 扫描

目前常用的检查手段有 T_1 加权、T_2 加权、梯度回波、弥散加权（DWI）、灌注加权（PWI）。对于急性缺血性脑血管病患者，尤其是常规 CT 扫描不敏感的区域（如小脑、脑干），MRI 检查有着不可替代的作用。在上述各种检查手段里 DWI 是最有用的手段，在不需要注射对比剂时可以检出病变的部位、大小，其所显示的病变多为已经发生不可逆性脑梗死的所谓病灶的核心部位。此检查的准确性为 88%～100%，特异性为 95%～100%。而 PWI 则在通过注射对比剂的条件下显示整片病变的大小，其中包括了可以通过治疗挽救的半暗带区域。半暗带的大小定义为 PWI 所显示的病变的区域（主要表现为灌注减少）减去 DWI 所显示的病变的核心区域。因此在进行 MRI 检查时如果同时进行 DWI 和 PWI 检查，不仅可以了解病变的核心位置和大小，而且可以了解通过治疗可能挽救的脑组织的大小，对于预判治疗的效果有一定的帮助。通过这种检查手段使一些超过时间窗的患者也获得了接受溶栓治疗的机会，但是目前没有任何指南推荐使用此方法来选择适合溶栓治疗的患者。而且这种方法需要花费不少的时间，对于尽早进行血管再通治疗是一种时间上的耗费。随着 MRI 对于超早期脑出血诊断水平的提高，直接进行头颅 MRI 检查而不是头颅 CT 检查可能成为将来进行急性脑血管病影像学检查的首选方案。当然，如果临床怀疑是蛛网膜下腔出血的患者，还是应当首选头颅 CT 检查（表 9-2）。

表 9-2 脑血管病患者常规检查

检查项目	目的
头颅 CT 平扫	明确是缺血性脑卒中还是出血性脑卒中，对缺血性脑卒中还要观察是否出现新发低密度病灶
头颅 MRI 平扫 + 弥散检查	作为头颅 CT 平扫的补充，对于 CT 检查受限的部位（如后颅窝、脑干等）及 CT 检查发现的低密度病灶不能明确是否为本次发病的新发病灶时使用，不作为常规检查手段
心电图检查	了解心律及其他
血生化检查	了解患者血糖水平、水电解质情况及肾功能
心肌酶谱检查	了解有无心肌缺血
凝血常规检查	了解 PT、APTT INR、Fib 等值
血常规检查	主要了解血小板计数

四、动脉溶栓的时机及病例选择

溶栓治疗的时间窗并非一成不变的。在事实是应从分考虑病理的动态变化和患者的个体化因素等，溶栓的效果往往与脑梗死后侧支循环情况、血压、年龄、梗死类型、有无合并症、并发症等因素有关。总体而言，目前比较认同的动脉溶栓治疗的时间窗，前循环梗死为6h；后循环梗死由于其预后差、死亡率高，脑干对缺血再灌注损伤的耐受性强，可放宽至12h，甚至24h。中国脑血管病指南（2010）中推荐如下：发病6h内由大脑中动脉闭塞导致的严重脑卒中且不适合静脉溶栓的患者，经过严格选择后可在有条件的医院进行动脉溶栓（Ⅱ级推荐，B级证据）；发病24h内由后循环动脉闭塞导致的严重脑卒中且不适合静脉溶栓的患者，经过严格选择后可在有条件的单位进行动脉溶栓（Ⅲ级推荐，C级证据）。

颈内动脉系统急性脑梗死，当患者出现严重的神经功能障碍，CT出现大脑中动脉高密度征（M1段血管闭塞的标志）或早期皮质（岛叶外侧缘或豆状核）灰白质界限消失和脑沟变浅，进行经静脉药物溶栓治疗预后往往较差。一项非随机研究对比了伴或不伴CT显示大脑中动脉高密度征的83例患者的预后，分为经动脉溶栓组和经静脉溶栓组，溶栓药物为rt-PA。不管有无大脑中动脉高密度征，在经动脉溶栓组更有可能获得良好预后，表现为出院时的NIHSS评分显著降低。亚组分析表明，经静脉溶栓组有大脑中动脉高密度征的患者获得良好预后（表现为出院时的mRS评分降低）的可能较无高密度征的患者小。这提示有无大脑中动脉高密度征经静脉溶栓与经动脉溶栓的效果不同。MRA或DSA显示颈内动脉受其主要分支或大脑中动脉M1段闭塞，予rt-PA静脉溶栓治疗的再通效果差。因此应积极采取动脉内溶栓治疗，越早越好，可以更多地挽救一些半暗带的神经元，减少梗死范围。溶栓时机应尽可能掌握在6h以内，能在3h以内则更为理想，如果发病超过6h，溶栓后缺血区血流再灌注导致出血转化和脑水肿加重的危险性增加，特别是豆纹动脉等终支闭塞6h以上，更增加其危险性。而单纯颈内动脉近段闭塞，Willis环代偿良好时，是否需要采取溶栓治疗目前尚无定论，总体认为溶栓治疗可能导致栓子脱落导致远端血管闭塞，存在加重神经功能缺损的风险。

虽然缺乏针对椎-基底动脉系统脑梗死动脉溶栓治疗的临床大规模随机试验，1986年以来报道的椎-基底动脉系统脑梗死UK或t-PA动脉溶栓治疗的病例数达300余例，70%的患者血管再通，总体存活率达55%~70%，其中2/3患者预后良好。椎-基底动血供区的脑梗死动脉溶栓治疗的时间窗文献报道的差异非常大，但普遍认为较颈内动脉系统而言相对较长。一方面由于后循环闭塞的预后非常差，总体死亡率高达70%~80%；另一方面脑干对缺血的耐受性强。但是否采取积极的动脉溶栓治疗的关键取决于患者当时的临床状况。

进行性椎-基底动脉供血区梗死伴不完全性脑干功能损害和进行性梗死，DSA示双侧椎-基底动脉闭塞，是局部动脉溶栓治疗的适应证，应尽早溶栓治疗。当患者因椎-基底动脉闭塞昏迷超过6h，或脑干反射消失也可考虑溶栓治疗，但当昏迷6h呈去脑强直状态，提示预后极差，则不适合动脉溶栓治疗。Becker等报道13例椎-基底动脉血栓形成行动脉溶栓治疗的患者，其突出的特点是患者从发病到接受溶栓治疗的时间较长，4例24h内接受溶栓；9例24~48h内由于症状逐渐加重而接受溶栓治疗。动脉溶栓治疗前患者头颅CT或MRI检查均提示有明显的梗死灶，接受治疗的平均时间为24h。10例存活的患者溶栓后血管再通，溶栓时间与血管再通没有明确关系，未再通的3例全部死亡，2例出血。Cross等报道20例经DSA证实的基底动脉血栓形成的患者，分析治疗时间、术前影像学改变、术前症状、血栓的部位、患者的年龄与溶栓后出血转化及预后的关系，7例发病10h之内接受治疗，术前头颅CT阴性，术后3例出血；13例发病10h之后接受治疗（最长79h），术前CT提示有明显梗死灶，动脉溶栓术后无出血病例。认为动脉溶栓治疗出血转化与血栓部位有关，与其他因素无关；基底动脉远段再通率高于中段和近段，再通后3个月预后良好的比例分别为29%和15%；脑干比大脑半球更加能够耐受缺血，50%的患者再通，其中60%的患者生存，30%预后良好；未再通者全部死亡。

动脉内溶栓治疗应尽可能在脑梗死发病6h以内进行，推荐应用于颈内或颅内的主要动脉闭塞，临床产生明显神经功能障碍的患者。脑动脉闭塞通常采用Qureshi分级（ACA：大脑前动脉；BA：基底动脉；ICA：颈内动脉；MCA：大脑中动脉；VA：椎动脉），由研究者推荐Qureshi分级2级以上时，可以考虑动脉溶栓（表9-3）：Qureshi 分级包含血管闭塞音 B 位以及缺血程度两方面的情况。

表9-3 动脉闭塞之 Qureshi 分级

0级	未发现闭塞血管		
1级	大脑中动脉闭塞	ACA 闭塞	BA/VA 分支闭塞
	M3 段	A2 或 A2 段远端	
2级	大脑中动脉闭塞	ACA 闭塞	BA/VA 分支闭塞
	M2 段	A1 和 A2 段	
3级	大脑中动脉 M1 闭塞		
3A	M1 闭塞，豆纹动脉通畅或	存在软脑膜侧支循环	
3B	M1 闭塞，豆纹动脉闭塞	无软脑膜侧支循环	
	ICA 闭塞	BA 闭塞	
4级	存在侧支循环	部分灌注（不完全闭塞或通过侧支循环）	
4A	大脑中动脉侧支供应	顺行充盈（主要血流模式）	
4B	ACA 侧支供应	逆行充盈（主要血流模式）	
5级	ICA 闭塞，无侧支循环	BA 完全闭塞，无侧支循环	

对于单一血管闭塞的患者，也可借用心肌梗死溶栓治疗时血管闭塞的评分法：TIMI 0：完全闭塞；TIMI 1：可见少量造影剂通过血栓部位；TIMI 2：部分闭塞或再通；TIMI 3：无血管闭塞或已经完全再通。一般溶栓时间最迟不超过发病后 48 h。临床实践证明：发现有临床症状 6 h 以内溶栓疗效最佳，12 h 效果亦显著，若超过 48 h，近期效果不明显，但有利于后期恢复。故介入治疗时间应尽早，一旦病情确诊，应及时行溶栓治疗。

五、动脉溶栓的病例选择

动脉溶栓治疗尚未广泛应用于临床，仅限于一些硬件和软件比较完备的医院或专科中心，因此目前缺乏统一的病例选择标准，不过有学者认为除治疗时间窗适度放宽外，病例选择应基本遵循 NINDS 急性脑梗死 rt-PA 静脉溶栓治疗试验的入选和排除标准。动脉溶栓病例选择应遵循的原则见表 9-4。（说明：目前美国 ASO/AHA 指南及中国脑血管病指南 2010 年版均明确指出，动脉溶栓目前推荐的适应证为一定的时间窗内不适合进行静脉溶栓或预期静脉溶栓不能取得良好预后的患者中进行。）

表9-4 动脉内溶栓治疗的病例选择原则

临床入选标准
　　表现为脑血管病综合征，临床考虑大血管闭塞可能
　　发病 6～8 h 以内，后循环梗死可延长至 12～24 h
　　年龄 18～85 岁
　　NIHSS 评分 11～24 分
　　患者或家属理解治疗的可能危险性和益处，并签订知情同意书
临床排除标准
　　最近 3 个月头部外伤和脑血管病病史
　　最近 3 个月发生过心肌梗死
　　最近 30 天消化道及泌尿道出血病史
　　最近 30 天曾进行外科手术、实质性脏器活检、内部脏器外伤或腰穿
　　最近 7 天曾行不可压迫部位的动脉穿刺
　　颅内出血、蛛网膜下腔出血或颅内肿瘤病史（小的脑膜瘤除外）
　　临床考虑脓毒性栓塞或腔隙性脑梗死者
　　出血素质，基础 INR ≥ 1.7、APTT 大于正常值 1.5 倍或血小板计数 < 100×10^9/L
　　无法控制的高血压，收缩压 ≥ 180 mmHg，舒张压 ≥ 100 mmHg
　　体检发现活动性出血或急性创伤（骨折）证据
　　口服抗凝药物且 INR ≥ 1.5

续表

最近 48 h 内曾使用肝素治疗，APTT 大于正常值 1.5 倍
合并妊娠或严重肝肾功能不全
血糖浓度 < 50 mg/dL(2.7 mmol/L)
不能排除癫痫发作后遗留的神经功能缺损，或者发病时曾有癫痫发作
CT 排除标准
  颅内肿瘤（小的脑膜瘤除外）
  颅内出血
  明显的占位效应伴中线结构移位，或超过大脑中动脉供血区 1/3 的低密度病灶或脑沟消失

六、动脉溶栓的技术与方法

动脉溶栓需要 DSA 设备和训练有素的神经介入专家，即使是训练有素的医生从股动脉穿刺至开始进行动脉溶栓过程约需 0.6 h，而若包括术前的准备等方面，则需耗时约 1 h，这是临床无法推广和普及的主要原因。但随着介入技术的发展以及介入材料更新，血管内治疗必将给缺血性脑血管疾病超急性期治疗带来重大的突破。

1. 人员配备

经动脉溶栓治疗必须由能够熟练掌握全脑血管造影及有血管内治疗经验的医生完成，每台手术至少有术者两名，台下医生一名，手术护士两名。

2. 器械准备

（1）数字减影血管造影机及常规血管造影用品。

（2）5 F 猪尾巴导管、造影导管和 8 F 或 6 F 导管鞘、Y 型阀、连接管、三通开关。

（3）动脉加压输液装置及袋装生理盐水。

（4）6 F 或 8 F 指引导管、交换导丝、微导管、微导丝。

（5）其他介入操作常用器材。

（6）药物及特殊材料。

（7）rt-PA。

（8）肝素。

（9）脱水药物。

（10）急救药品及急救器材。

3. 介入的一般操作过程

患者仰卧于血管造影床上。凡能合作患者均采用右侧腹股沟区穿刺部位浸润麻醉，以便于术中观察患者意识状态、语言功能及肢体运动等。对不能合作的患者予以镇静，必要时可气管插管全身麻醉。一般术中需监护患者生命体征并记录。两侧腹股沟区常规消毒，铺巾。在穿刺部位行局部浸润麻醉。用 16 G 或 18 G 穿刺针穿刺一侧股动脉，采用 Seldinger 法插入 6 F 或 8 F 导管鞘，导管鞘与 Y 形阀相连接，Y 形阀侧臂通过两个三通连接管与加压输液管道相连及高压注射器相连接。注意排清管道内的气泡，调节加压输液持续滴入生理盐水（生理盐水中加入肝素钠注射液，配比为 2 000 U 加入 500 mL 生理盐水）。不进行经静脉途径的全身肝素化。

进行全脑血管造影，首先进行主动脉弓造影，了解弓上血管分布及病变情况（此步骤虽然可能耗费一定时间，但是能够为进一步的造影和治疗提供明确的路径和可能有用的诊断信息，因此建议在动脉溶栓过程中还是有必要进行主动弓造影这一步骤的）。然后对经过临床检查或影像学初步检查预判的责任血管进行造影，了解闭塞血管的部位。同时还应当进行其余血管的造影，这主要是为了评估患者脑区的血管代偿状态，部分代偿较好的患者造影时可以通过侧支循环的逆向显影判断责任血管的闭塞段长度，为进一步治疗提供决策依据。如果是颅外段闭塞，如颈内动脉颅外段或椎动脉颅外段，可以将指引导管贴近病变处，将微导丝穿过病变，引导微导管越过闭塞段，进行远端血管造影，来判断闭塞段的长度及

累及的远端分支。

动脉溶栓治疗时，先在闭塞处的远心端注射一定剂量的 rt-PA，然后在闭塞段的近心端注射一定剂量的 rt-PA，再将微导管置入闭塞段，余量 rt-PA 通过微导管注射入闭塞段内。有文献报道注射剂量分别为近心端和远心端各 1 mg，闭塞段内 20 mg，总量为 22 mg。注射完毕后进行血管造影，了解血管再通情况。一般说来整个手术时间不超过 2 h。早期在国内通常采用尿激酶（原）实施动脉内接触溶栓（图 9-1），与 rt-PA 治疗相比除药物本身特点有差别外，它们在使用的步骤上是相同的。

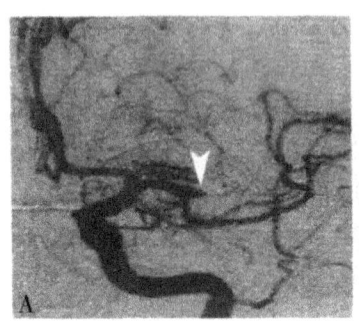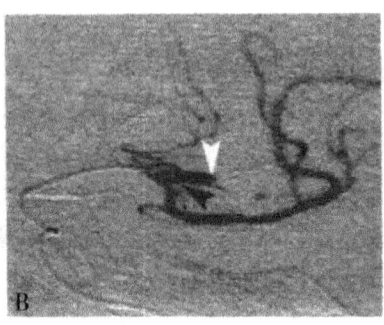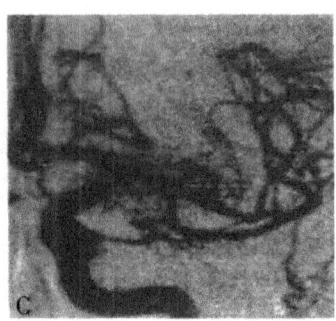

图 9-1　大脑中动脉闭塞动脉溶栓术

患者，女性，78 岁；因"突发右侧偏瘫及不能言语 5 h"入院，入院时 NIHSS 评分 20 分，出院时患者恢复良好。A. 左侧颈内动脉后前位造影示大脑中动脉上段完全闭塞（箭头）；B. 溶栓微导管头端（黑箭头）插入至血栓的近端（白箭头）；C. 2 h 内给予尿激酶原 9 mg，造影示大脑中动脉上段完全再通

一旦闭塞血管再通，溶栓药物的灌注即刻停止，撤出溶栓微导管。若血管粥样硬化狭窄严重，再闭塞可能性较大，而病变血管不适合采取支架成形或球囊成形术，可留置微导管（肝素化生理盐水持续灌洗），密切观察患者的临床症状和体征，必要时可复查血管造影甚至再次灌注溶栓药物。术后予甘露醇脱水、扩容、自由基清除剂以及预防血栓形成的药物治疗。

七、动脉溶栓的药物选择及溶栓药物的研究进展

临床上理想的溶栓药物应具备较好的安全性，毒性/疗效比值低的优点，应具备以下特点：①对血栓选择性高。②血浆半衰期短，作用迅速。③快速清除，不产生持续性的毒性代谢产物。④无免疫性反应。⑤引起颅内出血并发症的作用轻微。

第一代溶栓药物链激酶、尿激酶临床已应用多年，其优点是价廉，缺点是特异性差。ASK、MAST-E、MAST-I 等诸多的急性脑梗死链激酶溶栓治疗均因极高的出血转化和早期死亡率而终止，此外链激酶具有抗原性，易造成过敏反应，因此链激酶目前已不用于急性脑梗死的溶栓治疗。尿激酶是双链蛋白酶，不同于链激酶，尿激酶是直接的纤溶酶原激活剂，其优点是无抗原性，对新鲜血栓溶解迅速有效，缺点是对陈旧性血栓的溶解效果差，是目前常用的溶栓制剂。我国"九五"攻关课题——急性脑梗死发病 6 h 内尿激酶静脉溶栓治疗的临床多中心双盲试验的结果表明，急性脑梗死的尿激酶溶栓治疗安全有效。诸多的动脉溶栓试验也同样证实其有效性，而且准确地说尿激酶是目前动脉溶栓治疗使用最多的溶栓制剂。动脉溶栓时 2 h 内给予尿激酶 50 万～70 万 U，一般不超过 75 万 U，但也有总量至 100 万～150 万 U 的个案报道。PROACT 的结果表明大脑中动脉主干闭塞 6 h 内尿激酶原（proUK）动脉溶栓治疗有效。PROACT 选择的病例比其他急性脑梗死溶栓治疗试验选择的病例病情严重，proUK 动脉溶栓治疗的绝对和相对效益分别为 15% 和 60%。尽管 PROACT 表明 proUK 疗效确切、安全性高，但由于必须有两个以上严格的临床试验证实该药物有效方能获得 FDA 批准，而制造商（Abbott Laboratories）预计进一步的临床试验所耗费的资金将超出获得 FDA 批准后该药销售所获得利润，因此 proUK 或许永远只能作为罕用药。PROACT proUK 的推荐用量为 6～9 mg/2 h。

第二代即组织型纤溶酶原激活剂（tissue-type plasminogen activator，t-PA）。t-PA 属天然的血栓选择性纤溶酶原激活剂，具有选择性与血栓表面的纤维蛋白结合能力，结合后的复合物对纤溶酶原具有极高的亲和力，t-PA 的这种"血凝块特异性"的溶栓作用，对循环血液中的纤溶系统几乎没有影响，不致

产生全身纤溶和抗凝状态，这是 t-PA 与尿激酶的根本区别。此外，t-PA 体内半衰期短，溶栓迅速，再通率高，无抗原性，并可通过基因重组技术大量生产（rt-PA），是目前最为理想、应用广泛的治疗血栓性疾病的药物，缺点是价格过于昂贵。

第三代溶栓药物是应用现代分子生物学对第一代和第二代溶栓药物进行改造，在特异性、半衰期、溶栓效率等方面进行改进和提高。它们都是对 t-PA 进行蛋白质工程技术的改造获得，如瑞替普酶、兰替普酶、孟替普酶等。瑞替普酶（reteplase，rt-PA）是一种单链无糖基化的 t-PA 缺失突变体，能自由地扩散到凝块中，以降解血栓中的纤维蛋白，发挥溶栓作用。其半衰期较长，为 12～16 min。在体外 rt-PA 与纤维蛋白的结合力很低，但在体内对纤维蛋白具有选择性。兰替普酶（lanoteplase，NPA）是采用重组 DNA 技术生产的 t-PA 中间缺失突变体衍生物，具有纤维蛋白特异性而没有抗原性。

八、动脉溶栓的并发症

动脉溶栓除了介入操作本身的风险外，症状性脑出血和再灌注损伤是其最主要的并发症。

1. 出血

所有溶栓药物均有产生出血的可能，包括脑内出血和脑外出血。影响药物疗效的主要为脑内出血。出血转化的机制尚有争论。大多数学者认为：

（1）急性脑梗死发生后：闭塞血管因缺血缺氧而受损，血管的强度降低，当血栓溶解后，受损的血管暴露于升高的灌注压下，导致出血。

（2）脑梗死时：血小板聚集形成血小板栓子，以后由于凝血酶及纤维蛋白的作用形成稳固的血栓，限制梗死区出血，溶栓药物干预血栓形成，因而溶栓药物本身是引起或加剧颅内出血的重要因素。动脉溶栓的出血转化率不同的文献报道的差异比较大，Perry 等对急性脑梗死的动脉内溶栓治疗试验进行荟萃分析，结果表明动脉溶栓治疗患者 24 h 内出血转化发生率为 35%～42%，对照组患者为 7%～13%；发病后 10 d 动脉溶栓治疗的出血转化发生率可高达 68%，对照组为 57%，两者并无显著性差异。从上述结果可以看出，出血转化与血管再通后再灌注密切相关。尽管出血转化的发生率非常高，但动脉溶栓治疗后症状性脑出血的发生率为 10%～17%，比静脉 t-PA 溶栓的症状性脑出血发生率 6.4%（NINDS）、8.8%（ECASS Ⅱ）稍高，可能与动脉溶栓所入选的患者病情重有关。目前认为症状性脑出血的发生可能与伴随使用的抗凝药物如肝素的剂量、溶栓治疗的时间、溶栓药物及剂量、梗死的范围及侧支循环水平、血糖及血压等因素相关，但均缺乏定论。这给溶栓后是否适合支架置入的判断带来一定的难度。

2. 再灌注损伤

缺血脑组织在血流供应重新恢复后的短时间内，其神经损害体征和形态学改变往往会有所加重，形成脑缺血再灌注损伤，目前认为自由基级联反应是造成这种损害的重要原因。再灌注损伤引起的脑水肿可使颅压升高，严重可危及生命。因此，动脉溶栓血管再通后应立即给予甘露醇脱水及自由基清除剂治疗。

九、动脉溶栓并发症的预防和处理

有关动脉溶栓的导管导丝的操作技术目前还没有统一的标准。但熟练的导管导丝操作技术对于降低并发症、提高再通率是非常重要的。在作动脉溶栓时，将微导丝穿过闭塞段到达远端往往是溶栓成功的关键。由于闭塞血管远端没有血流，因此导丝在前行过程中往往无法在路图的指引下实施。对于 Willis 环以内的闭塞血管可以借助交通支血管建立路图。例如，左侧颈内动脉闭塞时，如果前交通动脉开放良好，可以通过右侧颈内动脉建立路图，这样在路图下指导导丝安全通过闭塞段并位于血管腔内。

对于需要用球囊扩张来促进溶栓的病例，颅内段血管闭塞宜选取较小球囊进行扩张（图 9-2、图 9-3），颈内动脉颅外段血管闭塞的患者可从小球囊起逐渐换用较大球囊进行扩张。对于闭塞病变较长的患者，可选用短球囊由远端向近端逐步实施扩张，同时注意同步的血管造影，了解有无发生夹层及出血等并发症。

术中注意观察患者，观察的内容包括意识状况、生命体征及神经系统体征。如果发现躁动、血压升高及呕吐等表现时，应立即暂停治疗，行血管造影及神经系统体检。如果造影发现血管破裂出血或出现新的神经系统体征，应立即停止治疗，必要时进行头颅 CT 检查。

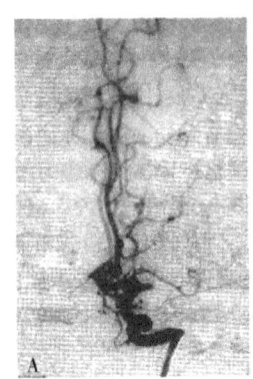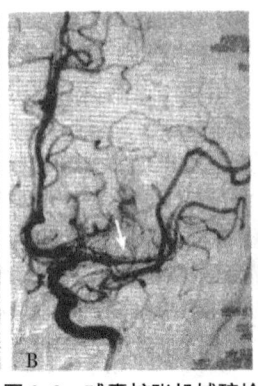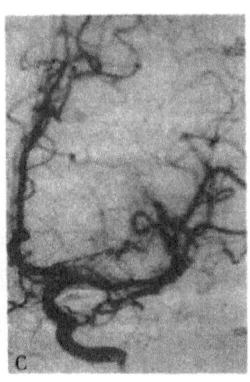

图 9-2　球囊扩张机械碎栓

女性，39 岁；因"突发右侧肢体无力伴言语不能 1.5 h"入院，入院时 NIHSS 评分 18 分，出院时 NHDSS 评分为 4 分。A. 血管造影提示左侧大脑中动脉闭塞；B. 2.0 mm 球囊扩张（箭头）；C. 血管再通

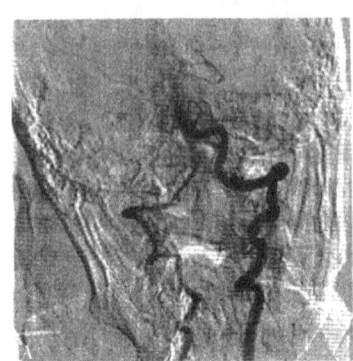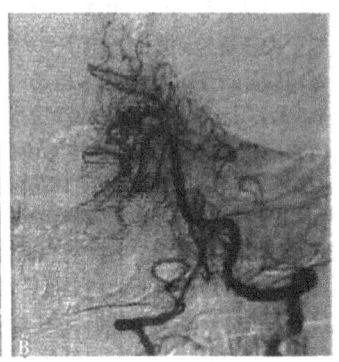

图 9-3　动脉内溶栓联合球囊碎栓重建闭塞的基底动脉

患者，男性，76 岁；因"突发意识不清 4 h"入院，入院时 NIHSS 评分 18 分，出院时患者恢复良好。A. 治疗前基底动脉尖端闭塞；B. 予 rt-PA 20 mg 动脉溶栓后血管未通，遂行球囊血管成形术后基底动脉尖端完全再通

出血是溶栓治疗较常见的并发症。出血总体上分为中枢神经系统和其他器官出血两大类。治疗出血的依据如下：①血肿的大小和位置。②出血产生机械压迫效应的可能性。③神经系统症状恶化或死亡的风险。④给予溶栓药物和出血发生之间的时间间隔。⑤所使用的溶栓药物。如果怀疑出血，应当立即进行血常规检查，了解血细胞比容和血红蛋白值及血小板计数，行凝血功能检查了解活化部分凝血活酶时间（APTT）、凝血酶原时间（PT）国际标准值（INR）和纤维蛋白原值（Fib）。某些部位的活动性出血可以采取机械的方法进行压迫止血，如动脉或静脉穿刺点的出血可以机械压迫止血。对所有潜在的威胁生命的出血，包括可疑的颅内出血，应当立即停止给予溶栓药物。尽管颅内出血易出现血压升高，但是胃肠道出血或腹膜后出血更易引起低血压或低血容量性休克。有时即使大量补液也不能纠正。怀疑颅内出血应当立即进行急诊头颅 CT 平扫检查。如果证实存在颅内出血，应当请神经外科会诊，决定是否进行手术治疗。如果是非神经系统的严重出血，在进行外科手术或进一步处理前应当进行相关急诊影像学检查。

无论是否实现血管再通，在治疗完成后患者应进入脑卒中单元进行监护，观察患者的生命体征及神经系统体征的变化。动脉溶栓后最初 3 h 内每 15 min 测量一次生命体征，每半小时进行一次神经系统体检。一旦发现生命体征变化（如血压明显升高或者血压明显降低等）及神经系统新发阳性体征或原有症状加重，应当认真检查患者，了解有无颅内出血，对于怀疑颅内出血的患者应当立即复查头颅 CT。一般术后 24 h 内不使用抗血小板聚集药物。当然，如果是单纯使用机械辅助的方法实现再通的患者，在复查凝血常规无禁忌时可以及早应用抗凝或抗血小板聚集药物。

十、急性脑梗死动脉溶栓的预后

诸多临床试验结果使由保守的抗凝和抗血小板治疗转向积极的溶栓治疗。就目前的研究结果而言，静脉溶栓适合于小血管闭塞导致的缺血性脑血管病，动脉内溶栓则更适于颅内大血管闭塞的再通。大脑中动脉近端闭塞动脉内溶栓和静脉溶栓治疗的再通率分别为70%和31%，再通率高可能是动脉内溶栓时间窗长的原因，动脉内溶栓的另一优势是所需溶栓制剂的总量低，对全身出凝血功能的影响较小，这对一些存在出血倾向的患者可能较为安全。但动脉内溶栓症状性脑出血的发生率显著高于静脉溶栓，尽管目前认为动脉内溶栓症状性脑出血高的原因可能与入选的患者重、治疗时间窗长有关。

动脉溶栓的预后除了与溶栓后症状性脑出血直接相关外，还取决于闭塞血管供血区的侧支循环。例如，颈内动脉末端闭塞（CTO），也称为血管分叉口闭塞，即T形闭塞，此时既影响同侧的ACA A1段又影响同侧大脑中动脉M1段。这类患者预后极差，原因是缺少软脑膜提供的侧支循环。甚至有些学者认为，若CT、MRI或血管超声等检查考虑CTO，应视为非溶栓治疗适应证。

总体而言，血管再通预示良好的开端，但应该强调的是，动脉溶栓后血管再通并不总意味着良好的临床预后，血流的恢复不代表功能的恢复；反之，溶栓后尽管血管未能完全再通，但可能因溶栓后侧支循环形成而取得良好的临床疗效。此外，高龄是动脉内溶栓预后不佳的独立危险因素。

第三节　急性脑梗死动脉内溶栓联合支架置入术

早期针对缺血性脑血管病的溶栓治疗，无论是经动脉还是经静脉途径，主要是使用单一溶栓药物。但随后的研究发现，使用一种药物无论经动脉或静脉途径均不能快速有效地开通大动脉的闭塞。即使奏效，也要花费至少15~20 min。没有证据表明某种溶栓药优于其他溶栓药物。颈内动脉或基底动脉闭塞通常对单一药物溶栓反应更差。TCD超声研究证实，经静脉途径rt-PA溶栓治疗大脑中动脉闭塞仅有30%的再通率，48%的部分再通率，而开通动脉的再闭塞率高达27%。经动脉rp-UK溶栓大脑中动脉完全再通率2 h后仅为20%，63%的部分再通率。而完全开通动脉1 h后的再闭塞率为50%。一般在rt-PA溶栓后24 h内不能使用阿司匹林，这可能与较低的再通率和较高的再闭塞率有关。

对闭塞血管实施快速而完全的再通是患者良好预后的前提。为达到这一目标，在处理急性冠脉综合征（ACS）时，目前的共识是使用多种药物，而且更多地联合应用经皮冠脉介入方法。其目标就是要尽快并完全地恢复闭塞或狭窄冠脉的血流。目前，针对大多数ACS患者标准的治疗方法是包括抗栓（阿司匹林、氯吡格雷、Ⅱb/Ⅲa拮抗剂）、抗凝（肝素或低分子肝素）和直接经皮冠脉介入。TIMI研究组报道在处理ACS患者时，使用较小剂量的rt-PA联合Ⅱb/Ⅲa拮抗剂（阿昔单抗）闭塞血管能达更高的完全再通率。然而在GUSTO试验中，采用降低剂量的rt-PA联合阿昔单抗治疗发现＞75岁的患者脑出血的风险显著增加。

为了提高急性缺血性脑卒中患者溶栓治疗的成功率，一个方法就是参考急性冠脉综合征（ACS）的治疗方法，应当探索多模式的治疗方法。颅内支架置入术治疗急性颅内血管闭塞即是其中可选方案之一。

颅内支架置入术治疗急性颅内动脉闭塞相对于其他机械性再通的方案其优势在于能够立即重建血流。有些时候因为血栓的固有结构特点对溶栓药物不敏感，有些时候因为栓子与血管内膜牢固粘连，使得机械碎栓等手段亦不易奏效。通过支架置入将栓子推移到血管壁上从而重建血流成为一种有效的治疗方法。

颅内支架置入重建脑血流的概念是从心血管治疗中演化过来的：最初关于颅内支架置入治疗急性颅内动脉闭塞的病例即是置入的冠脉用的球扩式支架。Levy等报道了19例患者在发病6.5 h内采用颅内支架置入进行补救性治疗，79%的患者实现了血管再通（TIMI 2~3级）；共6例患者死亡（5例死于进展性脑卒中，1例死于并发症），仅有1例患者出现症状性颅内出血。使用球囊扩张式冠脉支架行颅内支架置入术产生并发症更多是因为冠脉和颅内血管的解剖结构不同所致。与冠脉血管不同，颅内血管缺乏外弹力膜，并且因为发出众多的穿支动脉而相对位置固定。另外，血管闭塞的原因也不同。冠脉闭塞的原因就是因为局部的血管病变，而颅内血管闭塞的原因更多是因为来源于其他血管的栓子引起的栓塞。因为球扩式支架本身所具有的缺乏弹性，因而相对而言在前循环病变使用球扩式支架更难奏效。同时因为栓子的推移效应，导致在使用球扩式支架时栓子可能被推移到穿支血管的开口部位从而栓塞了穿支血管，形成大血管再通，但病变部位脑组织无复流的现象。因此为了避免这种现象，在进行球扩式支架释放前最好先用一个球囊进行一次预扩张而预扩张球囊的直径要小于血管直径，且不要打开得充分，最好约为命名直径的80%。然后再置入球扩式支架或有助于减少上述情况的发生。

相对而言，颅内自膨式支架治疗急性颅内血管闭塞更有优势，具体表现在以下几个方面。第一，自膨式支架输送系统较球扩式支架更柔顺，在送到靶血管区域时对沿途血管的损伤较球扩式支架要小，产生诸如夹层等并发症的可能性降低。第二，自膨式支架本身亦较球扩式支架更柔顺，在释放后与血管壁的贴壁性更佳。第三，改良后的自膨式输送系统对迂曲血管的通过性较自膨式支架更强。目前，临床使用的自膨式颅内支架系统有以下五类：Neuroform（Boston Scientific）、Wingspan（Boston Scientific）、Enterprise Codman、euro、vascular）、Solitaire（ev3）、Leo（Balt，Montmorency）。这五类中只有Wingspan支架是经过FDA批准的用于治疗症状性颅内动脉狭窄的支架，其他四类都是用来治疗颅内宽颈动脉瘤的支架。

目前，关于自膨式支架治疗急性颅内动脉闭塞的研究仅有少量的病例报告。前文所述的Levy等的研究中共纳入了19例患者，其中16例患者使用了Neuroform支架，在另3例中使用了Wingspan支架。另外的使用了一些其他辅助再通装置，如MERCI装置等。该研究总再通率为79%，NIHSS提高4分以上的患者为39%，所有的单支血管病变全部再通，多支血管病变的再通率为64%。Zaidat等报道9例患者，再通率为89%（TIMI 2~3级），主要并发症是颅内出血。其中1例出现支架内急性血管栓形成，经使用阿昔单抗及球囊扩张成形后缓解。有3例患者死于脑卒中相关并发症，存活的6例术后90 d随访，mRS评分均小于2分。Brekenfeld报道了12例患者，治疗时间为发病510 min内（平均310 min），再通率为92%（TIMI 2~3级）。其中6例患者术后90 d随访mRS评分小于3分，另有4例患者死于进展性脑卒中。未发生颅内出血病例。

SARIS试验是FDA批准的首个使用支架治疗颅内血管急性闭塞的前瞻性研究。共纳入20例患者，NIHSS评分为14±3.8，平均治疗时间为发病5 h。12例患者采用了联合治疗，其中包括血管成形8例、经静脉rt-PA溶栓2例、经动脉溶栓10例。研究中共使用了19例自膨式支架，其中Wingspan支架17例、Enterprise支架2例。其中1例患者在支架到位时发现闭塞血管再通，遂放弃使用支架治疗。全部闭塞血管实现了部分可完全再通，其中TIMI 2级为40%、TIMI 3级为60%。24 h内共出现3例颅内出血的并发症，其中1例是症状性颅内出血。65%的患者术后NIHSS评分提高大于4分。5例患者死于脑卒中相关的并发症。12例患者（60%）术后30 d随访，mRS评分小于3分。

新一代的自膨式支架还可以实现临床血管再通的功能。这种临床再通的好处不仅可以实现血管再通，且避免了支架置入后的再狭窄以及患者需要长期服用抗血小板聚集药物的负担。Kelly等于2008年报道了1例临时使用支架辅助再通的病例。患者为一例55岁男性，NIHSS评分为20分，经过动脉使用阿昔单抗、rt-PA以及机械再通等治疗均未实现右侧大脑中动脉M1段闭塞再通。遂采用Enterprise支架在病变部位部分释放，实现血管再通。将支架在原位维持20 min后加收支架，患者的NIHSS评分术后戏剧性地下降到7分。Houck等报道了一个相似的病例。一例41岁男性患者椎基底动脉闭塞9 h，NIHSS评分为19分，采用上述相似的治疗方法，术后NIHSS评分立即下降到8分，术后30 d为2分。前述的5种自膨式支架中Wallstent支架和Neuroform支架因为是开球式设计，不能回收，故不适合这种疗法。Enterprise支架、Leo支架和Solitaire支架可以实现部分释放后再回收功能。其中Enterprise支架释放<70%可实现回收，Leo支架释放<90%可实现回收，而Solitaire支架完全释放后亦可实现回收。

该治疗方法对患者的选择上与动脉溶栓不尽相同，主要注意排除的病例包括术前存在颅内出血、严重脑水肿以及没有缺血半暗带的患者。目前所进行的一些临床试验，如SARIS试验以及Enterprise回收试验均对入组患者设定了颅内出血不能入组的排除标准。术前脑水肿是一个相对禁忌证，主要是因为术前存在脑水肿的患者进行支架置入血管再通治疗后可能会继发再灌注损伤。没有缺血半暗带血管再通后不能改善临床症状。

第四节　器械溶栓和超声辅助溶栓

正如前文所述，既往进行的一些关于经静脉溶栓、经动脉溶栓及两者的联合治疗在实现血管再通及良好临床预后上均未取得令人满意的效果。由此催生了进行其他方法实现血管再通及再灌流的研究热潮。第三节所述动脉溶栓联合支架置入治疗急性颅内血管闭塞即为其中方案之一，本节介绍几种近年得到重点研究并应用的治疗方法，这其中包括血栓清除、机械碎栓、血栓吸取等。

血栓清除指的是使用机械的方法将栓子从指引导管或动脉鞘中取出的方法：Chopko 等在 2000 年报道了采用血管内捕获装置对大脑中动脉进行血管内取栓治疗的报道。一例大脑中动脉 M1/M2 交界处闭塞的患者经过经静脉使用尿激酶、阿昔单抗以及经动脉微导丝碎栓等处理后仍不能实现血管再通，最后选用鹅颈式血管内捕获器成功取出栓子，立即实现了完全的血管再通。Nesbit 等报道使用 Microsnare (Microvena, Minneapolis, MN) 和 Neuronet (Guidant, Temecula, CA) 分别治疗了 6 例和 5 例患者，实现了约 50% 的再通，并且没有发生与器械相关的并发症（图 9-4）。

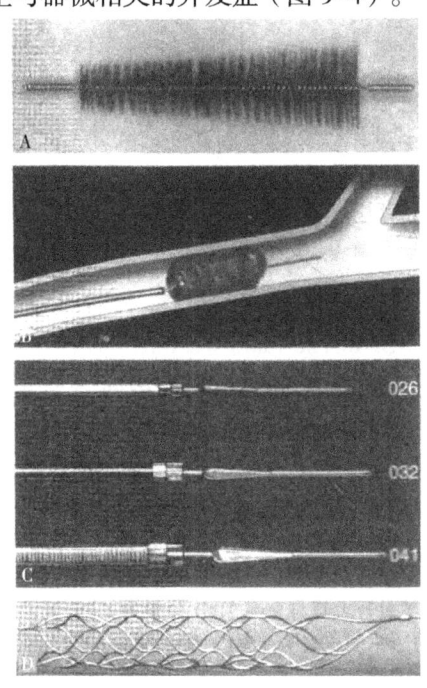

图 9-4　几种血管内取栓装置的示意图

A. Phonex 装置；B. MERCI 装置；C. Per ∞ bre 装置；D. Solitaire AB 支架装置

在 MERCI 装置于 2004 年获得 FDA 的批准用于临床之前，所有有关机械血管再通的研究均为临床试验研究。MERCI 装置是由三部分组成：镍钛合金的记忆导丝，其末端卷曲成环状、一个微导管以及一个球囊支持的指引导管。使用 MERCI 装置进行的第一阶段试验入组了 30 例不适合进行静脉溶栓或者经静脉溶栓失败的病例，43% 的患者成功实现了血管再通，64% 的患者追加了经动脉 rt-PA。在血管再通的 18 例患者中 9 例在术后 1 月随访时 mRS 评分 ≤ 3 分，术后 1 个月总的死亡为 36%，没有一例是因为手术相关的并发症而死亡的。由此设计了 MERCI 试验来验证 MERCI 装置治疗脑卒中发病 8 h 以内的患者的有效性和安全性。这是一个前瞻性多中心的研究，入组了 151 例不适合进行经静脉溶栓的患者。结果提示血管再通率为 46%，其中成功使用了 MERCI 的患者再通率为 48%。临床预后显著优于 PROCAT Ⅱ 试验（P<0.000 1）。3 个月随访良好预后（mRS 评分 ≤ 2 分）率为 27.7%，死亡率为 43.5%。血管再通组在术后 90 d 随访时神经功能评分优于未再通组，而死亡率低于未再通组。后来又设计一个多中心的 MERCI 试验评价新一代 MERCI 装置的安全性和有效性。其中 166 例患者使用了 MERCI 装置，血管再通率为 55%，联合使用了经动脉溶栓后血管再通率提高至 68%。术后 3 个月随访良好预后率为 36%，死亡率为 34%，以上两项指标均优于 IERCI 试验的结果。Devlin 等采用与 MERCI 试验相似的设计对 25 例患

者进行血管内 IIERCI 再通治疗，其结果提示再通率为 56%，90 d 时死亡率为 36%，但是所有死亡患者均为未实现血管再通的患者。

Phonex 血栓取出装置是一种类似毛刷样的装置。其核心是一根微导丝，周边是长度不等的呈栅栏样排列的微丝样结构（图 9-4A）。这种装置自 2006 年起在欧洲被用于治疗急性脑血管闭塞。这种装置共有三种尺寸，最小的一种能够对直径为 2 mm 的血管（如大脑中动脉的远端分支）进行治疗。

Liebig 等运用第二代这种装置对 55 例患者进行了血管内治疗，包括颈内动脉、大脑中动脉、大脑后动脉、椎-基底动脉系统。结果提示血管再通（定义为 TIMI 2 ~ 3 级）率为 56.3%，没有发生装置导致的致残和致死。

血管内激光装置被认为是一种设计合理很有应用前途的装置。其设计原理是通过激光的能量将血栓粉碎成能够通过毛细血管进入微循环的微碎片，从而实现血管再通的目的。LaTIS 激光装置（LaTIS, Minneapolis, MN）是第一个在美国用来进行前瞻性和开放性研究的装置。这项研究是因为在 12 个动物上进行预实验取得成功后得到 FDA 批准的。入组标准为前循环脑卒中发病 8 h 以内，后循环脑卒中发病 24 h 以内。初步研究结果显示在 5 例患者中有 2 例装置不能到过病变部位，实验总共进行了 12 例患者即停止了。后来尽管对装置进行了改进，但是未开展进一步的试验。

EPAR 激光装置（Endovasix, Belmont, CA）的原理是通过光纤将激光的能量转化为声能，在微导管的末端产生微气泡达到血栓消融的目的。一项使用此装置的先导研究纳入了 34 例患者，血管再通率为 41.1%。EPAR 试验中成功使用了该装置的病人数为 18 例，再通率为 61.1%，死亡率为 38.2%。目前正在进行对于该装置的 2 期临床试验。

通过微导管或指引导管进行血管内抽吸新鲜栓子的方法已经开展了多项研究。比如对颅外血管进行抽吸的装置，如 Angiojet System（Possis Medical, Minneapolis, MN）、Oasis System（Boston Scientific, Natick, MA）、Hydrolyzer（Cordis Endovasc ular. Warren, NJ）、Amplatz Device（Microvena, White Bear Lake, MN）等。这些装置通过在血栓局部形成涡流进而碎裂并吸出栓子。曾有一个试验用来评价使用 Angiojet System 用来抽吸颅内血管的栓子，包括颈内动脉颅内段、大脑中动脉及椎-基底动脉系统等，因为产生的动脉夹层及装置不能到位等导致试验提前终止了。尽管厂商更改了装置的设置及试验的设计，但目前有关该装置的安全性和有效的试验仍未得到批准。

Penumbra 装置是 FDA 于 2008 年批准用于临床的一种新型的血栓抽吸装置。研究该装置的先导试验是在欧洲完成的，共纳入了 23 例患者，均为脑卒中发病 8 h 以内的患者。尽管有 3 例患者因为血管迂曲未能使用该装置治疗，其余患者经过该装置治疗后再通率为 87%。接着这个试验又设计了一个更大规则的前瞻性多中以的研究（PPST, the Penumbra Pivotal Stroke Trial），共纳入了 125 例患者，81.6% 的患者实现了完全或部分再通，3 个月后随访死亡率为 32.8%。在该装置被批准用于临床后，一项荟萃分析提示 6 个国际中心共使用该装置治疗了 105 例患者，术前 NHISS 平均分为 17 分，56 例患者治疗后 NIHSS 评分提高至少 4 分以上。术前靶血管大部分 96% TIMI 分级为 1 ~ 2 级，治疗后 52% 的患者血管再通的 TIMI 分级为 2 级，31.3% 的患者为 TIMI 3 级。24 h 内颅内出血率为 5.7%，死亡率为 21%。

另外，Solitaire AB 支架装置已用于脑血管急性闭塞再通的治疗（图 9-5）。最新的研究表明，63.6% 的急性大脑中动脉闭塞的患者经 Solitaire AB 支架装置再通后，NIHSS 评分下降了 10 分，血管再通率高达 90.9%。

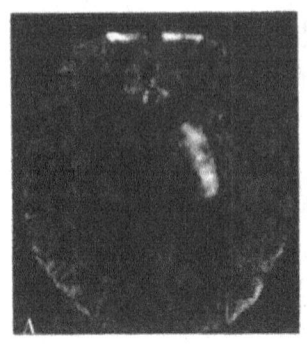
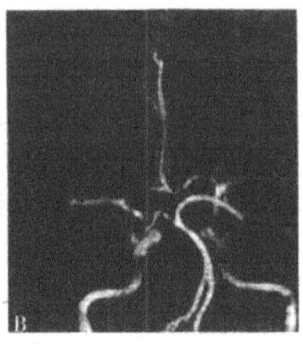
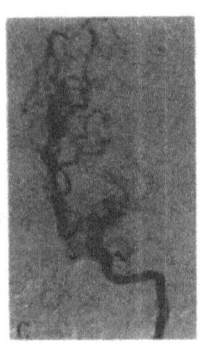
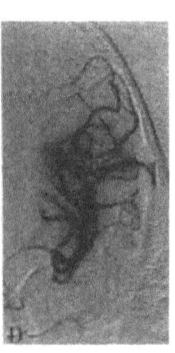

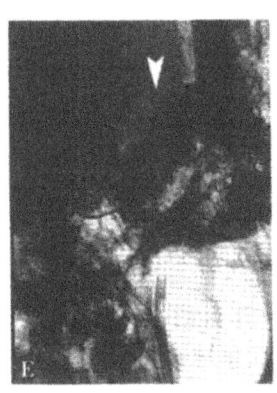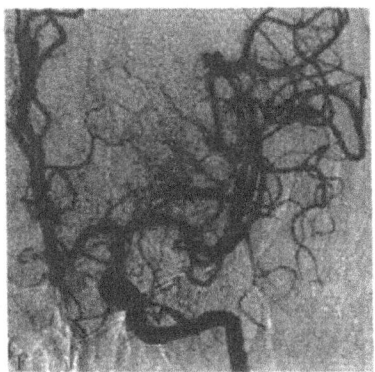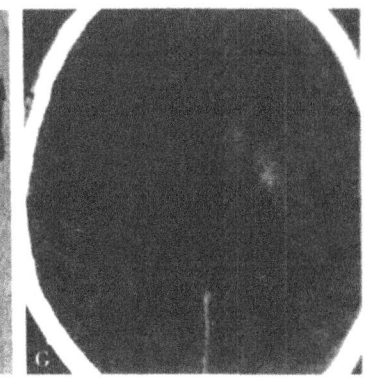

图9-5　Solitaire AB支架用于脑血管急性闭塞再通的治疗

患者，男性，58岁，因"突发右侧肢体无力伴言语不清6 h"入院，入院时NHISS评分为15分，既往有高血压病和糖尿病史；行Solitaire AB支架取栓术，出院时NHISS评分为4分。A．MRI-DWI提示左侧基底节区、左侧颞及顶叶急性脑梗死（处超急性期）；B．MRA提示左侧大脑中动脉（L-MCA）M1段闭塞；C．DSA证实L-MCA M1段闭塞，且大脑前动脉的软脑膜支向L-MCA血区代偿血；D．通过微导管证实L-MCA远端显影；E．Solitaire支架置入病变血管（箭头）；F．支架回收后L-MCA M1再通（取出的栓子图片未提供）；G．术后CT提示左侧基底节区小片梗死伴少量造影剂外渗

第十章 颅脑肿瘤的介入治疗

第一节 脑膜瘤的诊断

一、临床表现

脑膜瘤（meningioma）主要起源于蛛网膜帽状内皮细胞（脑膜乳头细胞），少数脑膜瘤来源于硬膜的成纤维细胞、蛛网膜和脉络膜，约占脑肿瘤的15%，是患病率仅次于胶质瘤的颅内原发肿瘤，各个年龄段均可发病，好发年龄为40～60岁，女性多于男性，好发部位为大脑凸面、嗅沟、颅前底窝、蝶骨嵴、鞍结节、鞍旁、鞍膈、矢状窦旁、大脑镰旁、小脑幕、桥小脑角及侧脑室三角区等部位，儿童脑膜瘤少见，患者多发生在脑室内，多数脑膜瘤为良性，生长缓慢，出现临床症状时已经存在多年，组织学上可分为许多亚型，但影像学上一般很难区分，脑膜瘤主要的临床症状为颅内高压、局部压迫症状，癫痫或肢体运动感觉功能障碍，较小的脑膜瘤可无症状。脑膜瘤多有完整的包膜，少数有分叶，位于大脑镰或小脑幕的肿瘤可穿过脑膜向另外一侧生长，变现为中间较小、两侧较大的哑铃状。

二、影像学诊断与鉴别诊断

1. X线
（1）如靠近颅骨，可引起局部颅骨增生或破坏。
（2）可见脑膜动脉压迹增粗、棘孔扩大等征象。
（3）约30%的脑膜瘤可出现点状、片状或放射状的钙化，砂粒样脑膜瘤可全部钙化。
2. CT
（1）肿瘤多为圆形、类圆形，部分呈不规则形，少数呈扁平型，肿瘤边缘规则，边界清楚。
（2）平扫多数脑膜瘤呈等密度或高密度，囊变、坏死、陈旧性出血及脂肪变性区为低密度。
（3）肿瘤以宽基底附着于硬膜或颅骨，肿瘤附着处可见局限性颅骨破坏或增生。
（4）瘤周可无水肿，也可有明显水肿。
（5）肿瘤邻近蛛网膜下腔扩大。
（6）增强扫描大多数呈明显均匀强化（图10-1）。

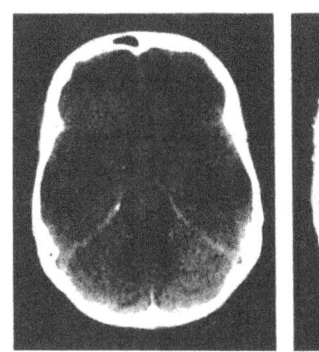
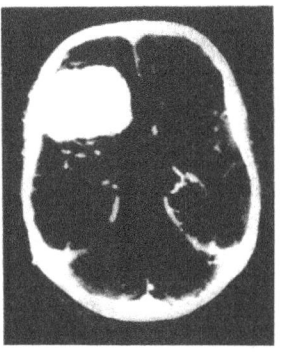

图 10-1　右额部脑膜瘤 CT

平扫呈类圆形稍高密度影，以宽基底附着于右侧额骨，边界清，增强扫描呈明显均匀性强化

3. MRI

（1）一般来说在低场强的 MRI 上，病变在 T_1WI 以及 T_2WI 序列均与脑实质内信号相似，在高场强的 MRI 上，T_1WI 序列一般呈稍低信号，T_2WI 呈稍高信号。

（2）肿瘤与脑表面常有低信号环带出现，如果此低信号环带在 T_2 序列上呈高信号，可能与周围脑组织受压缺血水肿有关；如果在 T_2 加权图像上也呈低信号环带，可能为肿瘤周围的血管性包囊或纤维组织。

（3）增强扫描呈均显著强化，部分脑膜瘤由于邻近脑膜增生增厚，出现线条样强化，超出肿瘤与脑膜相连的范围，向周围延伸，称为脑膜尾征。

（4）脑膜尾征的特点是肿瘤连接部最厚，向外逐渐变薄，脑膜尾征常见于脑膜瘤，也可见于邻近脑膜的肿瘤或病变，所以并非脑膜瘤专有（图 10-2）。

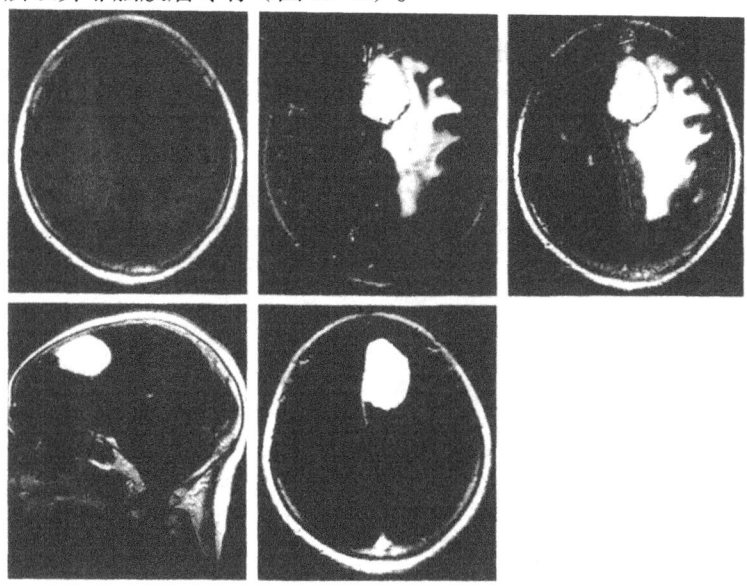

图 10-2　脑膜瘤

MRI 平扫左额部大脑镰旁病变 T_1WI 呈等长 T_1 信号，T_2WI 呈高信号，内可见斑点状低信号，周围见低信号包膜及大片长 T_2 水肿信号，增强扫描呈明显均匀性强化，可见脑膜尾征

4. 鉴别诊断

（1）脑外海绵状血管瘤：①脑外海绵状血管瘤与脑内海绵状血管瘤不同，通常较大，T_1WI 序列呈低信号，T_2WI 序列呈高或者明显高信号，而脑膜瘤常呈等信号。②海绵状血管瘤可以出血，出血沿硬膜扩散，如果同时有硬膜下出血，通常考虑海绵状血管瘤。③MRI 氢质子波谱也可提供决定性鉴别诊断。脑膜瘤中不含神经元细胞，所以波谱中检测不到 NAA 和 Cr 波，而 Cho 波明显增高，另外一个具有特征性的波是 Ala（丙氨酸）波，波峰在 1.47 ppm 处，而脑外海绵状血管瘤通常有 NAA 和 Cr 波，而 Cho 波均缺如。

（2）脑膜浆细胞瘤：发生在骨髓以外的浆细胞瘤少见，累及脑膜者更为少见，通常表现为与脑膜接近的肿块，显著均匀强化，但 CT 平扫时呈低密度，T_1WI 序列呈低信号，T_2WI 序列呈稍高信号，肿瘤内通常无钙化。

（3）颅骨致密骨瘤：位于大脑凸面的脑膜瘤通常要与颅骨致密骨瘤相鉴别：①CT骨窗扫描是最好的方法，扫描瘤体密度与周围骨组织密度一致即为颅骨致密骨瘤。②在增强MRI上效果明显，致密骨瘤不强化；CT增强扫描对此无法辨别，因为强化后两者均呈高密度，无法判断是否强化。

三、病理学表现

1. 大体观察

大部分肿瘤与硬脑膜广泛附着，压迫附近脑组织，很少侵及脑组织，也可包绕邻近脑动脉，罕见情况下侵犯血管壁。少数肿瘤长成扁平的包块，呈斑块状覆盖较广泛区域，甚至整个脑半球，称为斑块型脑膜瘤。肿瘤质地硬，切面灰白色，颗粒状或条索漩涡状，有的质地似砂粒样。

2. 组织病理学

低复发和低进展危险性脑膜瘤为WHO Ⅰ级，包括脑膜皮细胞型脑膜瘤、纤维型脑膜瘤、过渡型（混合性）脑膜瘤、砂粒体型脑膜瘤、血管瘤型脑膜瘤、微囊型脑膜瘤、分泌型脑膜瘤、富于淋巴浆细胞型脑膜瘤、化生型脑膜瘤。

高复发和高进展危险性脑膜瘤为WHO Ⅱ、Ⅲ级，Ⅱ级包括非典型脑膜瘤、透明细胞型脑膜瘤（颅内）、脊索瘤样脑膜瘤，Ⅲ级包括骨骼肌样型脑膜瘤、乳头状脑膜瘤、间变型（恶性）脑膜瘤、伴高生长指数和（或）脑浸润的任何脑膜瘤亚型。

大部分脑膜瘤表达上皮膜抗原（EMA），在非典型和间变型脑膜瘤阳性少见，Vimentin在各型脑膜瘤均可阳性，有些脑膜瘤S-100蛋白阳性，但阳性一般不强。分泌型脑膜瘤假砂粒体CEA强阳性，假砂粒体周围细胞CK阳性。

（1）脑膜皮细胞型脑膜瘤：该型常见，瘤细胞似正常蛛网膜细胞，大小一致，核圆形或卵圆形，致密、片状镶嵌排列，胞质呈合体细胞样，可见小而不明显的核仁，偶见核内假包涵体及核内窗（有的核中间透明，可能是糖原），漩涡状结构和砂粒体少见（图10-3）。

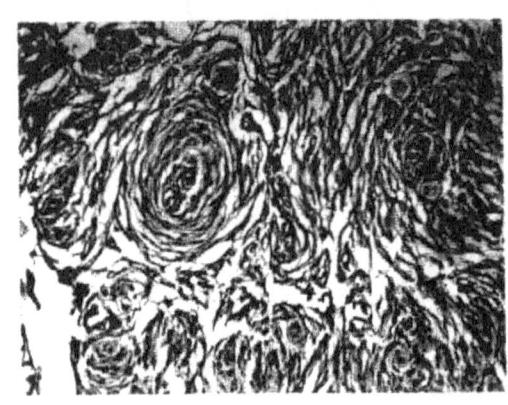

图10-3 脑膜皮细胞型脑膜瘤

瘤细胞大小一致，核圆形或卵圆形，致密、片状镶嵌排列，胞质呈合体细胞样

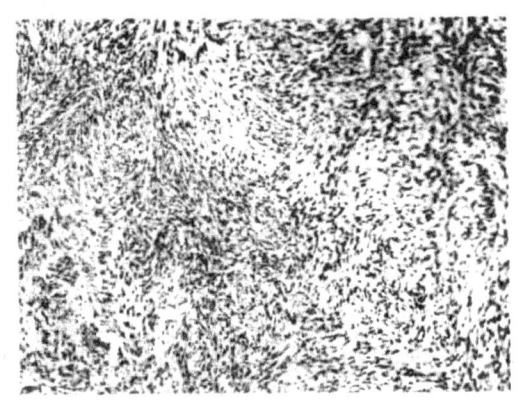

图10-4 纤维型脑膜瘤

由成束的、类似于纤维母细胞的长梭形细胞组成

（2）纤维型（纤维母细胞型）脑膜瘤：肿瘤由成束的、类似于纤维母细胞的长梭形细胞组成，但瘤细胞的核具有脑膜皮细胞型脑膜瘤细胞的特点，这对鉴别其他梭形细胞肿瘤如神经鞘瘤等很有帮助。可见玻璃样变及钙化，富于网状纤维和胶原纤维（图10-4）。

（3）过渡型（混合型）脑膜瘤：该亚型常见，具有脑膜上皮型和纤维型脑膜瘤间的过渡特点，排列成分叶状和束状结构。局部可见典型脑膜皮细胞特点。其特征为形成典型的同心圆状漩涡结构，其中心可为血管；也可为松散的多个细胞，晚期只有一两个细胞，再晚期为砂粒体，尤其在细胞漩涡中心，也可为胶原（图10-5）。

（4）砂粒体型脑膜瘤：该亚型也可诊断为脑膜瘤富含砂粒体。砂粒体构成肿瘤的主要成分，偶形成骨化小体（图10-6）。

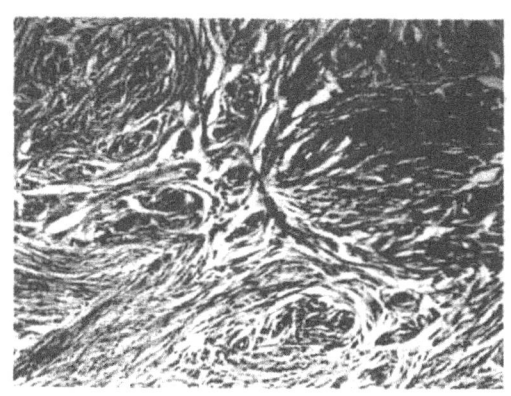

图10-5　过渡型（混合性）脑膜瘤

具有脑膜上皮型和纤维型脑膜瘤间的过渡特点，排列成分叶状和束状结构。局部可见典型脑膜皮细胞特点

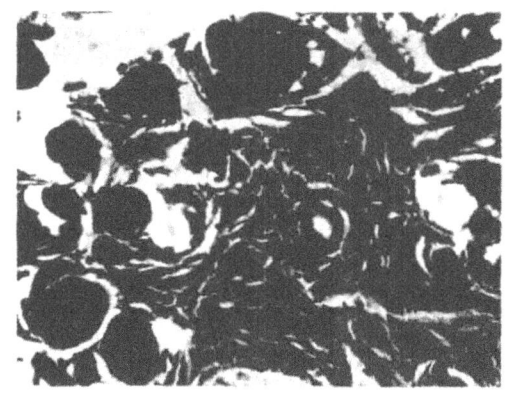

图10-6　砂粒体型脑膜瘤

可见大量砂粒体

（5）血管瘤型脑膜瘤：富含血管的脑膜瘤，含有丰富的、大小不等的、发育完好的血管，血管成分分化成熟，大部分血管小、管壁透明变性，也可为高度扩张壁薄的海绵状血管瘤样。血管之间散在脑膜皮细胞型、纤维型或过渡型脑膜瘤的小巢。鉴别诊断包括血管畸形和血管母细胞瘤，取决于脑膜瘤血管的大小。

（6）微囊型脑膜瘤：肿瘤细胞呈星芒状或梭形，有细长的突起，背景疏松、黏液状。肿瘤细胞之间形成许多小囊为特点，也可以形成大囊，仅见很少的实体成分。肿瘤间质有丰富的小血管，易发生透明变性。

（7）分泌型脑膜瘤：该亚型的特点是背景为脑膜皮细胞型和过渡型脑膜瘤，部分上皮胞质内含PAS染色阳性的嗜伊红物质，直径3～100μm，多为圆形，均匀一致，该结构称为"假砂粒体"。免疫组织化学染色上皮CEA和EMA强阳性，部分瘤细胞CK阳性。

（8）富于淋巴浆细胞型脑膜瘤：为伴有大量淋巴细胞、浆细胞浸润的脑膜瘤，背景为脑膜皮细胞型、过渡型或纤维型脑膜瘤。浸润的淋巴细胞、浆细胞可掩盖脑膜瘤结构，形成淋巴滤泡并出现明显的生发中心。临床可伴有免疫球蛋白血症和（或）贫血。

（9）化生型脑膜瘤：脑膜皮细胞型、纤维型和过渡型脑膜瘤内可见间叶成分，如黄瘤性化生、软骨性化生、骨化生、黏液化生、脂肪化生等，不管伴有哪种化生，肿瘤中均可找到典型脑膜瘤的证据。

（10）脊索瘤样型脑膜瘤：组织学类似脊索瘤的脑膜瘤。黏液背景，瘤细胞嗜伊红，空泡状，排列成小梁状，与脑膜瘤区相混，典型的脑膜瘤特点不明显，很少见到漩涡状结构和砂粒体。间质内大量慢性炎细胞浸润，常出现粗大的胶原纤维，血管也较多。有些患者伴血液性疾病，如Castleman病。此亚型肿瘤具有侵袭性，次全切除后常复发，相当于WHO Ⅱ级。

（11）透明细胞型脑膜瘤：该亚型少见，好发于小脑桥脑角和马尾。镜下为多角形、胞质透明、富含糖原细胞的细胞构成，典型的脑膜瘤特点不明显。有些肿瘤，特别是颅内透明细胞脑膜瘤，临床生物学行为较具侵袭性（WHO Ⅱ级）。

（12）非典型脑膜瘤：该亚型相当于WHO Ⅱ级。肿瘤核分裂活性增高或伴有3个或更多的如下特点：细胞密度高；小细胞大核；核质比例增高，核仁明显；无定型或片状生长方式和局部"海绵状"或"地图样坏死"。核分裂增多≥4个/10HPF时，复发率增高。

（13）乳头状脑膜瘤：该型肿瘤罕见，瘤细胞密集，至少部分区域存在血管周围假菊形团结构，细胞间网状纤维明显。该肿瘤好发于儿童，75%病例侵及局部和脑组织，55%复发，20%转移。由于肿瘤的高侵袭性生物学行为，此亚型定为WHO Ⅲ级。

（14）骨骼肌样型脑膜瘤：骨骼肌样细胞形态与发生在其他部位（如肾）者相似，大部分肿瘤具有高度增生活性和其他恶性特征,临床经过相当于 WHO Ⅲ级。若肿瘤仅有灶性骨骼肌样特点,而缺乏其他组织学恶性特征,其生物学行为不定。

(15)间变型(恶性)脑膜瘤:该肿瘤具有明显的恶性细胞学特点,包括肉瘤样、癌样、恶性黑色素瘤样或高核分裂指数(≥20个/10HPF),相当于 WHO Ⅲ级,存活均数<2年。

第二节 脑膜瘤介入治疗

一、概述

脑膜瘤是一种常见肿瘤,其发病率在脑瘤中仅次于星形胶质细胞瘤,约占颅内肿瘤的11%。肿瘤起源于结缔组织,绝大多数发生在蛛网膜颗粒的蛛网膜细胞,极少数发生在硬膜的纤维母细胞。脑膜瘤生长缓慢,多见于中年人,以女性多见,男女性之比为1∶2。有学者报道,在许多脑膜瘤中可发现有雌激素和孕激素受体。

二、病理

脑膜瘤一般有完整包膜,呈圆形、类圆形或分叶状。大多数脑膜瘤血供丰富,为高血运肿瘤。瘤内常有钙化,也可有出血、坏死,其组织病理学上一般可分为合体型、过渡型、纤维型、血管母细胞型和恶性型5种。脑膜瘤多数位于脑外,见于矢状窦旁、大脑凸面、蝶骨嵴、嗅沟、桥小脑角、大脑镰和天幕等处。肿瘤常位于硬膜窦附近,可引起硬膜窦的狭窄和阻塞。

三、临床表现

脑膜瘤起病慢、病程长,其初期症状和体征常不明显,可出现头痛、视力障碍、癫痫发作等。随病程进展对邻近脑组织造成压迫,逐渐出现颅内高压和局部神经定位症状和体征。天幕切迹附近的肿瘤可造成对中脑导水管的压迫而产生脑积水。脑膜瘤累及颅骨可引起颅骨增生和颅板增厚,使局部颅骨变形;累及头皮组织可出现头皮肿块,通常生长缓慢。

家族性脑膜瘤罕见,这些患者大多有神经纤维瘤病。这种类型常被称为"中枢型神经纤维瘤病"或"Ⅱ型神经纤维瘤病",包括神经纤维瘤伴双侧听神经瘤,属常染色体显性遗传,常同时伴有染色体异常。患者最常见的为双侧听神经瘤,可伴发脑膜瘤、胶质瘤和晶状体混浊。这类患者的皮肤表现要少于通常的神经纤维瘤病(Ⅰ型)。放射线照射也可能与脑膜瘤的发生有关,其潜伏期长达25年,这种起因所致的脑膜瘤浸润性强,易于复发,与普通脑膜瘤相比,其多发的概率要高得多。

四、影像诊断

(一)X射线检查

颅内脑膜瘤好发于矢状窦旁、大脑凸面、蝶骨嵴、嗅沟、桥小脑角、大脑镰和天幕等部位。目前头颅X射线平片对于脑膜瘤的检测,其作用已甚微,但头颅X射线平片在显示骨增生、钙化、脑沟影增宽及颅内高压等方面仍有一定的作用。

(二)CT检查

脑膜瘤在CT平扫时表现为均一、略高密度或等密度肿块,其内可有点状和不规则钙化影,或肿瘤边缘的弧线钙化。病灶大多呈类圆形或分叶状,边界清楚、光整,位于脑膜瘤好发部位,以广基与颅骨内板或硬膜相连。肿瘤较大时可出现明显的占位表现,脑水肿一般较轻,当肿瘤压迫脑静脉和静脉窦时也可出现脑积水。肿瘤引起的颅骨内板增生或破坏,在骨窗上可清楚地显示。在增强后扫描可见肿瘤有明显均质的强化,可将肿瘤的边界勾画得更为清楚。少数肿瘤其内可出现大小不等的低密度区,多数为肿瘤的囊变、坏死所致。

(三)MRI检查

脑膜瘤在MRI图像上也有较强的特异性,特别是可清楚地显示肿瘤和邻近硬膜窦的关系。在T_1加权图像上，脑膜瘤大多表现为等信号，在 T_2 加权图像上可表现为高信号或等信号，但以等高信号为多。大部分脑膜瘤与其周围脑组织有一包膜相隔，因此不少病例在 T_1 和 T_2 加权图像上可清楚显示呈低信号的环影，包膜所致的环影常在 T_1 加权图像上显示更为清楚。注射 Gd-DTPA 后，多数肿瘤出现信号增高，并可持续较长的时间。MRI 对水肿显示的敏感性相当高，可清楚地显示脑膜瘤周围的水肿情况。

（四）脑血管造影

脑膜瘤的血液供应大致可分为 4 型，即单纯颈外动脉供血；颈内、颈外动脉联合供血，以颈外动脉为主；颈内、颈外动脉联合供血，以颈内动脉为主；单纯颈内动脉供血。由于多数脑膜瘤血供丰富，因此脑血管造影显示肿瘤血管可有相当高的比例，在血管造影时可见比较有特征性的表现。

1. 中心型肿瘤血管

在动脉期，肿瘤部位出现异常血管，形成粗细较为一致、比较均匀的小动脉网。瘤体中心常呈轮状或网状，其血供常为脑膜动脉或颅外动脉分支，以颈外动脉造影显示最为清晰，瘤体的外层常形成环状或半环状的网状血管带，这些血管由脑动脉分支供养，以颈内动脉造影显示为好。在毛细血管期至静脉期，肿瘤区出现明显的肿瘤染色，在瘤区出现浓密的造影剂阴影，其周缘可见粗大、迂曲的引流静脉。

2. 脑内、脑外双重血供

脑内动脉常供应肿瘤的外围，脑外动脉常供应肿瘤的中心。因此脑膜瘤的血管造影检查宜分别做颈外和颈内动脉造影，以详细了解其血供情况。脑膜瘤的供血动脉无论来自颈外动脉或颈内动脉的脑膜支均比较粗大，行程较长且比较迂曲，其末端进入肿瘤处常呈现脑血管弧形推移。脑膜瘤大多位置浅表，造成脑动脉局限性的推移。如肿瘤位于切线位时，可见移位的脑动脉远离颅内的内板和中线，并可显示肿瘤的基底紧贴颅骨部。

窦旁脑膜瘤显示其硬膜静脉窦是否受累及其通畅情况，对于术前准备相当重要。当显示肿瘤已完全引起硬膜窦阻塞，常表明已有相当的静脉侧支循环形成，对这类肿瘤和已阻塞的硬膜静脉窦做完全的切除，一般不会引起静脉性梗死。但如发现硬膜静脉窦已有累及而无阻塞，特别是在上矢状窦后部、横窦和乙状窦等部位，则发生手术后硬膜静脉窦阻塞的危险性很高。必要时可做直接法硬膜静脉窦造影，即将微导管直接置入硬膜静脉窦，然后注入造影剂，并对硬膜静脉窦进行测压。

五、传统治疗

对脑膜瘤的治疗，以手术切除为主。原则上应争取完全切除，并切除受肿瘤侵犯的脑膜与骨质，以期根治。脑膜瘤属脑实质外生长的肿瘤，大多属良性，如能早期诊断，在肿瘤尚未使周围的脑组织与重要颅神经、血管受到损害之前手术，应能达到全切除的目的。但是有一部分晚期肿瘤，尤其是深部脑膜瘤，肿瘤巨大，与神经、血管、脑干及丘脑下部粘连太紧，或将这些神经、血管包围不易分离。这种情况下，不可勉强从事全切除手术，以免加重脑和颅神经损伤以及引起术中大出血的危险，甚至招致患者死亡或严重残废；宜限于肿瘤次全切除，缩小肿瘤体积，辅以减压性手术，以减少肿瘤对脑的压迫作用，缓解颅内压力，保护视力；或以分期手术的方式处理。对确属无法手术切除的晚期肿瘤，行瘤组织活检后，仅做减压性手术，以延长生命。恶性者可辅以放疗。

对于每一例脑膜瘤手术，术前都要有充分准备。脑膜瘤血运极为丰富，瘤体较大，与周围结构关系复杂，常伴有明显的颅内压增高。根据这些特点，手术前准备要注意：①肿瘤定位要确切，对其生长特点、供血以及肿瘤与周围的联系，术者对其应有一立体概念。这样才有利于手术进程中遇到特殊情况时采取适当措施。②充分备血，以便手术中遇到大出血时，能够及时补充。③鞍区脑膜瘤和颅内压增高者，术前几日酌用肾上腺皮质激素，有利于降低颅内压。④运动区、颞叶等部位脑膜瘤，特别是已有癫痫者，需用镇痉药物预防和制止癫痫。⑤用脱水药物，或必要时采用脑脊液引流，以缓解脑水肿与颅内压，缓解颅内瘀血的状态，使脑组织松弛，有利于减少手术出血和减少术中过分的脑组织牵拉造成损伤。⑥注意检查周身有无严重器质性疾病，纠正脱水与电解质紊乱。

脑膜瘤手术麻醉，以全麻和采取控制性低血压最为适当，预计肿瘤切除情况复杂，手术中可能对脑组织牵拉较多者，术中尚可辅以低温，以减轻脑水肿反应。保持呼吸道通畅也很重要。局麻则适用于较简单的脑膜瘤手术。脑膜瘤的手术，通常应注意下列几点，以便手术能够顺利安全地进行。

（一）手术显露

一定要充分开颅切口设计切合肿瘤部位，满足手术处理需要。骨瓣要大于造影片上肿瘤影像的范围，以保证有足够余地进行肿瘤探查、游离和切除。切口显露太小，既不便探查肿瘤，处理中也会遇到困难，尤其在切除深部肿瘤中，万一遇到大出血，因手术野窄小，止血不便，使手术陷于被动，甚至发生危险。此外，也难免因过度牵拉脑组织造成损伤。

（二）术中降低颅内压

静脉注射 20% 甘露醇 250～500 mL 或呋塞米 40 mg，脑室穿刺并留置导管引流出脑脊液或预先腰穿脑脊液引流。这些措施行之有效，可使脑组织塌陷，利于手术操作。

（三）预防与减少术中出血

脑膜瘤切除术中应随时警惕大出血甚至发生休克的危险。采取控制性低血压（收缩压 80 mmHg 左右）、头高卧位，并常在术前做颈外动脉肿瘤供血动脉栓塞术或结扎颈外动脉。术中结扎脑膜中动脉及其通向肿瘤的分支，可以减少肿瘤供血来源。探查与切除肿瘤过程，采用处理颅内动静脉畸形的方式，先电凝，夹闭进入肿瘤的大、小供应动脉支干，最后才切断回流静脉。

（四）肿瘤摘除

肿瘤基底较宽且与硬脑膜紧密粘连的脑膜瘤，也可以先游离与切断肿瘤基底，使肿瘤脱离硬脑膜和静脉窦的联系。在上一个步骤完成后，将有利于肿瘤摘除和减少出血，因为有许多血液供应，是由肿瘤基底部进入瘤内。而且，只有在松动其基底之后，才能将肿瘤摘除。

（五）完整地或分块地切除肿瘤

应酌情而定，要根据肿瘤的部位、大小及其与周围的解剖关联有无重要结构而定，一般中、小肿瘤与周围结构无紧密粘连的，可以将肿瘤整个摘除。在切断肿瘤主要供血后，断开肿瘤基底，便可以缓慢牵引肿瘤，轻巧地予以摘除。术中避免过分牵开脑组织。不可不适当地和用手指做肿瘤深部分离，或粗暴地剜出肿瘤，特别是处理脑重要功能区域或深部脑膜瘤时要在直视下谨慎操作，以防造成不可逆的脑神经损伤或难以制止的大出血，这种出血，可来自撕断的动脉或来自静脉窦。对手术显露较窄、肿瘤深在的情况，可采取分块切除的方法，逐步地缩小肿瘤体积，将肿瘤游离，最后取得完全切除。这种方式的优点是在复杂解剖关系下，可以一面切除肿瘤，一面查明肿瘤与神经血管的关系，有利于预防大出血和附加损伤。

大静脉窦出血时，防止空气栓塞。脑膜瘤并有明显的颅骨增生时，开颅可采用围绕颅骨隆起区域，肿瘤外围做一圈钻孔，而后咬开骨瓣，并随时用骨蜡止血，代替常规的锯开骨瓣法，有利于减少出血。受肿瘤浸润的硬脑膜与颅骨骨质，应予以切除，以减少肿瘤的复发机会。酌情辅加减压性手术措施，如颞肌下减压术，以防止术后严重脑水肿反应与颅内压增高导致加重脑损害，甚至发生脑疝的危险。

六、介入治疗

患者均应用 Seldinger 技术穿刺右侧股动脉，行全脑 DSA 检查，示肿瘤均由双侧颈动脉联合供血。记录供血动脉的位置、数量和来源。应用 4 F 导管进入供血动脉近端（如颞浅动脉、脑膜中动脉开口处），采用吸收性明胶海绵或 PVA 临时和造影剂混合成混悬液中，用 2 mL 注射器缓慢注入 250～500 m 颗粒混悬液栓塞。经导管缓慢注入颗粒混悬液，边栓塞边造影观察，直到肿瘤染色完全或大部分消失为止。每注入一部分栓子，均需注入造影剂了解肿瘤显影减退、血流减退或反流等情况。当肿瘤染色消失，供血动脉血流明显减慢并出现逆流颈外动脉主干时，结束栓塞。对以颈内动脉供血为主的肿瘤，因软脑膜动脉细小、迂曲，部分呈网状供血，难以进行血管内栓塞治疗，此时将微导管超选择插入软脑膜动脉开口，均用较小的 PVA 颗粒进行栓塞，注意防止颗粒逆流入颅内正常供血血管。栓塞后常规给予脱水、激素、抗炎、止痛等治疗。栓塞治疗后 5～7 d，于全麻下行开颅显微镜下肿瘤全切术。术中见脑膜表面血管有细小血栓形成，切除脑膜瘤时见肿瘤血供减少，质脆，将肿瘤分块切除，同时将受累硬膜及颅骨切除，较大的骨缺损用钛板行一期修补。

第三节　颅内动脉瘤介入治疗

颅内动脉瘤是动脉壁上的异常膨出，发生率为 0.2%～7.9%，可发生于任何年龄，但其高峰年龄为 40～60 岁。颅内动脉瘤是一种极其凶险的疾病，病死率和致残率都很高，但如果得到及时正确的治疗，其后果可大为改观。Hoesley 首先用颈动脉结扎术治疗经开颅证实的颅内动脉瘤；Dandy 首次成功地用金属夹将颅内动脉瘤夹闭，从而开创了处理颅内动脉瘤的主导方法；之后，多种新的治疗方法不断涌现，在外科治疗朝着微创方向发展的同时，介入神经放射技术的发展为颅内动脉瘤的治疗开辟了新的途径。

一、流行病学

在一般人群中，很难确定动脉瘤的发病率。这是因为死于蛛网膜下腔出血的患者，生前未必都能住入医院或得到详细的检查；同时对于脑动脉瘤的诊断标准，各家也有分歧，如将直径 2 mm 以下的微小动脉瘤包括在内，在常规尸检中有报告可达 17%；再则，病理学家对动脉瘤搜索的经验和细致程度，也很有出入。例如，即便是同一病理学家，在他第一次 13 185 例尸检中发现的动脉瘤为 153 例（1.2%），而在第二次 1 587 例尸检中却为 125 例（7.8%）。虽然如此，目前根据一些大系列尸检的资料，破裂的和未破裂的动脉瘤合在一起的发病率约为 5%。

先天性动脉瘤在儿童和 70 岁以后的老人，甚为少见。30 岁后发病率渐渐上升，半数以上患者的年龄是 40～60 岁，发病年龄的高峰是 50～54 岁。总的来说，女性发病率略高。不过，性别与动脉瘤的部位和患者的年龄有一定的关系。例如，根据 Sahs 等人的统计，在颈内 - 后交通动脉动脉瘤中，男性占 32%，在前交通动脉动脉瘤男性占 58%，大脑中动脉动脉瘤男性为 41%；在 20 岁以下的患者中，男性的发病率高于女性。

近年来，有关先天性动脉瘤在一个家族中发生多个患者的报告已屡见不鲜。这种情况可见于同代或上、下两代或旁系的亲属中。O'Brien 和 Fairburn 二人各报告一起见于单卵孪生兄弟的动脉瘤。据有些文献报道，先天性动脉瘤在发展中国家发病率较低，但是否确实，尚有待研究。

二、发病机制

了解脑动脉的组织学特征，对脑动脉瘤形成的认识很有帮助。脑部较大的动脉都在蛛网膜下腔内走行，缺乏脑实质的支持。脑动脉属于肌型动脉，管壁由内膜、中膜和外膜 3 层组成。内膜为一层内皮细胞和发育良好的内弹力层组成；中膜为一层较厚的肌环所组成，外膜较薄，由结缔组织构成，含有胶原、网状和弹力纤维。与身体其他部位的动脉不同，脑动脉无外弹力层。在脑动脉的分叉处，特别是在其夹角内缺乏中膜，因此，此处的管壁仅由内膜、内弹力层和外膜所构成，造成此处发育上的弱点，称为"Forbus 中膜缺陷"。有关脑动脉瘤的形成机制，文献报道很多，意见分歧，大致可归为 3 类：①先天性因素。②后天性因素。③混合因素。兹将各因素分述如下。

1. 先天性因素

不少作者认为脑动脉分叉处的先天性中膜发育缺陷，在动脉瘤的形成过程中起着重要的作用。在血流和血压旷日持久的影响下，内膜常通过中膜上的缺损而向外疝出，成为囊状动脉瘤。在动脉瘤患者中，大缺损显然比小缺损为多，说明动脉瘤的形成与中膜缺陷有一定的关系。此外，有些动脉瘤患者有家族史这也支持先天性因素的学说。先天性因素的另一事实是残留的胚胎血管可转变为动脉瘤，这种动脉瘤虽不多见，但确能说明先天性因素的作用。有原始三叉动脉、舌下动脉或其他颅内动脉异常的患者，动脉瘤的发病率均较常人为高。

2. 后天性因素

鉴于中膜缺陷，也常可见于无动脉瘤的正常人，Glynn 发现，只要内弹力层完整无损，则虽有中膜的缺损，即使动脉腔内的压力增加到 600 mmHg，仍不会有内膜从中膜缺损处外疝的现象。因此，他提出了内弹力层对动脉瘤形成的重要性。内弹力层的变性和破裂，常是动脉硬化的一种表现，高血压可促进其进程，动脉瘤之所以多见于中年以后的患者，就是这些后天性因素的作用。

3. 混合因素

目前多数人认为在大的脑动脉分叉处的先天性发育缺陷和随年龄增长而后天发生的内弹力层的改变，是形成动脉瘤的主要因素，高血压和血流的冲击也起着一定的作用。综上所述，虽然这种动脉瘤被称为先天性动脉瘤，实际上是指中膜的缺陷是先天性的，而并非动脉瘤是先天性的。

三、病理

先天性脑动脉瘤多在脑动脉的分叉处或分支的夹角内向外突出多呈囊状，其与载瘤动脉相接连的部位为瘤颈。瘤颈有很细长的，也有很粗宽的，与载瘤动脉的直径相近或大大超过其直径，特别是巨大的动脉瘤，瘤颈可以完全缺如，或载瘤动脉的部分管壁直接参与瘤颈的组成。与瘤颈相对的部分是瘤底。界于瘤颈与瘤底之间的为瘤体。瘤底常是动脉瘤的较薄部分。加之底壁容易发生退行性变，因此在此处破裂的机会最大。有时在未破前，内膜又可通过瘤底上的弱点再向外突出，成为分叶或葫芦状的动脉瘤，比一般的动脉瘤更易破裂，虽然瘤底最容易破裂，但有少数病例，却在瘤体或瘤颈破裂。Crawford在163例破裂的动脉瘤中，发现在瘤底破裂的占64%，瘤体为10%，而在瘤颈的只有2%（有24%的破裂部位不明）。动脉瘤瘤体的形状不一，最常见的是囊状，其他的如分叶状、葫芦状、圆球形、腊肠形等。多数的动脉瘤像绿豆或黄豆大小，偶有大如核桃或更大的，直径大于2.5 cm的，即为巨型动脉瘤。小的动脉瘤常突出在蛛网膜下腔内，根据它的位置和扩展的方向有时可压迫邻近的神经，如视神经、动眼神经、滑车神经、三叉神经、外展神经或后组颅神经等。瘤壁或瘤底可与蛛网膜或软脑膜或皮层发生粘连，这样倘若动脉瘤在此处破裂，出血就不仅进入蛛网膜下腔，尚可侵入硬脑膜下间隙或脑内，伴发颅内血肿。巨型动脉瘤大多是埋在脑组织内，形似一占位性病变，压迫毗邻的脑组织或血管，产生相应的局灶性神经症状。这种动脉瘤的瘤腔内多有一层层业已机化和未完全机化的血凝块，紧贴于其内壁，有些甚至钙化，这样就反而不如小的动脉瘤易于破裂出血。不过在Drake所报告的121例巨型动脉瘤中，有53例（44%）曾有过出血过程。

在显微镜下动脉瘤的特征是瘤壁内缺乏中膜的肌层。载瘤动脉内的肌层，在瘤颈开口处突然中断，瘤体壁主要由内膜和外膜2层组成，内可见有变性的破裂内弹力层残余。内膜为一层或增厚的多层的血管内皮细胞紧贴于外膜的结缔组织和肉芽组织斑组成，后者多见于较大的动脉瘤。瘤颈常显示程度不等的动脉硬化性的假行性变，如内弹力层的变性和破碎，内膜下的结缔组织增生和动脉粥样硬化沉积。在出血后不久的瘤壁内，尚可见到含铁血黄素的吞噬细胞，淋巴细胞的浸润和纤维组织的增生性改变。

动脉瘤部位、大小和数目：先天性脑动脉瘤好发于脑底Willis动脉环及其主要分支。位于前半环颈内动脉系统的占85%，后半环椎-基底动脉系统的约15%，左右两侧发病率相近。根据Locksley所收集的2 672例破裂的脑动脉瘤部位的统计，颈内动脉（包括后交通动脉、眼动脉与末端分叉处的动脉瘤）约占40%，大脑前动脉（包括前交通动脉）占35%，大脑中动脉占20%，椎基底动脉占5%。由于该组患者多数未进行全面的（四根血管）脑血管造影，故椎基底动脉上动脉瘤的发病率较低。现在在普遍应用四血管造影的病组中，椎-基底动脉动脉瘤的发病率约为15%。某些部位的动脉瘤与年龄有一定的关系，如颈内动脉末端分叉处的动脉瘤在20岁以下的发病率约为35%，而在成人中只占5%。

脑动脉瘤的大小不一，从直径小于2 mm到大于几个厘米的都有。据Locksley的协作研究，绝大多数产生症状的动脉瘤直径为7～10 mm，直径小于3 mm者很少会引起症状，多为偶然的发现。5～6 mm直径的动脉瘤是破裂的临界大小。大的动脉瘤可见于任何年龄，在儿童中的发病率并不很低。

据多数作者的统计，多发性动脉瘤约为20%，有报告高达31%，多发性动脉瘤的数目，2～15个不等，但以2个动脉瘤的最多。在Locksley收集到的多发性动脉瘤中，15.1%为2个动脉瘤，3个动脉瘤的占3.5%，4个或4个以上的仅占1.4%。多发性动脉瘤的分布，常在两侧相对称的部位，或在同一支动脉上的不同部位。在多发性动脉瘤中，各动脉的发病率不同，颈内动脉的最多，为48%，大脑中动脉的30%，在大脑前动脉和椎-基底动脉上就很少见。

其他异常或病变：在动脉瘤患者中，伴有其他血管性或非血管性异常的情况并非罕见。Walsh与

第十章 颅脑肿瘤的介入治疗

King 就报告了脑动脉瘤与脑动静脉畸形同时存在的病例,以后这类报告时有所见,Locksley 的协作研究中已收集到 37 例。动脉瘤多在供应动静脉畸形的增粗的动脉上,脑底动脉环有异常的人,比常人的动脉瘤发病率高 1 倍。例如,一侧大脑前动脉水平段发育不良的患者,由于对侧水平段负荷增加,也可促成该侧水平段和前交通动脉相接处的动脉瘤形成。脑动脉瘤好发于多囊肾和主动脉弓狭窄的患者已是众所周知的事实。某些疾病,如 Ehlers-Danlos 综合征。Marfan 病已有多起报告伴有脑动脉瘤的情况。在妊娠妇女的后期,脑动脉瘤的发病率也增多。

与动脉瘤扩大、出血有关的某些因素:动脉瘤形成之后,进一步的变化常是扩大和破裂,虽然也有动脉瘤自行闭塞的报道,但极为少见。动脉瘤破裂出血后,可导致一系列继发的功能性和器质性的紊乱,加剧病情的复杂性,并常因此而致死或致残。引起动脉瘤扩大和破裂的原因,归纳起来有瘤内、瘤壁和瘤外三种因素,具体的与下列几个方面有关。

1. 瘤内因素

(1)高血压:由于高血压增加动脉瘤瘤腔内的张力和瘤壁的负荷,加速瘤壁动脉硬化的进程,因此高血压的存在就使动脉瘤扩大和破裂的倾向大为增加。高血压的发病率,在较大的动脉瘤患者中较一般大小动脉瘤的要高,这就说明两者的关系。但必须说明,高血压本身并不能激发动脉瘤的形成。

(2)动脉瘤内的涡流:动脉瘤内的血流涡流被认为是造成动脉瘤扩大和破裂的一个因素。Ferguson 提出这种涡流所产生的震动如与瘤壁的共鸣频率相同,就会引起瘤壁结构疲劳,导致动脉瘤瘤壁的弱化及动脉瘤的扩大和破裂。

(3)动脉瘤瘤腔与瘤颈大小的比率:Black 与 Germar 二人在实验性的动脉瘤中发现,瘤腔与瘤颈的比例对于动脉瘤的扩大或者发生自发性血栓的形成有一定的关系。宽颈的动脉瘤容易扩大。瘤体直径小于 5 mm 者破裂的机会很小。

(4)搏动性血流与动脉瘤的破裂:测定动脉瘤内的压力时,发现其血流是呈搏动性的。若将载瘤动脉的近端,缩小到 1 mm 时,搏动就会消失。若在一支动脉上有远近 2 个动脉瘤,则远端动脉瘤内的血流搏动,弱于近端的动脉瘤;倘若将近端动脉瘤的瘤颈夹闭,则远端动脉瘤内的搏动程度增强。因此也就易于发生破裂。在一支动脉上的 2 个动脉瘤,近端的动脉瘤容易破裂。

(5)动脉瘤瘤体扩展的方向:瘤体顺着载瘤动脉内的血流方向的,容易扩大和破裂;反之,如不是顺着血流方向的,则破裂的机会减少。

2. 瘤壁因素

瘤壁因素包括瘤壁机械性疲劳、滋养血管闭塞和酶的作用等因素,它们可使瘤壁局限性弱化。Crompton 和 Stehbens 均发现在动脉瘤壁上的局部白细胞和纤维蛋白浸润,认为是局部弱化的证据。在瘤壁局部弱化部位,或者出现小的向外突起的小阜,并可随之而破裂;或者发生胶原物质的沉积而使之加强,弥补局部的弱化。

3. 瘤外因素

动脉瘤瘤外的压力或阻力,在很大程度上影响动脉瘤的扩展和破裂。如在海绵窦内和眼动脉分支处的动脉瘤有较大倾向发展成为大动脉瘤,因为海绵窦的硬脑膜和前床突常起到保护作用而减少了动脉瘤破裂机会,使动脉瘤得以不断扩大。另外,颅内压力对动脉瘤的再破裂也有影响。Nornes 用连续测定颅内压的方法,研究了两者的关系,发现当压力低于 400 mmHg 时,新近出血过的动脉瘤较易发生再出血。

四、并发症

动脉瘤出血后的并发症动脉瘤破裂如发生大量而猛烈的出血,多在短时间内迅速死亡。在急性期存活下来的患者,尚可发生下列并发症。

1. 脑血管痉挛

蛛网膜下腔出血(SAH)后发生脑血管痉挛的机制,十余年来,虽做了大量的研究,但至今尚不清楚。在实验动物中可见到机械刺激可引起血管痉挛,不过蛛网膜下腔出血后的持续痉挛的时间难得会超过半小时以上。目前认为乃与血液中释放出来的血管收缩物质有关,可能是 5-羟色胺、儿茶酚胺、红细胞溶血后氧合血红蛋白和前列腺素 E、F 等。由于这种物质需经过一段时间才能释放出来，因此出血后痉挛的出现常有一潜伏期，一般为 3 d 左右，常常在第 2 周是高峰，多在 3 周后开始逐渐消退，长者可持续数周。近来 CT 扫描的研究表明，蛛网膜下腔内血凝块的大小和多少与血管痉挛有明显的关联。

蛛网膜下腔出血后脑血管痉挛的发生率为 40% 左右，由于血管造影的时间不同，各家报告的发生率殊不相同。Sundt 认为所有破裂的动脉瘤都可有脑血管痉挛，只是程度有所不同而已。

Yasargil 在手术中的观察，发现基底部的蛛网膜下腔又被隔成多个彼此相通的小腔，因此在动脉瘤破裂时，出血可被相对地局限在相邻的小腔内，也可扩展到较广的范围。这样，痉挛可局限在动脉瘤附近的载瘤动脉，或累及该动脉整个主干，或扩展到对侧动脉，甚至波及全脑。局限在动脉瘤瘤颈部的痉挛，出现较早，有时在破裂一开始，就立即出现。Wilkin 认为，痉挛都发生在硬脑膜内的血管，不会涉及硬脑膜外的颈内动脉。

血管痉挛的直接影响是降低瘤腔的血压或减少血流量，血压降低可暂时防止再出血。实验室和临床研究证明血流量的减少，不一定出现症状，不过如低于每分钟 20 mL/100 g 脑组织时，就会发生脑缺血，引起脑水肿或脑梗死，造成死亡或病残。局部的血流量减少，往往只出现局灶性神经缺损；较大范围或全面减少，引起意识障碍，甚至昏迷。病情严重的程度和痉挛有一定的关系，在意识障碍较重的患者中，80% 有痉挛；而病情较轻的，只有 14% 有痉挛。脑血管痉挛而引起的神经症状的特点是呈进行性的加重。虽然程度不重的痉挛并不引起脑缺血，但是，倘若此时尚有颅内血肿、脑积水或别的原因所造成的脑血管部分阻塞等因素存在，则可加重痉挛的不良影响。在已有血管痉挛的患者，如再加上手术操作的干扰，或因发生再次出血，痉挛就会在原有的基础上进一步加剧，有时可达极为严重的程度，引起大区域的脑梗死。所以对痉挛较重的患者，不宜进行手术。

2. 颅内血肿形成

动脉瘤多处于脑底部的蛛网膜下腔内，因此当动脉瘤破裂后，出血理应进入蛛网膜下腔。但是，如果动脉瘤的出血较凶猛，而其所在的蛛网膜下腔间隙又较窄小，一时不能容纳大量的血液，出血就可将软脑膜撕裂，破入脑组织内，形成脑内血肿。有时动脉瘤瘤壁的薄弱部分，事先就与软脑膜粘连，以后如在此处破裂，出血也可直接破入脑内，甚至可以完全没有蛛网膜下腔出血的过程。脑内出血和血肿形成的发生率和血肿的位置与动脉瘤的位置有关。据 Lougheed 和 Marshall 的资料，大脑中动脉动脉瘤的血肿发生率最高，将近 50%；其次是前交通动脉动脉瘤，为 20%；颈内动脉动脉瘤为 15%；而椎基底动脉动脉瘤往往只引起蛛网膜下腔出血，极少并发脑内血肿。就血肿的位置而言，大脑中动脉动脉瘤，血肿多在颞叶或额叶；前交通动脉动脉瘤所引起的血肿，常在一侧或双侧额叶的内侧或底部；颈内动脉动脉瘤多破入颞极内侧部分或额叶底部。小的血肿多在皮层或皮层下，无临床意义。发展快的或大的血肿，不仅压迫相邻的脑组织，往往还要引起急性颅内压增高和脑疝，使病情迅速恶化。

硬脑膜下血肿在动脉瘤中的发病率为 5%～20%。出血进入硬脑膜下间隙可能通过以下几种途径：①动脉瘤瘤底与相邻的蛛网膜粘连。以后如在粘连处破裂或漏血，出血便可进入硬脑膜下间隙。②动脉瘤出的血先包裹在一周围有粘连的蛛网膜下腔内，若压力过大使蛛网膜破裂，出血就侵入硬脑膜下腔。③Basett 和 Lemmen 曾报告 2 例动脉病病例，因出血昏迷而跌倒，且并发了外伤性硬脑膜下血肿。

Stehbeu 根据 130 例硬脑膜下血肿的资料，发现并发于颈内动脉的有 47 例，大脑中动脉的有 43 例，大脑前动脉（包括前交通动脉）的有 32 例，说明在前循环各部位动脉瘤并发硬膜下血肿的发生率相差不大。由于椎基底动脉上的动脉瘤，多处于较宽阔的基底池内，因此常不与蛛网膜粘连，所以仅在少数的情况下，可在颞叶底面或小脑半球上面发生薄层积血。硬膜下血肿的大小，各例出入颇大，小的就局限在动脉瘤附近，大的可以很大，或甚至为双侧性的。Clark 和 Walton 认为，真正具有临床意义和威胁生命的硬脑膜下血肿，为数并不很多。

完全被包裹在蛛网膜下腔内的血液，则为脑池血肿。这种血肿一般均不大，虽不引起脑受压，不过常可压迫脑池内的血管（包括穿动脉）而引起供血障碍。容易发生较大脑池血肿的部位有：①外侧裂池。②终板池。③脚间池。④小脑脑桥池等。自从应用 CT 检查后，发现脑池血肿的发病率不低，并与脑血管痉挛常有密切的关系。

3. 脑室内出血

脑室内出血都极严重，出血来源可以是：

（1）动脉瘤出血直接通过皮层而破入脑室，如后交通动脉动脉瘤破入颞极内侧底部而血液进入下角，或前交通动脉动脉瘤破入直回、嗅三角、胼胝下回而进入额角等。

（2）由已形成的脑内血肿破入脑室。

（3）血液由蛛网膜下腔经第四脑室的正中孔或侧孔逆行进入脑室。脑室出血不管其来源如何，由于下丘脑常遭损害，因此一开始就有严重的全身性功能紊乱，病情都较严重，倘若脑室内的鲜血又凝成血块，堵塞脑脊液循环通路，形成急性脑积水，因此病情加速恶化。

4. 脑水肿与脑梗死

蛛网膜下腔出血后，脑水肿的发生和发展是一常见的情况，是引起颅内压增高和病情加重的主要原因。在大多数患者，它可能是继发于蛛网膜下腔出血后脑血管痉挛所致脑缺血的后果，也有可能是因直接或间接累及间脑的缘故。

据尸检资料统计，动脉瘤破裂后的脑梗死发病率为8%～80%，在并发急性脑内血肿的病例，发病率较低，但在基底池和外侧裂池内出血者，发病率较高。脑梗死虽多见于载瘤动脉的供应区，但发生在任一大脑半球的其他区域内的也属不少。Hauau等人报告在他们的病组中，后者反而更为多见，约占2/3的病例。他们区分出三种梗死：①早期坏死（48%）。②血管造影后梗死（30%）。③手术后梗死（22%）。产生脑梗死的原因，主要是严重的脑血管痉挛，多见于并发外侧裂池和终极池内血肿的病例，其他的原因有动脉粥样硬化、Willis环异常、低血压、脑水肿、手术干扰和动脉瘤内栓子脱落等。梗死范围可以是大块的缺血，也可以是散在的小片软化灶，极少数为出血性梗死。

5. 脑积水

蛛网膜下腔出血后脑积水的发生率为5%～10%。脑积水通常于出血3～4周后才出现，也可迟至6个月。大脑前交通动脉、后交通动脉和基底动脉上动脉瘤的出血发生率较高，而大脑中动脉动脉瘤的破裂出血，则很少引起这种并发症。就并发脑积水的发生率来说，反复出血的次数比一次出血的血量更为重要。形成脑积水的机制尚不完全清楚，目前有两种假说：①软脑膜的纤维性增厚，蛛网膜下腔的粘连和阻塞。②血液将蛛网膜粒堵塞，并使之机化，阻碍脑脊液的正常吸收。动脉瘤出血患者的恢复常因并发脑积水而停滞不前或甚至倒退。

6. 下丘脑损害

Crompton在死于动脉瘤出血的106例尸检中发现，61%有下丘脑损害的证据，并提出在脑底部动脉瘤的破裂，特别是前交通动脉动脉瘤的破裂，较易损害下丘脑功能的完整性。Barnett认为下丘脑的损害，可由下列几种方式造成：

（1）Willis环穿动脉痉挛，引起下丘脑区域的缺血。

（2）出血破入脑室，引起第三脑室的急性扩大。

（3）出血直接破入和损坏下丘脑。有时因并发急性脑积水，也会引起下丘脑的功能紊乱。

五、临床表现

绝大多数的动脉瘤在未破裂出血前都无症状，少数病例可因压迫相邻的神经结构出现相应的神经症状。

1. 未破裂前的表现

只见于少数患者，其表现取决于动脉瘤的部位、大小、形状和扩张的方向。有些患者可有发作性头痛或头昏等非特异性症状，其与动脉瘤的关系尚待确定。现将一些较常见部位动脉瘤的主要特点和其症候群分述如下：

（1）颈内动脉动脉瘤发生在与后交通动脉交接处的最多，其他的部位有在海绵窦内，眼动脉起点，颈内动脉终末分叉处和脉络膜前动脉等。有人把颈内动脉上的动脉瘤，以前床突为界，划分为床突上动脉瘤和床突下动脉瘤。按此分法，则海绵窦内的动脉瘤和部分的颈内－眼动脉动脉瘤则为床突下动脉瘤，其余均为床突上动脉瘤。床突上段的颈内动脉常处于内侧的视神经及视交叉和外侧的动眼神经的间隙内，这里的动脉瘤特别是起病较急的患者，除有动眼神经和视神经症状外，常诉患侧前额部和眶部疼痛。

颈内-后交通动脉动脉瘤：占颅内动脉瘤25%以上，较易破裂出血，较大的动脉瘤常会引起动眼神经麻痹，出现如复视、眼睑下垂、眼球外斜、瞳孔散大、对光反应和调节反应消失等表现。此外，还可因压迫内侧的视神经和视交叉而引起视力减退、视神经萎缩和视野缺损等。颈内-后交通动脉动脉瘤也有人称为后交通动脉动脉瘤。但动脉瘤真正在后交通动脉上的却很少见。Yasargil 报告的136例后交通动脉动脉瘤中，位于后交通动脉上的只有6例，而在颈内动脉侧壁或在其与后交通动脉交接处的却占130例。颈内-脉络膜前动脉动脉瘤较为少见，只占颅内动脉瘤的2%～4%，其临床表现与颈内-后交通动脉动脉瘤相似，只能在血管造影上才能鉴别。

海绵窦内动脉瘤：占颅内动脉瘤的2%～3%，大多为囊状，偶可为梭状。较多见于中年妇女。由于海绵窦内有Ⅲ、Ⅳ、Ⅴ、Ⅵ等颅神经通过，因此眼部表现甚为明显，如眼睑下垂、完全性眼肌麻痹和轻度突眼等。眼球外展受限一般出现较早。患侧瞳孔散大，光反应消失是动眼神经中的缩瞳纤维受累的表现，但有时因颈内动脉周围的交感神经丛受动脉瘤的压迫而表现为瞳孔缩小，三叉神经症状与动脉瘤在海绵窦内的位置有关，Jefferson 将海绵窦分为前、中、后3段，位于前段的动脉瘤产生眼枝症状，中段者为眼枝和上颌枝症状，而位于后段者到为完全的三叉神经症状。大型动脉瘤尚可压迫视神经而出现视力、视野障碍。但它因受窦壁的保护，故不易破裂。小的动脉瘤破裂后，就成为海绵窦内动静脉瘘，出现额部疼痛、搏动性突眼、球结合膜充血和水肿，眼底静脉增粗，视盘水肿和眼底出血等。80%～90%的患者，可在其额部或眼眶闻到血管性杂音，压迫同侧颈动脉可使杂音消失。

颈内-眼动脉动脉瘤：本动脉瘤的发病率为1.3%～5.4%，女性较多，多起自眼动脉起始部的颈内动脉上方或内上方。常为多发性动脉瘤中的一个，Yasargil 报告的25例中，16例为多发性动脉瘤。亦较易发展成为巨型动脉瘤，Guidetti 报告的25例中，15例属巨型瘤。由于此瘤与视神经和视交叉相邻，因此蛛网膜下腔出血、视力障碍、视野缺损和视神经萎缩为主要表现，也有患者毫无症状，仅属偶然发现。

颈内动脉末端分叉处动脉瘤：占颅内动脉瘤的5%～7%，多见于青年男性，在133例儿童动脉瘤中，34%在此部位。小的动脉瘤在出血前多无症状，个别的可大至3～5cm，可出现进行性患侧视力障碍和视神经萎缩。

（2）大脑前动脉动脉瘤发病率最高的是在前交通动脉，虽然在水平段或胼周支或胼边支上的也有，但较为少见。

前交通动脉动脉瘤：前交通动脉是动脉瘤的高发病部位之一，前交通动脉动脉瘤约占颅内动脉瘤的30%。Willis 环的解剖异常，可能与动脉瘤的形成有一定的关系，在这种动脉瘤中，有 Willis 环前份发育不良的可高达85%。大的动脉瘤可直接压迫视交叉和脑下垂体等结构而产生相应症状，小的多无症状。一旦破裂，由于其与下丘脑相邻并和丘脑下动脉的关系密切，因此下丘脑功能障碍的表现较突出。

大脑前动脉主干或分支上的动脉瘤：发病率低。小的动脉瘤，不论是在前动脉的水平段或在胼周支或胼缘支上，都无症状。在水平段上的大型动脉瘤，可因压迫同侧的视神经和嗅束而产生视力障碍和嗅觉丧失。

（3）大脑中动脉动脉瘤：各组报告的发病率不一，为16%～33%。大多数处于外侧裂内的主干分叉部位，少数可在中动脉主干及中动脉的远端分支上。在主干分叉部位的动脉瘤与岛叶、额叶底部和颞叶的关系密切，但未破裂前很少会有症状。在分叉部位的动脉瘤有发展成为巨型动脉瘤可能，如其中血凝块脱落，形成栓子，产生中动脉区内的栓塞，出现突然的偏瘫和抽搐发作。破裂出血后常有偏瘫、失语、视野缺损和抽搐等症状。在中动脉主干及远端分支上的动脉瘤，体积都较小，除非破裂出血，否则都无症状。

（4）大脑后动脉动脉瘤：发病率很低，据不同作者的报告，只占椎-基底动脉动脉瘤的1%～15.4%，较多的发生在与后交通动脉及颞前支交接的两个部位：前者可产生动眼神经麻痹或 Weber 综合征，后者因邻近颞、枕叶内侧部分，可引起视野改变。大型动脉瘤可直接压迫脑干，与基底动脉动脉瘤的表现相似。

（5）基底动脉动脉瘤：动脉瘤的位置可在基底动脉末端分叉处、中段或小脑上动脉、小脑下前动脉的起点附近。Hamby 描述了三种形态：①基底动脉增长、扭曲、呈梭形 S 形。②球形。③囊形。前两种多为动脉硬化性动脉瘤，虽然不易破裂，但却可压迫相邻的结构而产生一侧或双侧的 5、6、7、8 等颅神经症状和反复或两侧交替发作的不全性偏瘫、体位性眩晕，眼震等脑干症状，甚至有时可引起脑积水。此处的囊状动脉瘤多在基底动脉末端分叉或在小脑动脉开始分出部位。大的有压迫症状，小的未破前多无症状。

（6）椎动脉动脉瘤：属于少见的动脉瘤，可在椎动脉汇入基底动脉或其与小脑下后动脉交接处，产生小脑症状、延髓或后组颅神经症状和美尼尔综合征等。

2. 动脉瘤行将破裂前的先兆症状

不少动脉瘤在破裂前先有一个突然扩大或漏血阶段。据一些作者的回顾性研究，40.2% ~ 60% 的动脉瘤患者在破裂前会出现某些警告性先兆，其发生率在女性略高，并随年龄的增加而递减；这种递减趋势在男性较为明显。Kawara 将这些先兆性症状和体征，分为三类：

（1）血管源性症状：大多是动脉瘤扩大的直接结果，包括局部头痛、眼痛和脸痛，视力减退，视野缺损和眼球外肌麻痹等。

（2）动脉瘤少量漏血症状：出现全面性头痛、恶心、项部僵痛、腰背痛、畏光、嗜睡等。

（3）缺血性症状：可能与动脉痉挛有关，也可能是血管的闭塞或栓塞而致，表现为运动或感觉障碍、视幻觉、平衡失调、眩晕等。这些先兆的发生率与动脉瘤的部位有关，以颈内 - 后交通动脉动脉瘤最高，可达 69.2%，而椎 - 基底动脉动脉瘤则较少发生。在先兆中，虽然头痛和眩晕较普遍，但缺乏特异性；而以漏血表现最有临床意义，值得据此而进行腰椎穿刺和进一步的脑血管造影检查，以便采取积极措施，防止动脉瘤发生突然破裂，引起灾难性的自发性蛛网膜下腔出血。这种自发性蛛网膜下腔出血常在出现漏血现象后 1 周左右发生。

3. 蛛网膜下腔出血

有 80% ~ 90% 的动脉瘤患者是以自发性蛛网膜下腔出血起病的，症状的轻重视出血的缓急和程度而定，一般有下列三种表现：

（1）起病：脑膜刺激征和一般的神经症状多为突然发病，常在体力活动或情绪激动时发生，偶可在睡眠中发生。通常以头痛和意识改变为最普遍和突出的表现。根据出血凶猛程度，有下列四种起病方式：①起病时仅诉头痛、颈僵、程度不重，无其他症状。②骤然剧烈头痛，继之昏迷，经几分钟或几十分钟后，虽似又清醒，但仍然有精神错乱、嗜睡、健忘、虚构等表现，并可持续几天或几周之久。③无任何诉述，突然深昏迷，几分钟或几小时内死亡。一般头痛常从枕部或前额开始，迅速遍及全头，或延及颈项、肩背和腰腿等部位。除头痛外，其他的脑膜刺激征有恶心、呕吐、畏光、面色苍白、颈项阻力和克尼格征。意识障碍是蛛网膜下腔出血的常见症状之一，有 41% ~ 81% 的患者在起病时或起病后的近期内出现程度不等的昏迷。抽搐的发生虽非多见，但有个别报告高达 22% 者，全身性抽搐比局限性抽搐多见。在后半 Willis 环动脉瘤出血的患者中，有 17% ~ 26% 在起病时诉眩晕。此外，在动脉瘤破裂出血的患者中，约有 1/3 尚可出现视网膜、视网膜前或玻璃体下出血。

（2）蛛网膜下腔出血的局灶性神经表现一般来说，单纯的蛛网膜下腔出血，很少会发生较持久的局灶性体征。但是若有继发性的病理变化，则常会出现某些特定的局灶性神经体征。如后交通动脉动脉瘤破裂出血后常有同侧动眼神经麻痹的表现，这可能是该神经受动脉瘤或血凝块压迫，或因出血直接破入神经鞘或神经实质的结果。蛛网膜下腔出血并发血管痉挛或脑内血肿时常伴发半球症状（如偏瘫、偏身感觉障碍、偏盲、失语等）。精神错乱在出血早期颇为多见，常尚有近事记忆力障碍和虚构等症状，可能与丘脑的背内核、前腹核或海马和穹隆等功能障碍有关。

（3）全身性症状：蛛网膜下腔出血的早期，常有程度不等的短暂的血压升高、体温上升（38 ℃）、白细胞增多、高血糖和糖尿、蛋白尿等。发生机制尚不清楚，可能是血液刺激下丘脑中枢的结果。由出血所引起的下丘脑器质性损害，可产生严重的全身性功能紊乱，如出现中枢性高热、深昏迷、急性肺水肿、胃肠道出血、抗利尿激素异常分泌及电解质紊乱，类似急性心肌梗死的心电图改变等征候。这些症状的出现，一般都意味着预后较为恶劣。

4. 几个常见部位动脉瘤出血的定位表现

必须说明，前述各个部位动脉瘤出血的定位表现，临床意义是有限的。因为大多数的动脉瘤患者都是以其动脉瘤所在的位置加上出血而表现出来的。下列情况为几个常见的表现及其临床意义。

（1）动眼神经麻痹提示该侧的颈内-后交通动脉动脉瘤。

（2）在出血早期就出现一侧或双侧下肢短暂性轻瘫的，常为一侧或双侧大脑前动脉痉挛，提示前交通动脉动脉瘤。

（3）患者意识虽似清醒，但处于无动缄默状态者，也常是前交通动脉动脉瘤的表现，意味着一侧或双侧额叶内侧面、下丘脑或胼胝体的缺血性或出血性损害。

（4）偏瘫（完全性或不完全性）、失语症多见于大脑中动脉动脉瘤，提示并发了大脑中动脉的痉挛或额叶内血肿。

（5）一侧视力减退或失明多见于Willis环前份内侧部分的动脉瘤（颈内-眼动脉、颈内动脉末端分叉处和前交通动脉等部位的动脉瘤）。

（6）持续于一侧的眼痛或眼眶痛、一侧性的视网膜前出血，多有定侧价值，并多为Willis前半环的动脉瘤。

5. 几种比较特殊的表现

（1）曾有报告，起自颈内动脉或前交通动脉的动脉瘤，临床上很像鞍内或鞍上肿瘤的表现，出现双颞侧视野缺损、类似鞍内肿瘤的头痛和垂体功能全面低下等。这些症状，有些是因动脉瘤不断扩大后所引起的，也有的是发生在蛛网膜下腔出血之后。Meadows曾援引1例钙化了的颈内动脉动脉瘤表现为肢端肥大症，尸检发现垂体和下丘脑均有遭受压迫的证据。

（2）偶有动脉瘤以短暂性脑缺血（TIA）发作为主要表现，这种表现常有如下特点：①动脉瘤较大，血管造影显示腔内存有血栓的证据。②每次发作模式固定不变。③缺乏其他足以解释TIA发作的病变。④动脉瘤处于供应缺血区动脉的近端。⑤瘤颈夹闭后就终止TIA发作。

（3）有少数患者，蛛网膜下腔出血后主要表现为急性精神错乱、定向力障碍、兴奋、语无伦次和暴躁行为等精神异常，令人吃惊的是从不诉述头痛。这可能是因以前所形成的蛛网膜下腔粘连，使血液包裹在正中裂或外侧裂的蛛网膜下腔内，并不能进入游离的蛛网膜下腔，所以出现突出的精神症状而缺乏脑膜刺激的表现。

六、诊断

对大多数脑动脉瘤来说，诊断的原则主要是根据自发性蛛网膜下腔出血来考虑的和脑血管造影来确诊的。蛛网膜下腔出血的临床表现已在前面叙述，临床诊断不难，证实是否蛛网膜下腔出血最简便和可靠的方法是腰椎穿刺，视脑脊液是否染血。在鉴别诊断时，需考虑到其他会引起自发性蛛网膜下腔出血的病变，特别是高血压脑出血、脑动静脉畸形、脑卒中、血液病和某些结缔组织疾病。此外在诊断过程中，还需全面评价动脉瘤患者总的情况和有无蛛网膜下腔出血所致的并发症及其程度。因此，对临床上诊断为出血的脑动脉瘤患者常需进行下列特殊的和辅助性的检查。

1. 血、尿常规检查

在动脉瘤出血患者的早期，周围血液内的白细胞增加到$(15 \sim 20) \times 10^9/L$者，甚为普遍。血沉也普遍有轻度或中度的增快，其程度常与白细胞增多的程度相应。蛋白尿和糖尿在出血早期也颇为常见，重者还可有管型尿。

2. 脑脊液改变

有脑膜刺激征或起病急骤且伴有意识障碍或神经体征者，均应及时做腰穿和检查脑脊液，除非患者已有脑疝或脑疝趋势者（目前倾向于先行脑超声或CT扫描，除外占位病变后再做腰椎穿刺）。清晰正常的脑脊液一般都意味着没有发生过动脉瘤破裂出血。但是，也有例外的情形，如出血既不剧烈又是单纯地破入脑实质内或硬脑膜下间隙或粘连了的蛛网膜下腔内。单纯的蛛网膜下腔出血，脑脊液压力可有轻度或中度增高。动脉瘤破裂后，除非出血非常猛烈，一般总要在 2 h 后腰穿才能发现明显的蛛网膜下腔出血和脑脊液经离心后上清液才会变黄。一般在 1～2 周后肉眼红细胞才逐渐消失。黄变的脑脊液要 3 周左右退净，出血后脑脊液中的白细胞也可有程度不等的增多，先为中性，后为淋巴细胞，待脑脊液黄变消失 2～3 d 后也恢复正常。生化测定，糖和氯化物均正常，但蛋白增高，其程度多与红细胞数增多平行。由此可见，在蛛网膜下腔出血后，脑脊液的变化 3 周左右基本上就恢复正常。近年伊藤等用一种特殊的方法将含铁的细胞染色，在蛛网膜下腔出血后，这种含铁细胞在 4 个月内均可被找到。这样，即使脑脊液已不复血性或黄变，但仍可根据脑脊液中有无含铁细胞而断定 4 个月内曾否发生过出血。

3. 脑超声和脑电图检查

这两项检查方法对脑动脉瘤虽无特异性价值，但因它们属无创伤性检查、操作简便、安全、可反复使用和追踪其发展趋势，因此仍有一定价值。如发现有中线波移位、第三脑室扩大、局限性或一侧性的低波幅等，则提示有颅内血肿、脑积水或脑梗死存在的可能。

4. 放射学检查

一般在头颅平片上能发现动脉瘤的机会不多，只有偶尔在巨型动脉瘤中会见到弧形钙化阴影，特别是在靶区的意义较大。脑动脉瘤主要是依靠脑血管造影检查来确诊。通过脑血管造影，加之又采用减影法、放大法和不同角度的快速连续摄片等方法，不仅能证实动脉瘤的存在，还可确定其部位、形态、瘤颈宽狭、瘤体大小和扩展方向、数目、与相邻动脉的关系、动脉硬化程度、侧支循环好坏和有无并发血管痉挛、颅内血肿及脑积水等。

关于出血的动脉瘤患者做脑血管造影的时间问题，近来已趋向一致。虽然 Koenig 曾报告了在血管造影时发生动脉瘤破裂的经验，但是一般认为造影本身并不特别增加再出血的危险，因此只要病情较好，多主张在蛛网膜下腔出血后 24 h 内进行。倘若疑有并发血肿和有脑疝趋势时或急性脑积水时，则应做紧急造影，以便及时决定处理方案。

造影方法，直接穿刺颈动脉或经股动脉插管行选择性血管造影均可。由于动脉瘤不一定都有定位表现和 20% 的患者患有多发性动脉瘤，因此插管造影较为理想，便于一次做几条血管或甚至 4 条血管的全面造影检查。若在早期的造影未能找出蛛网膜下腔出血的原因，同时造影中又显示脑血管有程度不等的血管痉挛，则应隔 2 周左右待痉挛消退后再做第 2 次血管造影复查，常可将一些在第 1 次造影阴性的或显影不佳的动脉瘤较满意地显影。倘若第 2 次造影仍属阴性，则暂时不必再做造影，除非又发生出血。

脑血管痉挛所造成脑缺血的范围和其程度，虽然现在已有较先进的方法来测定，但是无疑的，脑血管造影对蛛网膜下腔出血后或动脉瘤直接手术后发生的痉挛的了解，仍不失为一有效和可靠的手段。从脑血管造影中所显示出来的痉挛，可以局限在载瘤动脉附近，也可波及较广的范围或甚至对侧动脉，但是有趣的是从不会累及硬脑膜外的近端动脉或远端的皮层血管。

在多发性动脉瘤患者中，血管造影尚能定出哪一个是出血的动脉瘤。凡在动脉瘤邻近见有局限性动脉痉挛或血管移位者，均提示该动脉瘤有过新近的出血。若发现瘤腔很不规则，或瘤底部有小的乳突样外突，也有意义。动脉瘤的大小和部位也有参考价值，较大的动脉瘤容易出血，在动脉近端的动脉瘤和前交通动脉上的动脉瘤均属较易出血的动脉瘤。

5. CT 与磁共振检查

具有辅助诊断价值，可了解出血的部位、血肿的大小、有无脑受压、脑积水等。MRI 可判断动脉瘤内有无血栓，从出血部位可以间接推断动脉瘤可能发生的部位；CT 血管造影和磁共振血管造影可以清晰地显示颅内动脉瘤，对于直径在 2 mm 以上的动脉瘤的准确率达到 98% 以上，进行三维重建可显示动脉瘤的几何形态学特征及其与载瘤动脉的关系。

近年来，人们重视蛛网膜下腔内的血凝块与发生脑血管痉挛的关系，CT 扫描可了解蛛网膜下腔内局限性和弥漫性积血情况。Fisher 等发现在 18 例 CT 扫描无局限性积血或只有弥漫性出血的蛛网膜下腔出血患者中，只有 1 例以后发生严重的血管痉挛；而在另 24 例 CT 扫描见有蛛网膜下腔内存在有局限的 3 mm×5 mm 大小血凝块的或较弥漫积血达 1 mm 厚的患者中，23 例在血管造影显示严重的血管痉挛和临床上有延期出现的神经症状和体征。由此可见，CT 扫描检查可预测哪些患者有可能发生症状性脑血管痉挛，而较早地做出处理对策。

6. 心电图检查

动脉瘤破裂出血后，心率和心律均可发生显著的改变。心率可以极慢，酷似传导阻滞。心电图的T波和S-T段改变，提示心肌缺血或梗死。这种改变，常在蛛网膜下腔出血发生后1h左右出现，若当时患者意识不清或不能陈述头痛，同时又尚未出现脑膜刺激表现，诊断就较困难，易被误诊为心血管疾病。目前对于此项改变的机制尚不明了，可能出自反射性的冠状动脉痉挛或大量交感神经冲动的发放，大概与出血所招致的下丘脑功能紊乱有关。

7. 脑血管造影

脑血管造影目前仍是颅内动脉瘤诊断的"金标准"，对其诊断具有极其重要的价值，可以查明出血原因、病变部位、大小、形状、数目、瘤颈宽窄、瘤颈伸展方向、侧支循环、有无动脉粥样硬化、瘤腔内有无附壁血栓等。旋转数字减影血管造影及通过工作站进行血管的三维重建，可以立体、动态地显示动脉瘤与载瘤血管之间的关系。

在动脉瘤破裂后的急性期进行血管造影没有绝对的禁忌证，但是对于有造影剂过敏体质、心肺疾病及出血倾向的患者应适当注意。未破裂或病情属Hunt-Hess Ⅰ~Ⅱ级，在出血后应尽早造影，以便尽早诊断，尽快治疗；Hunt-Hess Ⅲ~Ⅳ级者，应待病情好转后再造影；对伴发颅内较大血肿、情况紧急者，可急诊造影。

尽管脑血管造影是诊断颅内动脉瘤的"金标准"，但却是一种有创性检查，因为图像质量、局部血管痉挛、瘤内血栓形成等影响，约存在2%的假阴性，因此首次造影阴性的患者需要在出血2周后进行血管造影复查。

七、血管内介入治疗操作常规

载瘤动脉闭塞术：

1. 适应证

颅内巨大动脉瘤（直径大于25 mm）、宽颈或梭形动脉瘤、Willis环远端小动脉分支动脉瘤和创伤后假性动脉瘤及感染性动脉瘤，此类动脉瘤在厕纸循环充足的条件下，血管内应用球囊、组织胶或微弹簧圈进行闭塞载瘤动脉可达到治疗动脉瘤的目的，而避免手术的风险。

2. 球囊闭塞试验

闭塞载瘤动脉之前一定要测定侧支循环是否充分，首先行全脑选择性血管造影，在颈动脉造影时压迫对侧颈动脉，以观察大脑动脉环的交叉循环情况以及有无解剖变异；球囊闭塞试验在完全抗凝情况下进行，在示踪图的导引下，将不可脱球囊导管放置在血管需要闭塞的部位，充盈球囊闭塞血管至少30 min，球囊闭塞期间可经静脉注入尼莫地平使血压降低20~30 mmHg以增加边缘供血区的敏感性，同时做一系列造影和神经功能检查。侧支循环代偿充分的影像学标志为：①患侧颈动脉供血区毛细血管充盈良好。②双侧静脉期同时出现或差异不超过1.5 s。

3. 操作过程

若球囊闭塞试验耐受良好，即可行载瘤动脉的永久性闭塞。经导丝将闭塞球囊引入到动脉瘤前的载瘤动脉，以非离子型造影剂充盈球囊直至完全闭塞载瘤动脉，然后牵拉球囊导管即可将球囊释放。通常还需要在第一个球囊的近端1~2 cm处放置另两个保护球囊，而在后交通支或眼动脉远端闭塞时仅需一枚球囊即可；基底动脉和椎动脉动脉瘤，闭塞一侧主要供血的椎动脉已足以诱发动脉瘤内血栓形成。

4. 闭塞部位

主要根据大脑动脉环及颈外动脉的代偿情况而定，对于眼动脉开口以下动脉瘤，可将球囊置于瘤颈近端；对于颈动脉-眼动脉瘤，可能存在自眼动脉的血液再灌注，当存在颈外动脉向眼动脉侧枝供血时需将球囊置于动脉瘤与眼动脉之间，并横跨瘤颈部位；若不存在侧支循环，则仅在眼动脉开口以下放置球囊即可；眼动脉以上的动脉瘤复发取决于后交通动脉的血流动力学，球囊通常置于后交通动脉以下；对于不适合手术夹闭或瘤内栓塞的椎动脉动脉瘤亦可使用球囊，其目的是减少或改变血流的方向，促使后颅窝内血栓形成。

八、选择性铂金微弹簧圈栓塞术（GDC）

（1）特殊器材准备：除一般性血管造影器材外，需准备 Bait 硬度渐变导引管、加压输液袋和输送电解铂金微弹簧圈所需用的 Tracker/FasTracker-10、Tracker/FasTracker-18 双示标微导管各 1 根，Seekerlite-10、Dasher-10、MackDesign-18、Seekerlite-18、TaperDesign-18 微导丝各 1 根，电解铂金微弹簧圈各种规格若干和 GDC 直流电解装置 2 台。

（2）穿刺造影：常规经股动脉穿刺插管，依次插入 6 F 导管鞘、6 F 导引管，将导引管送到患侧颈内动脉或椎动脉行全脑血管造影，进一步了解动脉瘤的部位、大小、形态等。

（3）器材连接：导引管尾端接 Y 型带阀接头，其侧臂与带三通的软连接管相连，再与动脉加压输液相连，开放加压输液袋慢慢滴入生理盐水，并给患者实施全身肝素化。

（4）选择弹簧圈：根据动脉瘤的形态、大小选择适宜的微导管与铂金微弹簧圈，微弹簧圈的选择取决于瘤腔与瘤颈的比例，一般动脉瘤腔/颈比例为 4∶1 最适合行 GDC 栓塞，该比例不得小于 3∶1，瘤颈宽大于 4 mm 则不适合做 GDC 栓塞治疗。第一、二个弹簧圈选择弹性较强的普通型，以使其进入动脉瘤内，可与瘤壁贴紧呈网篮状结构，其直径不得小于瘤颈的宽度，否则 GDC 有脱出动脉瘤的可能；而后用柔软型充填网篮状结构的间隙，以达到紧密填塞动脉瘤的目的。

（5）导引管尾端 Y 型阀由阀臂插入微导管，用可控铂金导丝将微导管导入动脉瘤腔内，使其尖端在动脉瘤腔中部，抽出铂金导向导丝，用 1 mL 注射器抽吸低浓度造影剂，经微导管缓慢注入，以了解导管在动脉瘤腔的位置。

（6）在微导管尾端接 Y 型带阀接头，其侧臂与带两通连接管相连，两通连接管再与压力为加压输液袋相连，开放加压输液调节慢慢滴入生理盐水。

（7）检查铂金微弹簧圈：术者左手拇食指固定引导鞘管螺旋锁结构的远侧，右手拇食指固定其近侧，并逆时针旋转引导鞘管将螺旋锁松解，使 GDC 铂金微弹簧圈不再卡住而能在导鞘管内无阻力地移动，慢慢将 GDC 铂金微弹簧圈推出引导鞘管，置于助手手心检查 GDC 电解点是否失灵，弹簧圈的记忆形状是否拉长变形，如仍完好，则抽回引导鞘管内，两手拇食指分别抓住引导鞘管螺旋结构的远近侧，左手固定，右手顺时针旋转，将螺旋结构锁紧。

（8）经微导管尾端 Y 型阀插入带引导鞘管的引导钢丝，使引导鞘管前端与微导管尾端紧密衔接，并拧紧 Y 型阀以固定引导鞘管，助手慢慢将 GDC 铂金微弹簧圈推入微导管内，松开 Y 型阀，慢慢抽出引导鞘管，将 GDC 铂金微弹簧圈慢慢推入。当其进入动脉瘤内时，即见其呈螺旋状盘绕，紧贴动脉瘤壁呈网篮状；当输送钢丝上不透 X 射线的示标超过微导管的第二个示标，与其重叠时，即表示连接 GDC 铂金微弹簧圈的电解点已送出微导管进入动脉瘤内。

（9）电解脱栓：仔细检查与判断 GDC 与动脉瘤是否匹配相进入动脉瘤内是否准确无误，如无疑问，即可准备进行电解脱。在穿刺侧腹股沟部用 20 或 22 号不锈钢针刺入皮下肌肉内，将 GDC 专用直流电解装用的黑色负极连接线前端微钩与不锈钢穿刺针连接，将红色正极连接线前端微钩与引导钢丝尾部无绝缘的裸体都连接，并将正负极连接线的另一端分别插入直流电解装置的正负极插孔。再次确认 GDC 在动脉瘤内位置、导引钢丝上示标位置无误，按下 GDC 直流电解装置的开/关按钮，3 s 自检后电流将闪动 3 次，表明为 1 mA 电流设置，需大约 10 s 才能达到所设置的输出电流值。当 GDC 铂金微弹簧圈从不锈钢引导钢丝上解脱时，则会出现电流停止、所有显示器冻结、直流电装置发出蜂鸣声 5 次、黄色电解状态显示灯亮和解脱显示箭头闪亮。

（10）分离弹簧圈：透视下慢慢回拉 GDC 铂金微弹簧圈引导铜丝，如弹簧圈没有移动，则表示已解脱；如弹簧圈移动，则表示未解脱，可延长解脱时间，一旦确认微弹簧圈已解脱，移去引导铜丝尾端红色电极，将导引铜丝慢慢从微导管内抽出。关闭直流电解装置，如需加用微弹簧圈可重复上述操作步骤，直到将动脉瘤紧密闭塞为止。

参考文献

[1] 龚会军. 简明神经外科手册[M]. 昆明：云南科技出版社，2016.

[2] 王拥军. 血管神经病学[M]. 北京：科学出版社，2017.

[3] 赵德伟，陈德松. 周围神经外科手术图解[M]. 沈阳：辽宁科学技术出版社，2015.

[4] 孙涛，王峰. 神经外科与癫痫[M]. 北京：人民军医出版社，2015.

[5] 卜博，章文斌. 神经外科手术核心技术[M]. 北京：人民卫生出版社，2014.

[6] 刘佰运. 实用颅脑创伤学[M]. 北京：人民卫生出版社，2016.

[7] 耿凤阳，赵海康，张玉定. 临床神经外科诊疗技术[M]. 上海：上海交通大学出版社，2015.

[8] 薛洪利. 神经外科锁孔手术[M]. 北京：人民卫生出版社，2015.

[9] 雷振海. 临床神经外科疾病的微创治疗[M]. 长春：吉林科学技术出版社，2014.

[10] 杨玺. 脑出血患者用药宜与忌[M]. 北京：金盾出版社，2016.

[11] 周俊林，白亮彩. 神经系统肿瘤影像与病理[M]. 北京：科学出版社，2017.

[12] 邢英琦. 颅脑与颈动脉超声诊断模板与图谱[M]. 北京：人民卫生出版社，2016.

[13] 贾建平. 神经疾病诊断学[M]. 北京：人民卫生出版社，2017.

[14] 王其瑞. 临床神经外科诊疗精粹[M]. 西安：西安交通大学出版社，2015.

[15] 唐强. 微创治疗的临床应用[M]. 昆明：云南科技出版社，2016.

[16] 王拥军. 基层脑血管病规范诊疗手册[M]. 北京：中国协和医科大学出版社，2016.

[17] 杨关林. 中西医结合防治心脑血管疾病[M]. 沈阳：辽宁科学技术出版社，2016.

[18] 周良辅，赵继宗. 颅脑创伤[M]. 武汉：湖北科学技术出版社，2016.

[19] 周俊林，白亮彩. 神经系统肿瘤影像与病理[M]. 北京：科学出版社，2017.

[20] 石梅，马林，周振山. 肿瘤放射治疗新技术及临床实践[M]. 西安：第四军医大学出版社，2015.

[21] 王峰，刘永晟. 脑血管病介入治疗手册[M]. 北京：科学出版社，2016.

[22] 孙立倩. 现代脑血管外科治疗学[M]. 长春：吉林科学技术出版社，2016.

[23] 张懋植，杨海峰. 颅脑外科疑难病例荟萃[M]. 北京：北京大学医学出版社，2016.

[24] 李晓兵. 神经外科疾病诊疗新进展[M]. 西安：西安交通大学出版社，2014.